dr. ulrich strunz
praxisbuch mental programm

dr. ulrich strunz

praxisbuch mental programm

der erfolgsplan für gehirntraining, entspannung und brainfood

+++ neue strategien für mehr lebensfreude, kreativität und konzentration +++

HEYNE‹

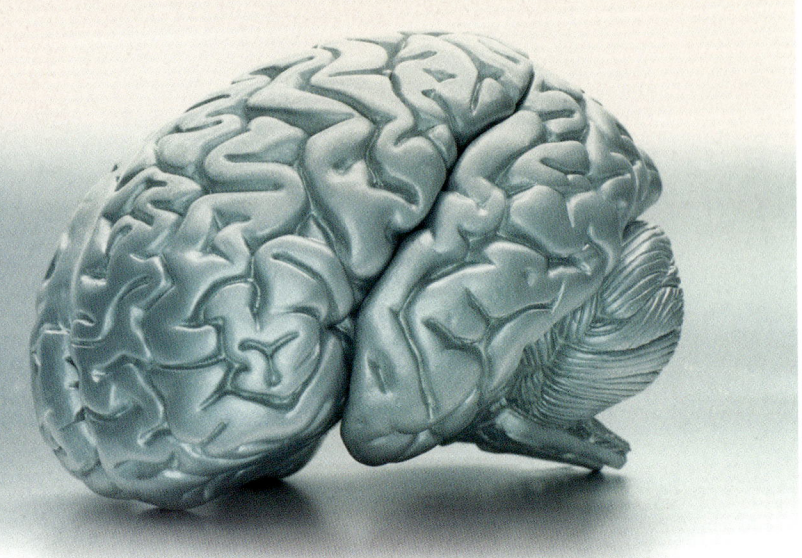

8 Vorwort

10 nichts verblüfft mehr – das gehirn

12 Begeisterung und Lebensfreude
14 Begeisterung = groß, bunt, nah, laut
16 Lebensfreude Teil 1
18 Lebensfreude Teil 2

20 Die verblüffende Kraft der Gedanken
21 Die Sache mit dem schönen Geist
22 Was alles gehört zu Mindness?

24 Komplizierter als eine Walnusshälfte
25 Wie sich das Gehirn entwickelt
27 Jeden Tag ein neues Hirn
29 Das kranke Hirn ist hausgemacht
31 Der Hirnscan liest Gedanken

32 Nervenbotenstoffe – Drogen, die der Körper macht
33 Flüsterpost der Nervenzellen
37 Botenstoffe und die Stimmung
38 Botenstoffe und die Kreativität

inhalt

- 40 **Die Mär vom dummen alten Hirn**
- 41 Use it or loose it
- 43 Der Hirnjungbrunnen Nummer 1 steckt in den Beinen
- 44 Bewegung lässt Hirnzellen wachsen
- 45 Das beste Futter für Intelligenz
- 47 Kleines Mentalprogramm auf den Tisch

- 54 **Tabelle: legales Braindoping**

- 56 **Intelligenz ist nicht allmächtig**
- 57 Warum der IQ-Test veraltet ist
- 59 Intelligenz ist erlernbar – lebenslang
- 61 Emotionale Intelligenz – das Meistern des Lebens mit Diplomatie
- 62 Schnellsemster an der École d'Émotions

- 66 **Kreativität – den Ideenjackpot knacken**
- 69 Intuition – Vertrauen in die innere Stimme

72 lauter intelligenzhäppchen

- 74 **Abschreiben** macht klug
- 76 **Alpha-Zustand**, der Geist der Erfinder
- 79 **Auswendig lernen** schult den Geist
- 84 In **Bildern denken** macht alles einfacher

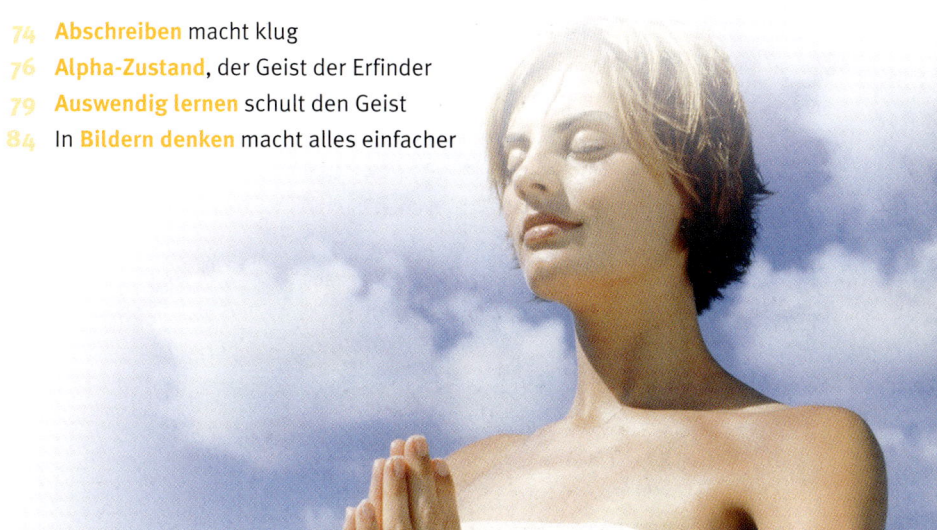

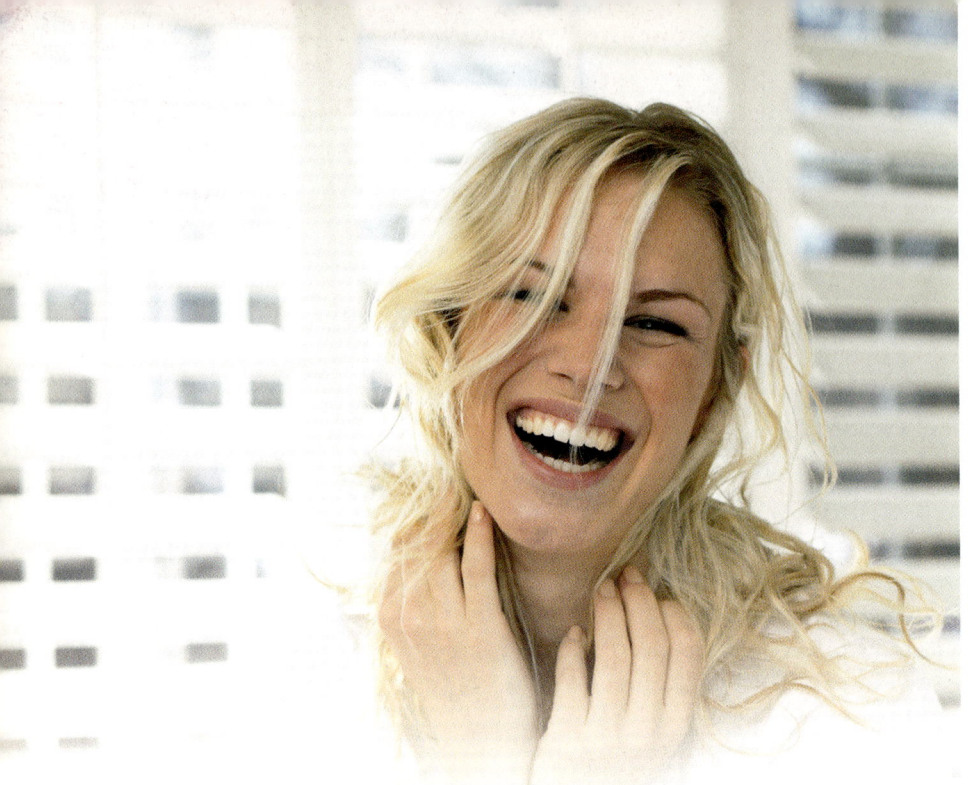

86 **Denksport** – im Laufschritt ins Nirwana
89 **Erinnerung** festhalten
91 **Fitnesshäppchen** für Kopfmenschen
96 **Flow** – Superhirn im Glücksrausch
101 **Formel-1-Reflex** 1. Teil – Ausatmen
106 **Formel-1-Reflex** 2. Teil – Schultern fallen lassen
110 **Interview** mit Klaus Kolb: Zum guten Gedächtnis gehören Technik, Fantasie und Wasser
114 **Glauben** ist auch Medizin
117 **Glücklich** sind die geistig Reichen
124 **Intuition** – die Gabe der Genies
128 **Jonglieren** – das ideale Kopf-Ball-Training
134 **Kontemplation** – die Kunst, die Welt wie ein Kind zu sehen
137 **Konzentration** – Absage an das Multitasking
142 Die Fähigkeit der **entspannten Konzentration**
144 In drei Schritten zu **Kreativität**
149 **Lächeln** verändert das Leben
152 **Lach-Yoga** Medizin für Kopf, Körper & Seele
155 **Lernen** – nur mit Lust!
159 **Lesen** kann jeder – von wegen
162 Die **Liste** im Kopf

inhalt

- 165 Wie gut können Sie **lügen?**
- 168 Sie wollen etwas? Melden Sie sich für einen **Marathon**
- 170 **Meditation** und die Hirnaktivität
- 173 Per **Murmeltechnik** in den Minutentiefschlaf
- 185 **Musik** machen oder hören ist Brainfood de luxe
- 188 Endlich höflich! **Namen & Zahlen** merken
- 193 **Nase** mehr einsetzen
- 194 **Negative Gefühle** umprogrammieren
- 196 **Neurobics –** ganz schön bescheuert, aber effektiv
- 200 Zum Glück gibt's **Opium**
- 204 **Stress weg –** Denkleistung hoch
- 208 Der **Switch** zum Glück
- 214 **Tagträume –** die Schleusen zur Intuition
- 216 Wunderbare Heilkraft der **Trance**
- 222 **Visualisieren** erfüllt jeden Wunsch

134 das 2-wochen-mentalprogramm

- 236 1. Tag – 14. Tag

248 register

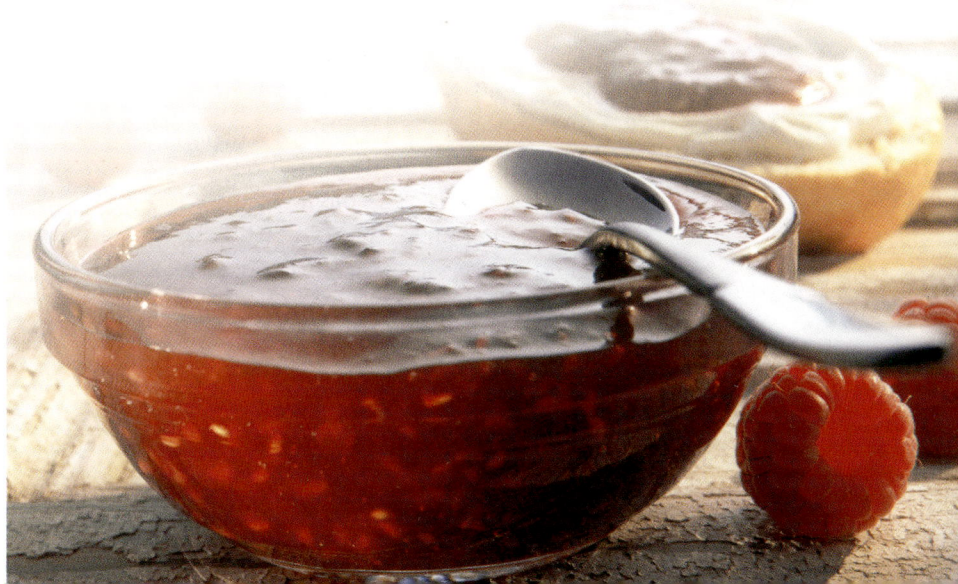

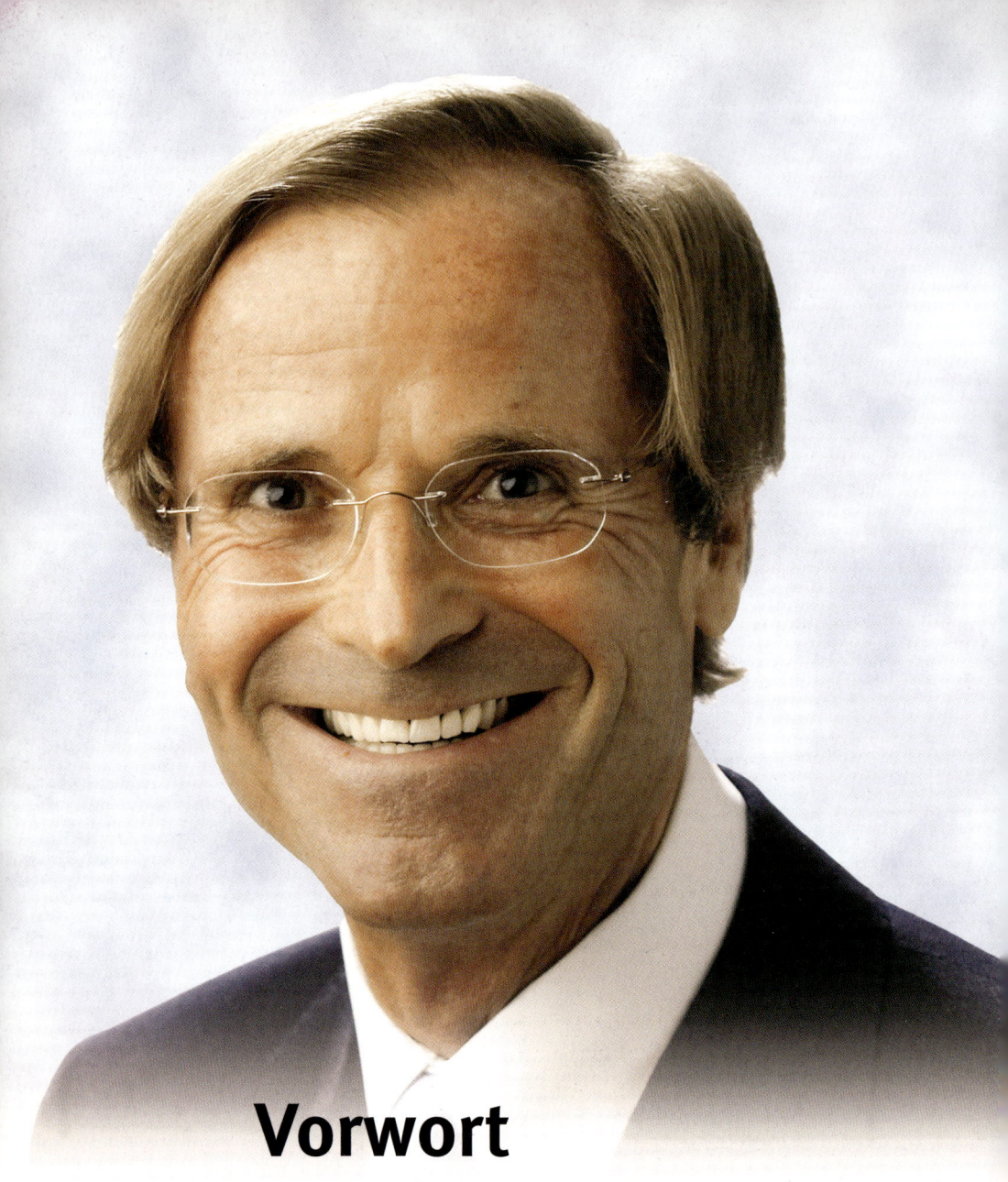

Vorwort

Schon gewusst? Sie haben ein plastisches, ein veränderliches Gehirn – formbar, genau wie Ihr Körper. Das können Sie jung machen, leistungsfähig, schnell … Und: Dieses wunderbare, verblüffende Organ dort oben können Sie auf unglaublich einfache Weise beeinflussen. Ein Mensch, der sein Gehirn nicht nur besitzt, sondern auch benutzt, kann es umpolen von gelangweilt auf kreativ, von rational auf intuitiv, von depressiv auf fröhlich, von träge auf schlagfertig. Im Grunde ist das kein Geheimnis. Und es geht ganz einfach. Mit der richtigen Bewegung. Mit optimaler Entspannung. Mit bestimmten Nährstoffen auf dem Teller. Und ein paar cleveren Memotechniken. Hier in diesem Buch habe ich für Sie das Beste aus meinem »Mentalprogramm« zusammengestellt.

Das Gehirn ist übrigens die interessanteste Thematik, mit der man sich zurzeit beschäftigen kann. Denn seit man mittels neuester bildgebender Verfahren in den Kopf gucken kann, hört man täglich Neues aus den Forscherlabors über das faszinierendste Feuerwerk der Natur. Wie unsere 100 Milliarden Nervenzellen dort oben Ideen gebären, Gefühle erzeugen – und körpereigene Medizin. Sie können mir glauben: Es funktioniert wirklich. Die Wissenschaft hat absolut recht. Hat recht, wenn sie wörtlich sagt: »Das Gehirn hat das Potenzial, den Alterungsprozess nicht nur aufzuhalten, sondern ihn sogar umzudrehen.« Forever Young, liebe Freunde, gilt nicht nur für Ihren Körper, Forever Young kann auch Ihr Gehirn werden …

Kleine Gebrauchsanleitung für dieses Buch

Schnuppern Sie einfach rein – und übernehmen Sie kleine Tricks & Ideen in Ihren Alltag. Sie lernen, wie man sich endlich Namen merkt, wie Sie visualisierend, kraft der Gedanken Wünsche wahr werden lassen. Wie Meditation heilt und glücklich macht und wie man emotional intelligent das Leben meistert. Üben Sie sich in Denksport – und denken Sie mal an einen Marathon.

Ich wünsche Ihnen viel Spaß!
Herzlichst

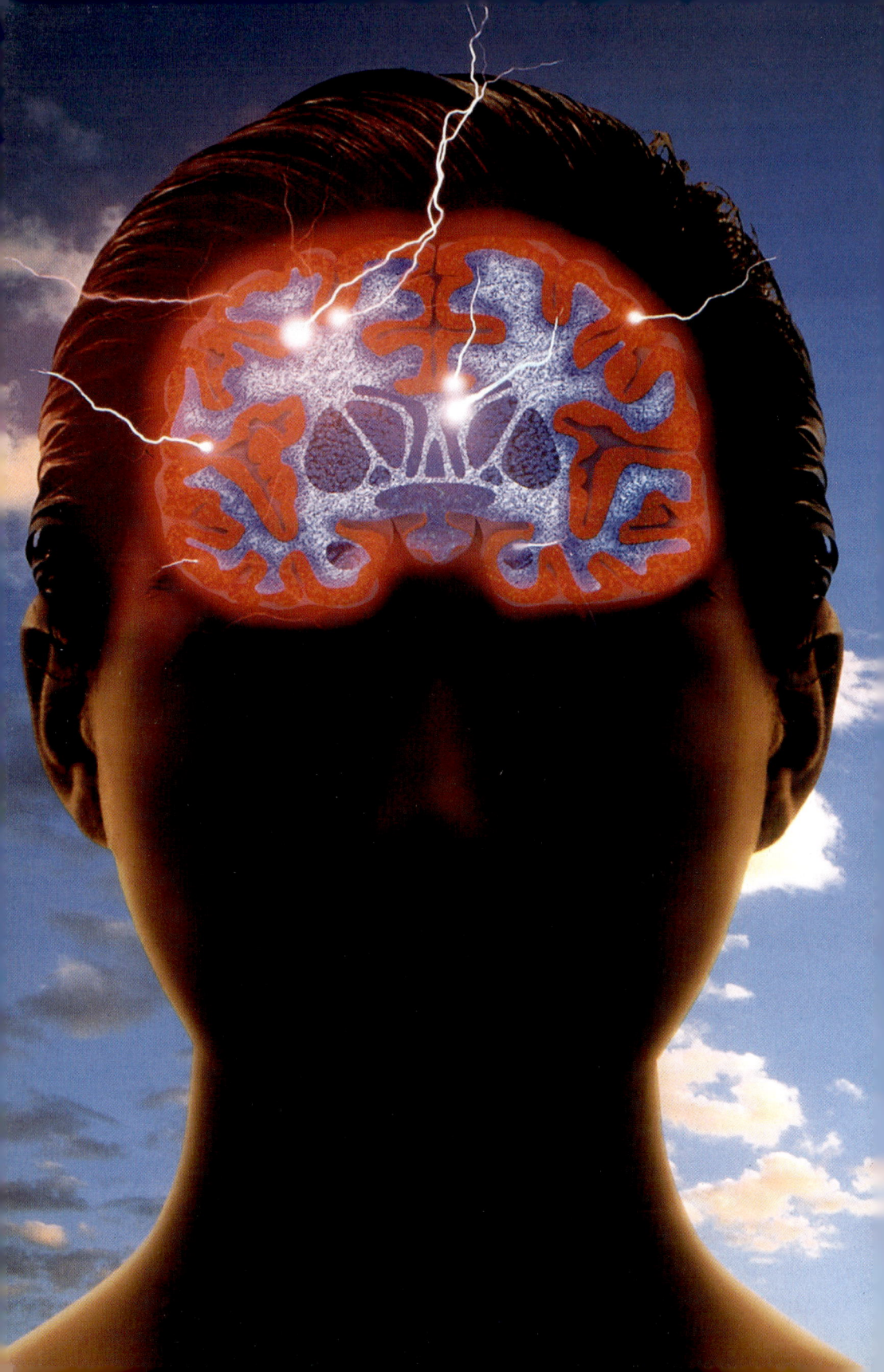

nichts verblüfft mehr –
das gehirn

>> *Was unterscheidet wirklich erfolgreiche Menschen von allen anderen?*

>> *Kann man kraft der Gedanken das Leben verlängern?*

>> *Wie entwickelt sich unser Gehirn?*

>> *Nimmt mit dem Altern die Hirnleistung ab?*

>> *Was macht wirklich klug?*

>> *Kann man mit neuen Techniken Gedanken lesen?*

>> *Gibt es wirklich wirksames Brainfood?*

>> *Warum hilft Laufen dem Geist auf die Sprünge?*

>> *Warum ist der IQ-Test veraltet?*

>> *Gibt es mehr als eine Intelligenz?*

>> *Wie wird man kreativ?*

>> *Warum denken Frauen anders als Männer?*

Fragen über Fragen. Auf viele hat die Wissenschaft heute schon eine Antwort. Doch so manches wird der Menschheit wohl für immer ein Rätsel bleiben. In diesem Kapitel lesen Sie Spannendes über das größte Rätsel der Menschheit – über Ihr Gehirn.

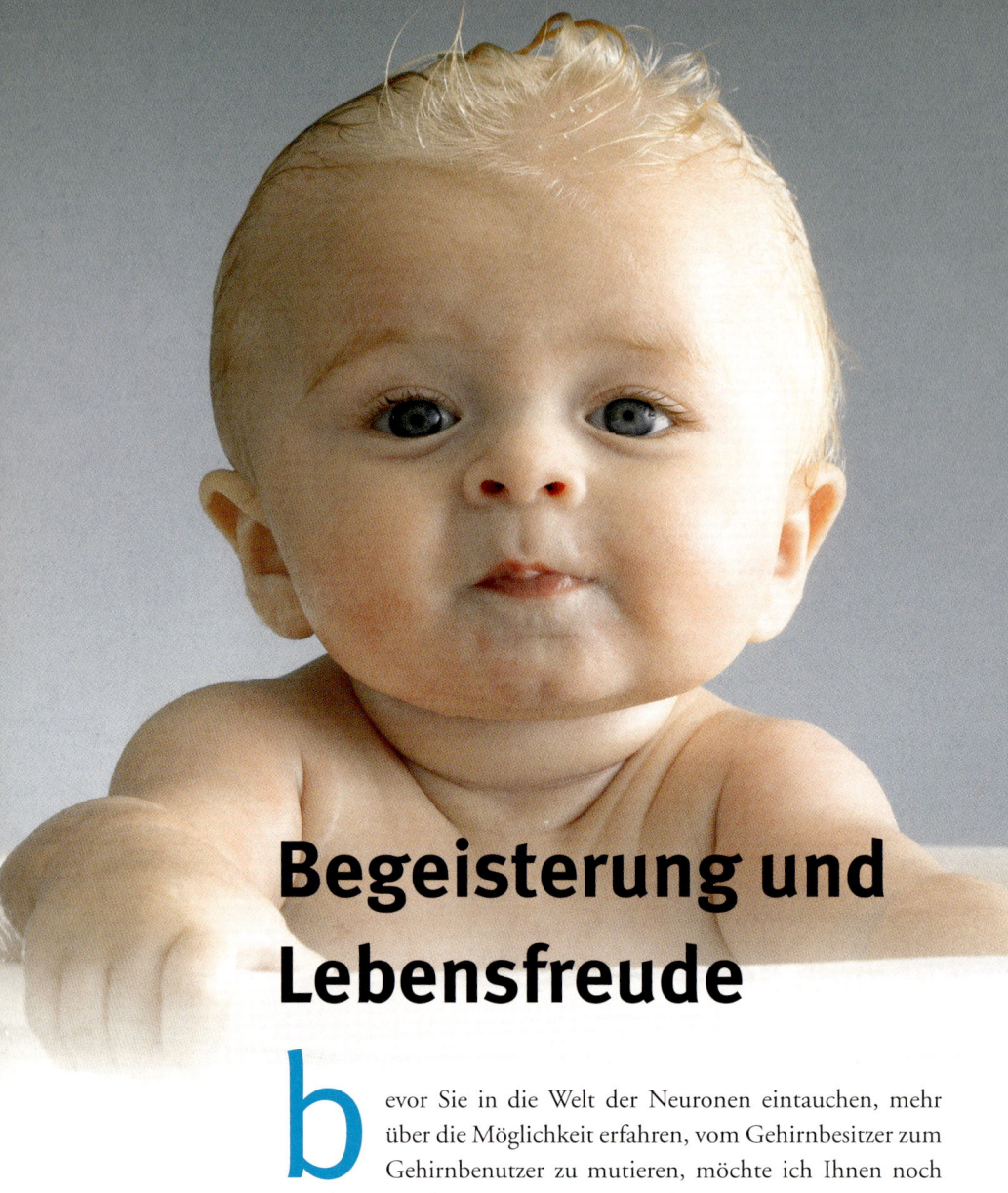

Begeisterung und Lebensfreude

bevor Sie in die Welt der Neuronen eintauchen, mehr über die Möglichkeit erfahren, vom Gehirnbesitzer zum Gehirnbenutzer zu mutieren, möchte ich Ihnen noch von einem Erlebnis erzählen, das mich lange nachdenklich stimmte. Es handelt von Chefärzten, Begeisterung und Lebensfreude – und Veränderung. Jede Veränderung, liebe Leserin, lieber Leser, beginnt im Kopf.

Die Hitliste der guten Vorsätze 2007 lautete laut *Focus:*

- Abnehmen 84 %
- Mehr Fitness 71 %
- Generell Verhalten ändern 66 %

Begeisterung und Lebensfreude

Verhalten ändern? Was soll denn das? Ein hochinteressanter Wunsch. Der Mensch ist also generell, zu 66 %, mit seinem eigenen Verhalten nicht einverstanden? Wissen Sie, wie man auf so einen Wunsch kommt? Wenn einem der Wind ins Gesicht bläst. Wenn die Umwelt einen nicht mag. Wenn die Mitmenschen einen ablehnen. Erst dann kommt der Mensch überhaupt auf die Idee, sein Verhalten zu ändern.

Man ahnt, dass das eigene Verhalten wenig förderlich ist. Ja, wie verhalten wir uns denn? Kann ich Ihnen erzählen. Bin seit kurzem Fachmann.

Hatte einen kleinen Unfall. Stürzte vom Rad und fiel in eine Schlucht. Nach 30 Stunden Benommenheit werde ich wach und sehe den Chefarzt vor meinem Bett, der mir erklärt, er müsse mich sofort operieren. Es käme auf jede Stunde an. Ich könnte sonst mein linkes Bein verlieren. Nur habe er keine Zeit mehr. Dreht sich um und geht.

Tja.

Und drei Tage später piekst ein anderer Chefarzt mein inzwischen Elefantenbein von monströsem Umfang mit dem Zeigefinger an und meint, das sähe doch noch ganz gut aus. Mein zaghafter Einwand, ob man da nichts machen müsse, ob es nicht auf jede Stunde ankäme, ob ich es verlieren könne, antwortet er lakonisch: »Das ist dann eben ein schicksalhafter Verlauf.«

Tja.

Und als ich sieben Tage nach dem Unfall operiert wurde, wache ich auf und lasse mir vom stellvertretenden Chefarzt erklären, er wisse nicht, was bei mir operiert worden sei. Der operierende Chefarzt hätte sich direkt nach meiner Operation krankgemeldet und das Krankenhaus verlassen. Er sei nicht erreichbar. Laut OP-Protokoll hätte er »nur aufgemacht und zugemacht«.

Den Chefarzt habe ich nie mehr gesprochen. Tja.

Was ist da los? Das sind doch Chefärzte. Kluge, zupackende, schwer arbeitende Menschen. Lassen Sie mich etwas vermuten: Das sind Menschen wie wir alle. Die ihren Job seit 10, 20, 30 Jahren machen. In Routine erstarren. Abläufe beherrschen. Die nicht mehr das sind, was sie einmal als Assistenzärzte waren. Damals waren sie voller Lebensenergie, zupackend, begeistert – und deswegen mitfühlend.

Lassen Sie mich vermuten, dass uns allen im Lauf der Jahre das Wesentliche verloren geht. Das, was wirklich erfolgreiche Menschen von allen anderen unterscheidet. Immer unterschieden hat. Einen Onassis von den anderen. Einen Kennedy von den anderen. Einen Boris Becker von den anderen. Das Geheimnis heißt:

Begeisterung = groß, bunt, nah, laut

Ohne innere Begeisterung erlebt man, dass der Mitmensch sehr trocken reagiert. So wie ich als Patient. Ablehnend. Unzufrieden. Fehlende innere Begeisterung strahlt auf Sie selbst zurück.

Abhilfe? Werden Sie wieder begeistert. Entfachen Sie das Feuer der inneren Begeisterung. Wie das geht?

Ganz einfach. Da gibt's einen Mathematiker, der sich sehr viel mit Computern beschäftigt und aus der Ähnlichkeit von Gehirn und Computern abgeleitet hat, dass auch das Gehirn bestimmten Gesetzen genügt. Bestimmten Techniken folgt. Der jetzt fragen würde: Wie macht unser Gehirn eigentlich Begeisterung? Wie geht denn das?

Waren Sie kürzlich mal in der Fußballarena? Mittendrin zwischen lärmenden, tobenden, jubelnden, begeistert aufspringenden Menschen? Stellen Sie sich die Situation vor: Nähe, Größe, Lärm, Farbe ... das ist Begeisterung.

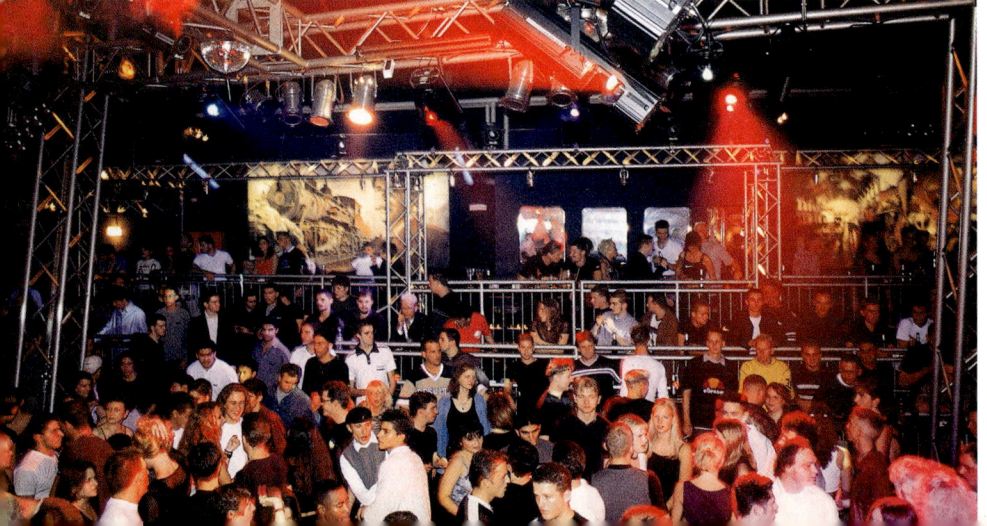

Begeisterung und Lebensfreude

Waren Sie kürzlich mal auf einem Popkonzert? Mitreißende Musik, strahlende, jubelnde, schwitzende, begeisterte Menschen? Das ist Begeisterung: laut, groß, nah, farbig.

Waren Sie kürzlich mal bei einem Formel-1-Rennen? In Monaco? Am Renntag? Als Autonarr? In der Boxengasse? Das ist Begeisterung: laut, farbig, nah, groß.

Hatten Sie kürzlich einmal Sex mit Ihrem Lebenspartner? Äääh ... also gut, hier erzähle ich nicht weiter.

Begeisterung empfindet unser Gehirn immer dann, wenn etwas groß ist, farbig ist, nah ist, laut ist.

Stellen Sie sich doch mal Ihren Arbeitsplatz vor. Jetzt. Wetten, das ist so ein kleines Fünf-mal-fünf-Zentimeter-Bild da links hinten, schwarz-weiß, trübe, still ...

Stellen Sie sich mal Ihre tägliche Autofahrt in das Büro vor. Jetzt. Was hat das mit Formel 1 in Monaco zu tun? Gar nichts: Sie sehen sich im Auto sitzen dort hinten, in einem kleinen Fünf-mal-fünf-Zentimeter-Bild, schwarz-weiß, lautlos. Von Begeisterung weit und breit keine Spur.

Und wenn Sie abends von der Arbeit nach Hause kommen ... sehen Sie das Bild? Das Fünf-mal-fünf-Zentimeter-Bild von Ihrem Häuschen, vom Eingang, von der Küche, wo Ihre Frau werkelt, klein, unscheinbar, schwarz-weiß und still? Wo ist all Ihre Begeisterung geblieben, die Sie einmal hatten?

Die Bilder sind's!

Ihre unablässige Bildervorstellung vom Leben, Bilder, die Sie unmittelbar und unablässig abrufen. Und die Sie in aller Regel, routiniert, eingepfercht in die Zwänge des Lebens, in kleinen Fünf-mal-fünf-Zentimeter-Bildern abrufen. Schwarz-weiß, still. Weit weg.

Genau so haben die Chefärzte mich gesehen. Als Problem. Bemitleidenswert. Fall Nummer 212. Kann man wenig machen.

Wenn Sie wieder die Begeisterung Ihrer Jugend zurückholen wollen, geht das denkbar einfach – über Ihr Gehirn: Verändern Sie Ihre Bilder. Sehen Sie ab jetzt, was immer Sie sich vorstellen, auf Großbildleinwand, doppelt so groß wie im Autokino, und Sie ganz nah davor, mittendrin, sehen Sie immer farbig. Immer laut. Fühlen Sie sich umschlossen von aktiver Welt. So wie ein Marathonläufer, der durchs Ziel läuft: tobende Menge, jubelnde Musik, Lautsprecheransage, um ihn herum die Menschen, die ihm lachend gratulieren, blauer Himmel, farbige Kleidung …

Mein Auto ist rot

Ich tue das. Ich fahre täglich in die Praxis so wie früher, in meinem ersten Cabrio an einem Sommertag: laute Musik, rotes Auto, warmer Wind in meinem Gesicht, die wunderschöne Landschaft, in die ich voll eintauche, ganz nah …

Und meine Praxis sehe ich so, wie sie wirklich ist: exquisit ausgestattete Räume mit handgefertigten hellen Holzmöbeln, wunderschöner Terrakottaboden wie in der Toskana, strahlende Angestellte, liebe, lächelnde, dankbare Patienten ganz nah, direkt vor mir … und es drängt mich dazu, in die Praxis zu gehen. Plötzlich will ich gerne dort sein.

Es gibt Techniken wie das Switchen, Techniken, mit denen diese Bildveränderung in Ihr Gehirn eingebrannt wird. Die finden Sie in diesem Buch. Blättern Sie mal auf Seite 208ff.

Lebensfreude Teil 1

Gehen wir einen Schritt weiter. Wie haben Sie Ihren Lebenspartner früher gesehen? Damals, als er/sie noch jung war. Ihr Herz erfreut hat. Die Schmetterlinge im Bauch tanzen ließ.

Sie könnten Ihren Lebenspartner ja auch heute einmal ansehen. Sie werden merken … das tun Sie nicht. Eine bemerkenswerte Beobachtung: Wir schauen überhaupt nie mehr hin.

Wenn Sie einen Schmetterling fliegen sehen, schauen Sie sich den nicht an. Im Sekundenbruchteil registriert Ihr Gehirn einen Schmetterling, und Sie greifen in Ihren Gedächtnisspeicher. Schmetterling. Kenne ich. Flattert und ist gelb. Zitronenfalter. Und Sie haben das Bild aus dem Biologiebuch von früher vor sich. Nicht aber den aktuellen Schmetterling. Der könnte ja irgendwo einen komischen Zacken oder Tupfen haben. Bemerken Sie gar nicht.

Und so geht es heute, jetzt, Ihr ganzes Leben. Sie schauen nicht mehr hin. Sie nehmen Ihre Umgebung überhaupt nicht mehr wahr. Sie greifen immer bei jedem Blick – ein Auto, ein Klavier, ein Mensch – auf Ihren Gedächtnisspeicher zurück und haken ab. Wissen Sie, was Sie dadurch verlieren? Lebensfreude.

Lebensfreude ist ...

... Neugierde, ist Abwechslung, ist Überraschung ... das Neue. Deswegen sind Kinder immer so fröhlich. Sie erleben in fast jeder Minute etwas Neues und lernen staunend. Aber Sie sind erstarrt. Sie haben einen festen Speicher und greifen auf die abgespeicherten Bilder zurück.

Wenn Sie wieder hingucken würden, würde Lebensfreude in Ihnen wieder wach werden. Sie verstehen schon, weshalb ich darüber rede: Ein Arzt, der selbst wenig Lebensfreude hat, kann dem kranken Patienten wohl kaum Hoffnung und Lebensfreude vermitteln. In dem Fall mir. Die Herren hatten das Sehen verlernt. Wollen wir fair bleiben: ich natürlich auch. Die Monate gelähmt im Korsett waren sehr lehrreich. Für mich.

Eine praktische Gebrauchsanleitung

Schauen Sie Ihrem Gesprächspartner wirklich ins Gesicht. Betrachten Sie ihn wirklich. Und gucken Sie nicht daneben. Schauen Sie Ihre Kinder beim Nachhausekommen wirklich einmal an und haken Sie sie nicht ab, schon wenn Sie die Stimmen hören.

Gucken Sie sich mal Ihr Auto an. Sind Sie einmal stolz. Da haben viele, viele Menschen darüber nachgedacht, so ein Blechgehäuse schön zu gestalten. Das dürfen Sie ruhig nachempfinden. Aber angucken müssen Sie es selbst. Wie die Rose, den Apfel, den Nachbarn – und allen voran den Menschen, mit dem Sie Ihr Leben verbringen. Dann weckt er in Ihnen Lebensfreude. Auch dann, wenn Sie meinen, davon sei nicht einmal ein Fünkchen mehr da. Bei der Gelegenheit: Danke, Petra.

66 % der Menschen haben sich zum Jahresbeginn vorgenommen, generell ihr Verhalten zu ändern. Ich bin praktischer Arzt. Ich gebe praktische Ratschläge. Bitte erlauben Sie mir, Ihnen erst einmal eines zu raten: Werden Sie wieder begeistert. Holen Sie sich wieder Lebensfreude!

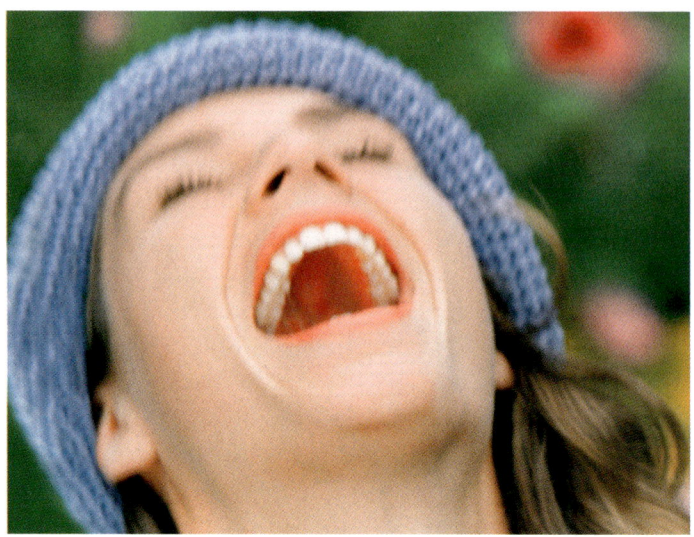

Das gelingt, wie Sie gesehen haben, mit Bildern. Mehr darüber lesen Sie in diesem Buch. Und es gelingt mit den richtigen Fragen.

Lebensfreude Teil 2

Der Mensch spricht unablässig mit sich selbst. Man nennt das den inneren Dialog. Affengeschnatter, sagen die Inder. Awfulizing nennen es die Amerikaner. Weil dieser innere Dialog uns praktisch ständig herunterzieht. Immer wenn wir uns geärgert haben, wenn wir in einer Debatte verloren haben, wenn wir mit der Politik oder sonst etwas nicht einverstanden sind, fangen wir innerlich zu schimpfen an. Wiederholen die Debatten, und dann fallen Ihnen die guten Argumente ein usw.

Besonders deutlich wird das nachts, wenn Sie sich ins Bett legen. Oder beim Autofahren.

Ist Ihnen eigentlich klar, dass dieser innere Dialog Ihr Leben ist? Ihr Leben macht? Den Alltag macht? Ihre Entscheidungen bestimmt, Ihr Aussehen bestimmt, Ihr Auftreten bestimmt, dass der innere Dialog Ihre Person ausmacht, die Person, die Ihr Gegenüber empfindet.

Wenn auch Sie Ihr Verhalten ändern wollen: Ändern Sie Ihren

Begeisterung und Lebensfreude

inneren Dialog. Sie können ja nur einmal mit sich schwätzen, nicht etwa parallel in zwei Gesprächen. Polen Sie den inneren Dialog von Minus auf Plus, von Negativ auf Positiv.

Wie man das praktisch macht? Wir Deutschen haben es einfach. Bei uns klappt das mit einer Frage. Wenn uns Deutsche jemand etwas fragt, fängt unser Gehirn unweigerlich an, nach einer Antwort zu suchen. Zum Beispiel: »Wie geht es Ihnen?« Da grübeln wir doch wirklich nach, wie es uns geht. Ein Amerikaner lacht uns hier schallend aus. Nun gut.

Stellen Sie sich Fragen. Geschickte Fragen, zum Beispiel:

> **Was würde mich besonders glücklich machen?**

Sie verstehen schon: Völlig automatisch startet Ihr innerer Dialog mit der Suche nach einer Antwort. Und wenn Sie sich jetzt mit glücklichen Dingen beschäftigen und abwägen, was besonders glücklich macht, haben Sie keine Zeit, sich mit den üblichen inneren Debatten über Steuerberater, unzufriedene Kunden usw. aufzuregen.

Sie werden frei! Sie bestimmen ab sofort Ihren inneren Dialog selbst. Sie werden ein Mensch, der durch ständige geschickte Fragen innerlich lächelt. Und dann das Strahlen anfängt. Und diese Ausstrahlung auf das Gegenüber überträgt. Und erfährt: Das Strahlen kommt immer zurück. Immer!

Noch einmal: Sie haben verstanden, dass wir uns natürlich schon auch jetzt Fragen stellen. Die Technik an sich beherrschen wir. Exzellent. Wir fragen uns beispielsweise:

> **Warum bist du immer so gemein zu mir?**
> **Warum bin ich so traurig?**
> **Warum mag mich eigentlich niemand?**
> **Was will ich mir als Nächstes kaufen?**

Verstanden? Drehen Sie's um! Dann wünsche ich Ihnen viel Freude beim Lesen dieses Buches. Auf Seite 77f. finden Sie übrigens noch mehr über den inneren Dialog. Und wie Sie ihn stoppen.

das gehirn – nichts verblüfft mehr

Die verblüffende Kraft der Gedanken

Sie kennen die Genies aus dem Fernsehen, die bei »Wer wird Millionär?« abräumen oder bei »Wetten, dass ...« Telefonbücher auswendig zitieren. Das Telefonbuchgenie weiß, dass Robert Müller, Seite 867, in der Prinzregentenstraße 34 wohnt und die Telefonnummer 34 54 32 hat. Deutschlands führender Gehirnforscher Prof. Ernst Pöppel aus München nennt das, was die Genies da können, »explizites Wissen«. Wissen, das man in Worte fassen kann. Und das sage »über die geistigen Fähigkeiten nur sehr bedingt was aus«.

Denn man kann sein Gehirn auch auf andere Weise nutzen. Mehr als Schulwissen abrufen. Es zum Beispiel in Alpha- und Theta-Rhythmen versetzen. Es als Ofen einsetzen oder als Überlebenstaktik in einer Grube. Tibetische Mönche machen es sich mit dem Gehirn mollig warm. Sie können kraft der Gedanken eine derartige Körperhitze entwickeln, dass nasse Tücher bei Minusgraden auf ihnen trocknen. Ein anderes Beispiel: Der indische Yogi Satyamurti blieb acht Tage lang verkabelt in einer mit Erde zugedeckten Grube. Forscher zeichneten mit einem EKG seine Herzschläge auf. Die sanken so weit runter, dass die Forscher sie gar nicht mehr registrieren konnten. Zwei Stunden, nachdem Satyamurti aus der Grube kam, schlug sein Herz wieder normal. Der Yogi war übrigens 70. Sie fragen sich vielleicht: Was hilft mir dieses Können außerhalb einer Grube im Alltag? Da ist das Telefonbuch im Kopf schon praktischer? Ich sage Ihnen: Das ist eine Sensation. Der Yogi verlängert sich kraft seiner Gedanken nämlich auch noch sein Leben. Stress kennt der nicht. Der lebt im hypometabolischen Zustand, verlangsamt seinen Stoffwechsel radikal, verbraucht kaum Energie. Verschwendet keine Lebensenergie. Kann abtauchen, wenn ihm gerade was stinkt. Sein Herz verlangsamen. Und die im Winterschlaf verbrachte Zeit hinten an sein Leben anhängen.

Wissen Sie was? Das kann ich auch – nicht so gut, aber auch ein bisschen. Ich mache mir im Nürnberger Winterwald sonntags beim Laufen Hawaii. Und bevor ich mich aufrege, bevor Stresshormone mein Herz zum Rasen bringen, senke ich meinen Puls. Das hat mir in den letzten beiden Jahren, die mir viele Stunden mit Ärzten und Operationen und Krankenhausbetten bescherten, so manches Mal das Leben gerettet. Sie können das künftig auch. Das lernen Sie nämlich mit diesem Buch. Heißt Murmeln. Eine wunderbare Technik, die einen vom Gehirnbesitzer zum Gehirnbenutzer macht. Die Anleitung finden Sie ab Seite 173. Gehirnbenutzer wollen Sie doch künftig auch sein, sonst würden Sie das hier jetzt nicht lesen …

Die Sache mit dem schönen Geist

»Mens sana in corpore sano.« Einen schönen Geist in einem wohlgeformten und trainierten Körper wünscht sich der Mensch seit der Antike. Da kann man ja heute mal wieder einen Trend daraus ma-

know-how

Was Hänschen nicht lernt …

… lernt Hans nimmermehr? Unsinn. Haben unsere Gehirnforscher aber erst kürzlich eingesehen. Zugegeben, wenn Sie die Pubertät schon hinter sich haben, tun Sie sich ein klein bisschen schwerer. Aber auch das Gehirn lässt sich wie ein Muskel trainieren – ein Leben lang.

chen. Ihn ganz neudeutsch Mindness nennen. Mathias Horx, vom Zukunftsinstitut Kelkheim, predigt von der neuen Lust am Intellekt: »Körper und Seele können nicht ins Gleichgewicht kommen, wenn der Geist nicht ebenfalls seine Balance erringt. Mindness heißt: schöner und produktiver denken lernen. Die Welt verstehen lernen. Und nicht mit falschen Gedanken verseuchen.« Klingt gut. Finde ich.

Was alles gehört zu Mindness?

»Große Schönheit in einem hässlichen Geist ist schrecklich … Man bekommt Aufmerksamkeit, aber man wird sie nie behalten …«, sagt Edward de Bono, angelsächsischer Philosoph, in seinem Bestseller »How to Have a Beautyful Mind«. Und wie kriegt man nun den schönen Geist?

Verabschieden Sie sich von Klischees und Extremen. Die Welt ist nicht schwarz-weiß. Sie ist bunt. Es gibt mehr als Erfolg und Versagen, hässlich und schön, ja und nein.

Begrüßen Sie die positive Zukunft. Der Mensch tendiert dazu, die Vergangenheit durch eine rosarote Brille zu sehen. Und sich vor der Zukunft zu fürchten. Nach dem Motto: »Es kann ja nur schlechter werden.« Angst blockiert die Fantasie, die Lust, Zukünftiges als Herausforderung zu betrachten, die mit ein wenig Enthusiasmus bewältigt werden kann.

Verabschieden Sie sich vom pessimistischen Denken. Pessimismus ist eine Grundkrankheit der modernen Welt. Wir sind Weltmeister im Kritisieren. Alles wird schlechtgemacht. Vor allem das, was kommt. Nennt Horx übrigens: Alarmismus. Wir neigen dazu, ständige Notstände und finale Krisen auszurufen.

Verlassen Sie die Opferhaltung. Jeder Mensch kann seine Lage selbstverantwortlich verändern. Wenn Sie einmal erkannt haben, dass nicht das Schicksal, sondern Sie einen Großteil Ihres Lebens selbst gestalten – dann öffnet sich leise eine Tür in Ihrem Inneren, und eine Kraft strömt heraus, die Sie auf Schwingen durchs Leben trägt.

Die verblüffende Kraft der Gedanken

Fragen Sie nicht mehr: wie viel? Stellen Sie lieber Fragen nach dem Lebenssinn und der Lebensqualität. Weniger ist oft mehr.

Lachen Sie viel – und lernen Sie noch mehr. Lachen und lebenslanges Lernen gehören zu einem beweglichen, glücklichen Geist.

Meiden Sie den Konjunktiv. Lesen Sie mal die Zeitung neu. Und achten Sie auf den Konjunktiv. Man könnte, man sollte. Überall sollten wir erkennen, müsste mal was geschehen, bei den Steuern, mit den Gewerkschaften, im Gesundheitssystem. Das ist deutsch. Mindness heißt auch: einfach tun! Zum Beispiel die Beine bewegen.

Gehen Sie, laufen Sie. Das verhilft zum schönen Körper und zum schönen Geist. Wie schon Sokrates, der alte griechische Philosoph, wusste. Im Schatten der griechischen Säulen, auf der Agora, auf dem Marktplatz von Athen, ging er ständig auf und ab. Er wusste, seine Gedanken fließen besser, wenn er geht. Eine Schar Schüler hörte ihm zu, schrieb alles auf. Er selbst schrieb kein Wort. Weil er gehen musste. Und die Schüler konnten sich alles gut merken, weil sie nicht in einem überfüllten luftleeren Hörsaal saßen, sondern ebenfalls gingen. Bewegung beflügelt den Geist.

Beschäftigen Sie sich mit der Hirnforschung. Denn die Kraft Ihrer Gedanken, die innere Einstellung ist es, die Sie gesund und jung hält. Na, da sind Sie hier doch richtig ... Werfen Sie doch gleich mal einen kleinen Blick unter die Schädeldecke.

info

Mindness verlängert das Leben

Eine niederländische Studie des GGZ Delftland Psychiatric Centre, mit 1000 Personen im Alter von 65 bis 85, über zehn Jahre hinweg belegt: Wer sich um seine Mindness kümmert, optimistisch ist, hat eine um 55 % niedrigere Sterberate und ein um 23 % geringeres Risiko, an Herzleiden zu erkranken.

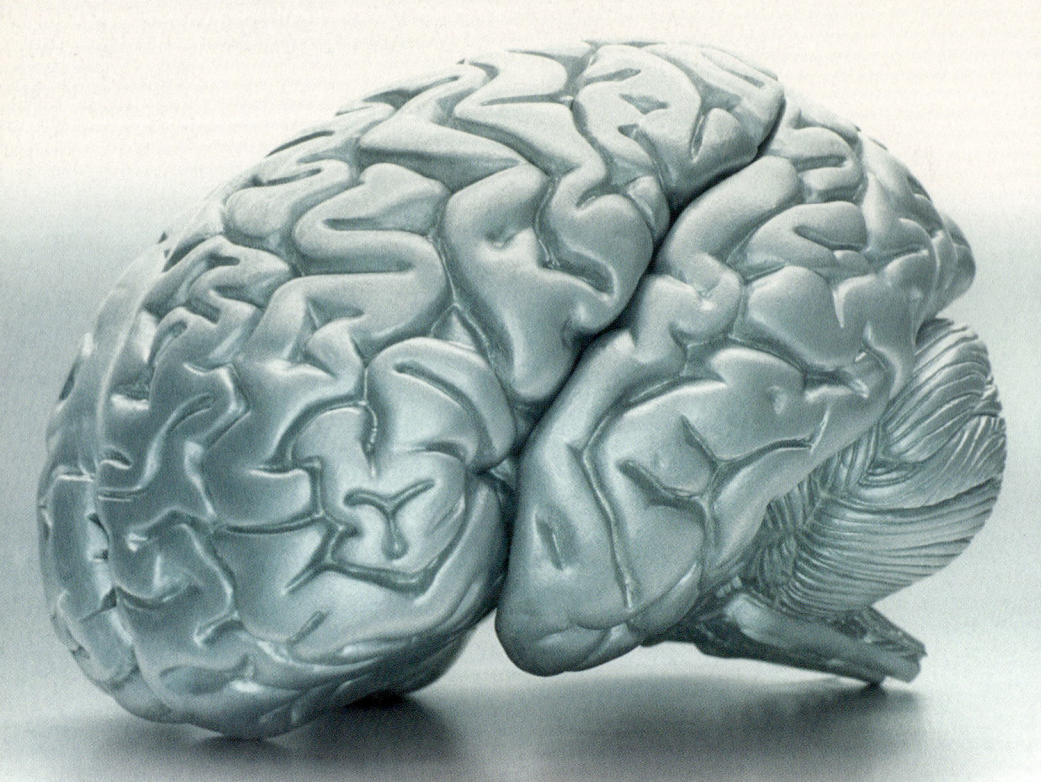

Komplizierter als eine Walnusshälfte

Sie haben so etwa 1495 Gramm im Kopf, ein paar mehr oder weniger, die sorgen dafür, dass Sie verstehen, dass Sie wahrnehmen – und dass Sie fühlen. Lachen. Weinen. Lieben. Ihr Gehirn ist nicht nur zum Denken da.

Als Frau haben Sie tatsächlich ein paar Gramm weniger im Kopf. Völlig egal; erstens: Wenn man das Ganze mit dem Körpergewicht in Relation setzt, haben die Frauen das größere Gehirn. Außerdem nutzen auch die Herren der Schöpfung nur 5 % ihrer Masse. Die Qualität macht's aus. Und da haben Frauen doch noch einen Vorteil. Den nennen die Forscher »Balken«, die Verbindung zwischen der rechten und linken Gehirnhälfte, und der ist bei der Frau dicker. Der Infoaustausch zwischen Verstand und Gefühl funktioniert besser.

Komplizierter als eine Walnusshälfte

Die Kunst der virtuellen Speichererweiterung

Wie arbeitet eigentlich das Gehirn von Rechengenies? Ganz einfach: Sie erhöhen die Speicherkapazität. Forscher legten den Rechenkünstler Rüdiger Gamm in einen Positronen-Emmisionstomografen (PET), mit dem man die Aktivität im Gehirn beobachten kann. Sie verglichen sein Hirn mit dem von sechs Freiwilligen, die normal rechnen können. Gamm kann 46 hoch 9 ohne Zettel und Stift lösen. Das kann kein normales Gehirn. Muss man sich zu viele Zwischenschritte merken. Also die normalen Rechner benutzen ihr Arbeitsgedächtnis, das sich etwa sieben Einheiten gleichzeitig merken kann. Der Gehirnakrobat Gamm allerdings nutzte einen weiteren Bereich im Gehirn. Im Langzeitgedächtnis. Er schuf dort einen Platz für Zwischenschritte. So, wie Sie im Computer den virtuellen Arbeitsspeicher erhöhen können.

Das Gehirn ist wunderbar plastisch. Genauso machen sich die Mozarts oder Schillers unter uns eine Speichererweiterung – halt nicht im mathematischen Teil des Gehirns, sondern im musikalischen Bereich oder im sprachlichen. Und wie machen Sie das? Einfach indem Sie Ihr Gehirn benutzen.

Wie sich das Gehirn entwickelt

Drei Wochen nach der Befruchtung bilden sich im zwei Millimeter langen Embryo die ersten primitiven Nervenzellen. In der vierten Woche sieht man die Anlage für das Gehirn. Bald ziehen Nervenbahnen durch den ganzen Körper, versorgen jedes Organ, jedes Gewebe mit einem Kommunikationsnetz. Vor der Geburt entstehen alle Nervenzellen. Das sechs Monate alte Baby kann im Bauch schon hören und fühlen, tasten und schmecken – und sich freuen oder ängstigen. Auch Schmerzen empfindet es. Die Verdrahtungen im limbischen System, im Gefühlszentrum, sind jetzt schon so stabil, dass sie unser künftiges Verhalten prägen.

Die Entwicklungsgeschichte im Bauch

Pro Sekunde entstehen in seinem kleinen Gehirn 250 000 Nervenzellen. Im Bauch der Mutter durchlaufen wir die gesamte Entwicklungsgeschichte des Menschen. Wir beginnen wie ein Hohltierchen als Zellkugel, haben Kiemen wie ein Fisch und dann den Schwanz eines Lurches, um uns über das Affenstadium mit Ganzkörperbehaarung zum kleinen Menschen zu entwickeln.

Wenn das Baby auf die Welt kommt, ackern in seinem Kopf hundert Milliarden Neuronen, und jedes hat schon fünf- bis zehnmal einen Fühler zu einer anderen Nervenzelle ausgestreckt. Um über Synapsen chemische Botschaften auszutauschen. Ein gigantisches Netz aus Neuronen, das, wenn seine einzelnen Netzwerke feuern, also elektrisch aktiv sind, uns sehen, lernen, fühlen und denken lässt. Dieses Nervennetz im Gehirn verdichtet sich in den

know-how

Gedanken sind Energie

Tübinger Forscher implantierten völlig gelähmten Menschen ein Modul namens BCI (Brain-Computer Interface) – ohne Muskel, nur mit Gedanken kommunizieren sie mit der Außenwelt. In der Uni Tübingen lernten 17 Patienten, mit ihren Gedanken elektrische oder magnetische Signale im Gehirn zu erzeugen. Und über das Modul unter der Kopfhaut weiter an den Computer zu leiten. Buchstaben oder Wörter zu schreiben. Also ich finde das sensationell. Gedanken sind Energie! Vielleicht hilft einem das doch ein wenig, an Telepathie zu glauben ... Noch steht die Forschung am Anfang. Ein Wort dauert eine Minute und ist sehr, sehr anstrengend. Aber für Menschen mit amyotropher Lateralsklerose (ALS) ist das eine große Hoffnung. An dieser Krankheit litt zum Beispiel der Maler Jörg Immendorff, der Physiker Stephen Hawking hat sie auch.

Komplizierter als eine Walnusshälfte

folgenden beiden Lebensjahren bis zum Hundertfachen. Und im Lauf des Lebens verdrahtet sich das Netz immer dichter.

Das Zusammenspiel von Nervenzellen, Synapsen und Botenstoffen ist das wissenschaftliche Modell von dem, was wir Geist und Psyche nennen. Und diese Botenstoffe sind die Moleküle der Bewegung, der Sprache, der Bilder von der Welt, der Gedanken, der Gefühle.

Und im Alter funktioniert das alles nicht mehr, geht alles unter, verblöden wir? Nein … muss nicht sein. Im Gegenteil.

Jeden Tag ein neues Hirn

Das Gehirn sieht jeden Tag anders aus. Aber nicht etwa, weil es schrumpft und schrumpft und schrumpft. Nein: Es bildet täglich neue Neuronen, neue Datenautobahnen, Netzwerke. Weil wir etwas Wunderbares können: ein Leben lang lernen. Ja, auch mit 120 noch. Unser Gehirn ist plastisch. Wissen wir noch nicht lange. Weil es die Supergeräte wie Kernspintomografen, mit denen wir ins Gehirn blicken können, erst seit ein paar Jährchen gibt. Diese Geräte zeigen, wie das Gehirn auf Sprache, Musik, Bewegung, Bilder reagiert, das Ganze als Lernprozess verarbeitet und speichert.

Viele Regionen arbeiten mit

Vereinfacht kann man immer lesen: Das macht Ihr rechtes Hirn, dort sitzen die Emotionen. Das macht Ihr linkes Hirn, dort sitzt die Logik. Das werden Sie auch in diesem Buch immer wieder finden. Weil es unmöglich ist, ständig alle beteiligten Hirnbereiche aufzuzählen. Tatsache ist: Die beiden Hemisphären teilen sich die Arbeit. Und bestimmten Funktionen im Gehirn sind mehrere Zentren zugeordnet, die da heißen Scheitellappen, Schläfenlappen, Broca-Areal, Hirnstamm, Großhirnrinde … Aber wenn Ihr Gehirn Leistung vollbringt, Sie denken oder fühlen, Sie tanzen oder musizieren, Sie rätseln oder sprechen, Sie erinnern oder planen, dann sind mehrere Gehirnzentren aktiviert und miteinander in Kontakt. Ein gigantisches Neuronennetzwerk feuert.

Interne Kopfkommunikation

Wenn Sie zum Beispiel ein Wort laut lesen, brütet der präfrontale Kortex (ein an der Stirn liegender Teil der Großhirnrinde) über den Begriff, beim Sprechen ist die motorische Rinde aktiv, beim Hören der Schläfenlappen, und die Sehrinde beschäftigt sich mit den Buchstaben. Ein Bild im Kopf ist auch nicht nur in einer Schublade abgelegt, sondern wenn Sie einen grünen Frosch sehen, dann ist ein über das ganze Gehirn verstreutes Netzwerk daran beteiligt. Emotionen wie Trauer und Freude haben viele Ursprünge im Gehirn – und auch die Botschaften vom Körper an den Kopf spielen dabei eine Rolle. Wenn das Immunsystem gegen die Grippe ackert, freut ein netter Anruf eher selten. Und wie genau ein Gedanke entsteht – das wird auch ein sehr gescheites Gehirn so schnell nicht herausfinden.

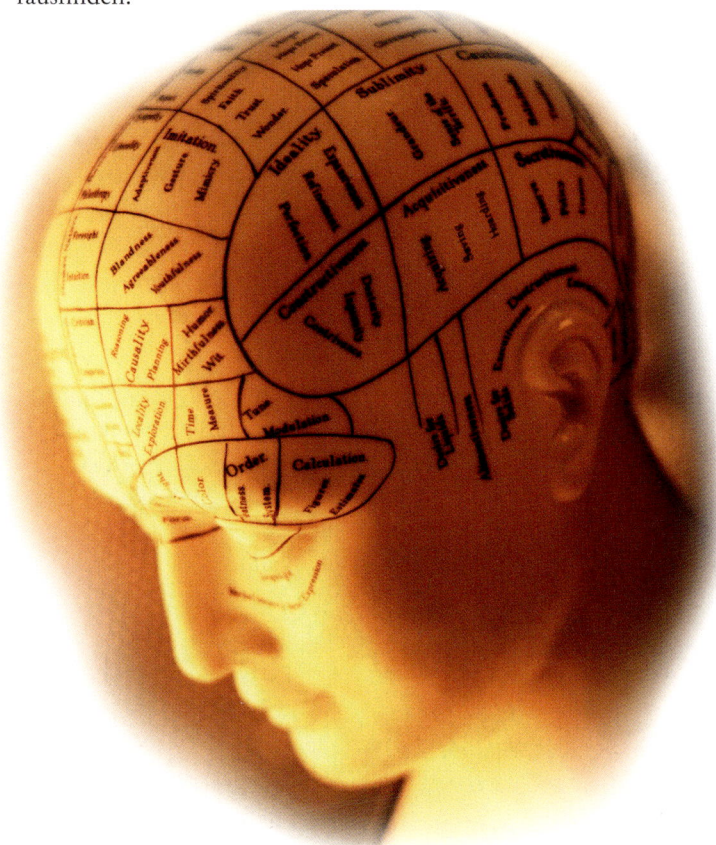

Das Gehirn ist plastisch

Dieses gigantische Netzwerk im Kopf ändert sich jeden Tag. Mit jeder neuen Erfahrung verdrahtet sich dieses Netzwerk neu. Das ist wichtig, wenn das Hirn verletzt ist. Ein neues Netzwerk kann die Aufgaben übernehmen, wenn man nach einem Schlaganfall nicht mehr sprechen kann. Im Gehirn eines Depressiven ist der Hippocampus geschrumpft, und unser Konfliktmotor, der cinguläre Cortex, springt nicht mehr richtig an. Kriegt man die Depression weg, wächst der Hippocampus wieder, und das Konfliktmotörchen springt auch wieder an. Dass sich dieses gigantische Netzwerk ändern kann, ist auch wichtig für ein gesundes Hirn, denn man kann dieses Netzwerk optimieren – sodass es Höchstleistung bringt.

Was macht klug?

Knobeln, Gehirnjogging? Da aktivieren Sie nur einen Teil des Gehirns. Trainieren die Logik. Das reicht nicht. Das Gehirn braucht unterschiedlichste Reize, um für jede Herausforderung, jede Aufgabe ein gescheites, intelligentes, schnelles Netzwerk zu bilden, das so etwas wie Kreativität produziert oder Genialität oder Kunstfertigkeit. Und wie kriegt man so ein Expertenhirn? Nein, dafür gibt es keine Pille. Aber man kann sein Gehirn trainieren wie einen Muskel. Mit neuen Sinneserfahrungen, und zwar nicht nur über die Augen, auch über Tasten, Hören und den Bauch spüren. Und mit sozialen Kontakten, Meditationstechniken und Logiktraining. Natürlich braucht es dann auch die nötigen Bausteine aus dem Essen, um Gedächtnis und Gefühle überhaupt möglich zu machen. Und auch Bewegung trainiert das Gehirn.

Das kranke Hirn ist hausgemacht

Alzheimer. Demenz. Parkinson. Neurodegenerative Erkrankungen sagt man in der Fachwelt dazu. Übersetze ich mit »erworbener Verblödung« – steht auch so im grünen Fachbuch der Mediziner, im

Pschyrembel. Ist übrigens typisch menschlich. Neurodegenerative Erkrankungen – oder erworbene Verblödung – gibt's in der Tierwelt nicht. Steht ausdrücklich in der Fachzeitschrift *NEUROrubin:* »Das Problem der Forscher bestand lange Zeit darin, dass sie sterbende Nervenzellen am lebenden Menschen nicht untersuchen können und in Tieren diese Erkrankungen nicht vorkommen.« So erklären die Wissenschaftler, warum uns die Krankheiten so ein Rätsel sind. Weil wir's nicht am Tier studieren können. Aber wie lautet denn die Konsequenz, wenn eine Krankheit in der Natur nicht vorgesehen ist, wenn Tiere nicht darunter leiden? Lebe natürlich – und dein Hirn bleibt gesund. Gilt für Demenz, gilt für Alz-

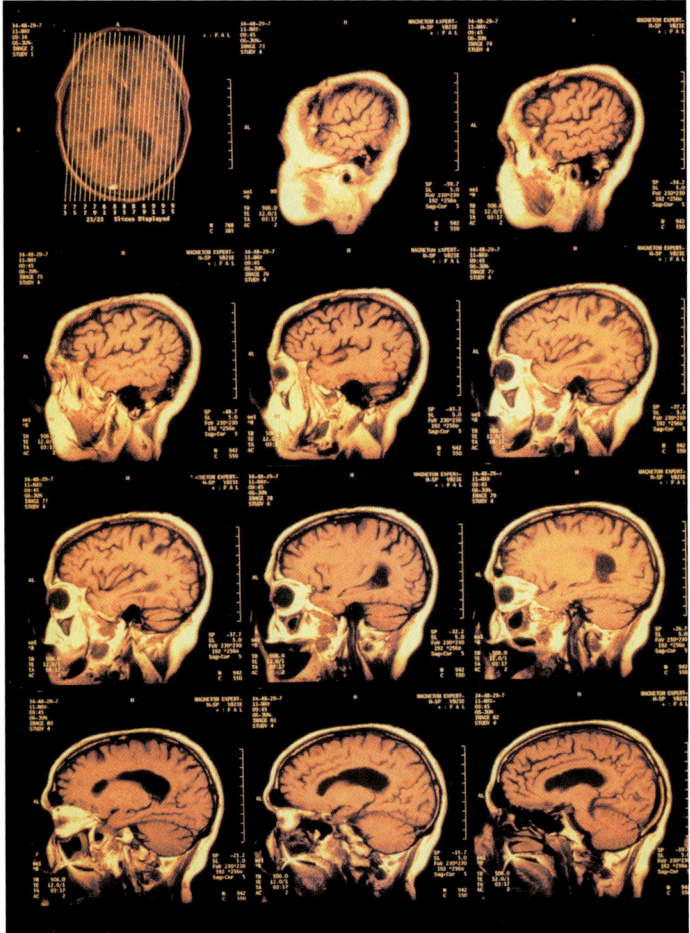

heimer. Und es gilt sogar für Parkinson. Eine US-Studie, mit über 100 000 Männern und Frauen, veröffentlicht in der Fachzeitschrift *Neurologie,* zeigt: Wer sich bewegt, hat ein um 60 % geringeres Risiko, an Parkinson zu erkranken.

Ein Verlust geistiger Leistungsfähigkeit hat nichts zu tun mit einem Verlust von Hirnmasse oder Altern. Nur Menschen mit einer Krankheit wie Arteriosklerose, Diabetes und einer (eher seltenen) genetischen Anlage für Demenz und Alzheimer haben ein erhöhtes Risiko, im Alter zu verblöden. Halten Sie Ihr Gehirn frei von Krankheiten – und es macht Ihnen auch mit 120 noch Freude.

Der Hirnscan liest Gedanken

Heute kann man schon wunderbar unter die Schädeldecke gucken und so gut wie Gedanken lesen, Emotionen orten, Gefühle interpretieren, kaputte Stellen entdecken, Tumore finden … per funktioneller Magnetresonanztomografie (fMRT) oder Positronen-Emissionstomografen (PET). Mit den neuen Geräten misst man Veränderungen der Gewebsdurchblutung in den verschiedenen Hirnregionen. Zeigt, welche Nervenzellen Energie verbrauchen, wenn das Gehirn arbeitet. Identifiziert Hirnbereiche, die bei bestimmten mentalen Prozessen aktiviert sind. Lokalisiert Nervenzellaktivitäten auf den Millimeter genau. Zeigt, wo Vernunft und Gefühle im Gehirn aktiv sind. Und natürlich wie das Gedächtnis aufgebaut ist.

know-how

Ewig währt der Geist

Während andere Zellen im Körper nur wenige Tage leben, leben die Nervenzellen im Gehirn so lange wie der Mensch. Rein biologisch hat es ein Alterungspotenzial von 150 Jahren.

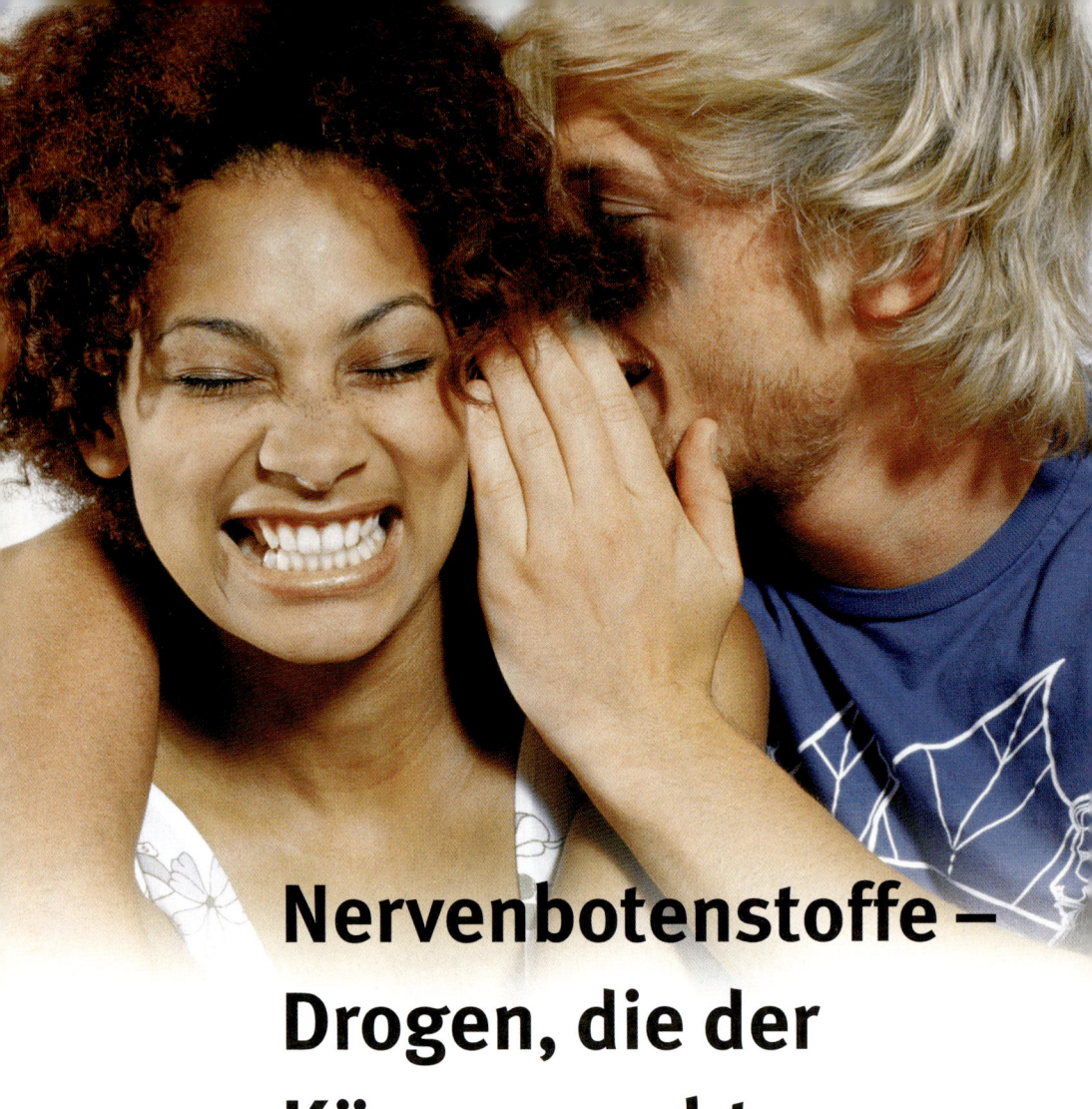

Nervenbotenstoffe – Drogen, die der Körper macht

Sie haben in Ihrem Körper all die kleinen Molekülchen, für die die Pharmaindustrie so gerne eine Pille bastelt: für mehr Antrieb, gegen Depressionen, für mehr Libido, gegen Schmerzen, für mehr Euphorie, gegen Angst, für guten Schlaf, gegen Stress, für bessere Konzentration und gegen das Vergessen. Viele davon sind aktiv als Botenstoffe im Gehirn. Und diese Drogen können Sie selbst machen. Stimmt wirklich. Damit befassen sich die Psycho- und Neurowissenschaft.

Vor zehn Jahren habe ich da schon ein spannendes Buch gelesen, von Josef Zehentbauer: »Körpereigene Drogen – die ungenutzten

Fähigkeiten unseres Gehirns«. Und ich habe jeden Satz in mein Leben eingebaut. Ich mache mir meine Drogen selbst, meine Hormone, meine Neurotransmitter – meine Botenstoffe. Sollten Sie auch tun. Ihr Intellekt und Ihre Emotionen, Ihr Denken, Ihr Fühlen, Ihr Handeln, Ihr Freuen, Ihr Träumen, Ihr Lieben, Ihr Hoffen, Ihr Trauern sind fest verknüpft mit den winzigen Molekülen im Körper, die Sie selbst in der richtigen Dosis produzieren können.

Flüsterpost der Nervenzellen

Folgendes ist jetzt vielleicht ein wenig tief ins Gehirn geblickt, fordert Ihre grauen Zellen heraus, aber es ist wichtig: Sie wissen bereits, dass die Informationsübertragung von Nervenzelle zu Nervenzelle über die Synapsen stattfindet, vom kleinen Zeh, den Sie sich gerade angeschlagen haben, bis zum Gehirn, das Sie laut fluchen lässt. Über diese Nervenzellfingerspitzen namens Synapsen berühren sich die Zellen. Und übermitteln Informationen. Also kommt dort ein Nervenimpuls an, ein elektrischer Strom, dann setzt das in der Synapse Botenstoffe frei, die wandern durch den synaptischen Spalt zur nächsten Synapse hinüber. Dort wartet ein Rezeptor, eine Antenne, die die Nachricht des Botenstoffs in die Zelle weiterleitet. So wandert die Nachricht von der Zehe zum

know-how

Die Botenstoffe

Hormone fungieren im ganzen Körper als drahtloses Kommunikationssystem. Sie sind etwas langsamer als Neurotransmitter, die zweite Form der Botenstoffe. Diese hüpfen schnell von Synapse zu Synapse und sorgen dafür, dass Informationen von Nervenzelle zu Nervenzelle weitergeleitet werden. Neurotransmitter und Hormone arbeiten im Körper Hand in Hand.

Hirn, zur Zunge, die flucht, zur Hand, die sich den Zeh hält. Das kennen Sie von früher, das nannten Sie als Kind Flüsterpost.

Hat der Botenstoff am Rezeptor seine Nachricht übermittelt, wird er entfernt.

Denken, Erinnern – ein Feuerwerk der Nervenzellen

Wenn Sie sich nun an einen Lehrer in der Schule erinnern, dann feuert ein gigantisches Netz von Nervenzellen in Ihrem Gehirn. Und die feuern immer dann, wenn Sie sich an dieses Gesicht erinnern. Erinnern ist also ein Muster im Gehirn, das feuert. Und so ein Muster haben Sie für Ihre Telefonnummer, den Geruch einer Rose, für Sand, für ein Gedicht. Für manche Dinge haben Sie ein

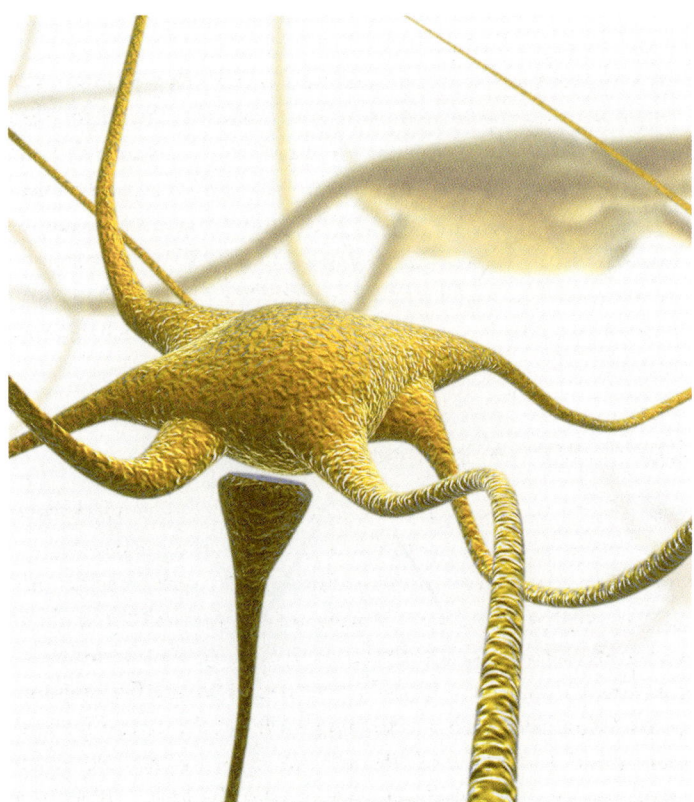

Leben lang so ein Muster. Für andere Dinge verblasst es. Eine unwichtige Telefonnummer ruft ein Feuerwerk in wenigen Nervenzellen auf, die auch nur begrenzt verdrahtet sind. Sie vergessen die Nummer wieder. Wichtige Erinnerungen haben Sie häufiger abgerufen, dadurch viel mehr Nervenzellen bemüht, die viel dichter verdrahtet sind.

Botenstoffe bestimmen, was Sie fühlen, wie Sie denken

Warum ich Ihnen das jetzt so genau erzählt habe, ist einfach: weil alles, einfach alles, was Sie wahrnehmen, was Sie fühlen, wie Sie handeln, was Sie denken, nichts anderes ist als eine Flüsterpost der Nervenzellen. Eine Flut von Botenstoffen ist in unzähligen Nervenzellen in ständigem Informationsaustausch. Und genauso funktioniert auch das Gedächtnis.

Ihr Körper ist ein gigantischer Drogenproduzent. Er produziert diese Botenstoffe nicht nur im Gehirn, sondern überall im Körper – und die arbeiten Hand in Hand mit dem anderen drahtlosen Kommunikationssystem, den Hormonen. Ihr Körper macht Ihnen weckende Hormone, sedierende Opiate und Botenstoffe, die die Fantasie fliegen lassen. Immer wieder entdeckt die Wissenschaft einen neuen Wirkstoff. Und freilich sind sie fleißig dabei, die kleinen wunderbaren Botenstoffe des Körpers künstlich nachzubauen. Und in eine Pille zu stecken.

Am Spalt setzen Psychopillen an

Nun ahnen Sie, wie Schmerzmittel, Psychopillen oder Weckamine oder Sedativa oder Konzentrationsförderer funktionieren. Sie setzen meist an den Synapsen, an den Botenstoffen oder an seinen Antennen, den Rezeptoren, an. Das alte Schmerzmittel Opium dockt an den Rezeptoren für körpereigene Opiate wie beispielsweise Endorphine an. Die auch den Schmerz killen. Das alte Beruhigungsmittel Valium dockt an den Rezeptoren für körpereigene Tranquilizer an, die Angst und Panik abklingen lassen. Die neuen Antidepressiva, Serotonin-Wiederaufnahmehemmer, blockieren die Antenne, den Rezeptor für Serotonin, den Botenstoff für Glück. Sorgen dafür, dass Serotonin sich länger im synaptischen Spalt tummelt. Und das hebt die Laune.

All diese Pillen brauchen Sie manchmal ganz dringend, wenn Sie krank sind. Aber wenn Sie gesund sind, dann machen Sie sich Ihre Botenstoffe der guten Gefühle lieber selbst. Denn das kann nur der Körper richtig dosiert anbringen, dort, wo die Wirkung gefragt ist. Ohne Nebenwirkungen.

Jeder Botenstoff hat seine Zeit

Morgens um vier ist das schlaffördernde, beruhigende Serotonin hoch – wenn nicht, dann grübeln Sie, haben Sie schwarze Gedanken, eine Depression. Morgens um acht weckt Sie das Alarmhormon Kortisol. Noradrenalin lässt von neun bis elf Uhr die Gedanken fließen. Die meisten Botenstoffe haben also ihre Tageszeit und regulieren so Ihr Verhalten, Ihr Denken. Die Botenstoffe reagieren aber auch auf den Mond. Zum Beispiel beim weiblichen Zyklus. Oder auf die Jahreszeit, wie Serotonin, an dem es uns im Winter leichter mangelt. Und die Frühlingssonne entlockt unserem Mittelhirn mehr fröhlich machendes Noradrenalin.

know-how

Die Peitschenkur

Man sollte Russen, die einigen Wodka intus haben, nicht alles glauben. Aber diese Wissenschaftler aus Novosibirsk meinen es tatsächlich ernst. Sie kurieren Depressive mit Peitschenhieben auf den blanken Hintern. Die Therapie ist schmerzhaft, aber sie hilft angeblich. Dank einem skurrilen Effekt, den die Wissenschaftler bei Depressiven beobachteten: Schmerzen lösen bei ihnen eine vermehrte Ausschüttung von Endorphinen aus. Also genau derjenigen Glückshormone, die den Betroffenen fehlen. Bisher haben einige Drogenabhängige die Methode getestet. Die Resultate seien gut, teilweise sogar exzellent.

Nervenbotenstoffe

Botenstoffe und die Stimmung

Sie sehen einen Freund, und prompt kribbelt Freude im Bauch. Das Erkennen des lieben Menschen löst eine Flut von Botenstoffen aus, die im Gehirn gespeicherte Erfahrungen aufrufen und ein Verhalten, Emotionen, Gedanken und damit Gefühle auslösen: Sie umarmen ihn, grinsen breit und freuen sich. Ein Laster schert aus auf der Autobahn. Sie denken nicht lange, drücken auf die Bremse, greifen ins Lenkrad. Der Körper ist durchflutet von Adrenalin. Eigentlich müssten Sie jetzt auf den Lastwagenfahrer eindreschen oder eine Runde laufen gehen. Denn das Adrenalin muss wieder raus aus dem Körper. Aktivierende Botenstoffe drängen den Menschen dazu, sie auch wieder abzubauen. Man darf ja nicht ständig unter Strom stehen.

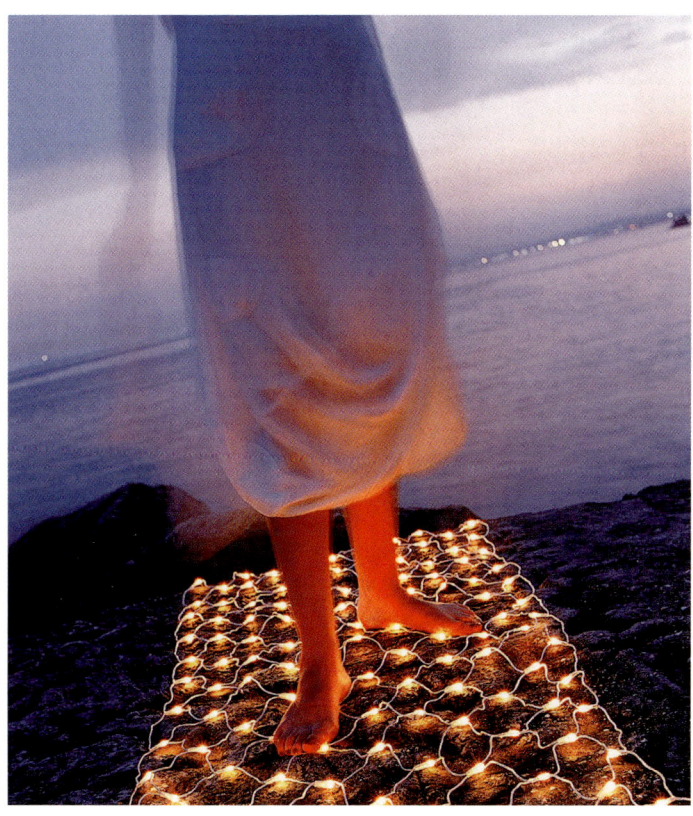

das gehirn – nichts verblüfft mehr 37

Sie können aber auch ganz unbewusst eine Flut von Botenstoffen aktivieren, die Ihre Stimmung beeinflussen. Ein Duft eines vorübergehenden Menschen dringt in Ihr limbisches System, und plötzlich fühlen Sie sich niedergeschlagen, einsam und verlassen. Dieser Duft erinnert Ihr Unterbewusstsein an Ihre erste Liebe. Nur Ihr Kopf kommt da nicht mit. Weiß nicht, warum Sie plötzlich traurig sind.

Jede Stimmung ist abhängig vom Zusammenspiel mehrerer Botenstoffe. Macht Sie der Anblick eines Menschen glücklich, ja euphorisch, dann steckt da ein chemischer Botencocktail dahinter, der Dopamin enthält, Noradrenalin, Endorphine, Acetylcholin, Oxytocin und natürlich Sexualhormone. Sitzen Sie am Strand und hängen Ihren Gedanken nach, fühlen sich unbeschwert, dann tummeln sich in Ihren Synapsen und Blutbahnen Endorphine, Endovalium, Serotonin. Wenn Sie vor Neid platzen, dann haben Sie Adrenalin hoch, Oxytocin niedrig. Dieses feine Zusammenspiel der Botenstoffe wird durch Stress oder auch Medikamente massiv gestört.

Botenstoffe und die Kreativität

Die Botenstoffe des Stresses – Adrenalin, Noradrenalin & Kortisol

Sie sind im Hochstress. Der Körper ist durch die Botenstoffe Adrenalin und Noradrenalin auf Kampf oder Flucht ausgerichtet. Dann sind Sie alles andere als kreativ. Oder Sie fühlen sich hilflos. Als Opfer einer Situation oder einem anderen Menschen gegenüber. Auch das ist Stress für den Körper und den Kopf. Das Hormon Kortisol dämpft jeglichen Funken Kreativität.

Ein bisschen Stress, die optimale Dosis Herausforderung, lockt auch die optimale Dosis Noradrenalin. Und das hebt Leistung und Stimmung, macht wach und beeinflusst höhere Denkprozesse. Es feuert an. Macht unternehmungsfreudig und aufgeweckt. Die Tageszeit: Zwischen neun und elf Uhr und gegen 17 Uhr ist Ihr Biorhythmus auf mehr Noradrenalin eingestellt. Übrigens: Noradrenalin können Sie sich machen. Durch Laufen.

Der Botenstoff der Fantasie und Kreativität – Dopamin

Das Mittelhirn, ein Teil des Stammhirns, produziert Dopamin. Genauer die Substantia nigra, eine Anhäufung dunkler Nervenzellen. Dopamin entsteht aus einer Aminosäure namens DOPA.

Dopamin haben Sie vor allem dort im Kopf, wo die Feinmotorik geregelt wird, und im Stirnhirn, wo das Ich sitzt, Ihre Dynamik, Ihr Sozialverhalten, Ihr Charakter. Dopamin regt emotional und sexuell an. Macht wach, fantasievoll, kreativ. Wenn einem gerade mal nix einfällt, sollte man, statt krampfhaft am Bleistift zu kauen, lieber den Schreibtisch verlassen, sich ans Klavier setzen – oder jonglieren (siehe Seite 128ff.). Wenn Sie nämlich Ihre Feinmotorik stimulieren, produziert Ihr Kopf Dopamin. In den Gehirnzentren, wo das Glücksgefühl sitzt. Oder im Großhirn, wo die Kreativität hockt.

Die Botenstoffe der Inspiration – Endorphine und Serotonin

Kreativität wächst nur aus der Entspannung. Aus einer sehr tiefen Entspannung. Dann, wenn körpereigene Tranquilizer und Endorphine (schmerzstillende morphiumähnliche Substanzen) die Voraussetzung schaffen – für Inspiration, also einen Geistesblitz oder Illumination, das eine Lösung ausspuckende Unterbewusstsein. Endorphine können Sie sich machen durch Bewegung, durch angenehme Musik, durch Meditation.

Serotonin beschwichtigt, hält zurück, macht beschaulich. Wirkt emotional beruhigend und fördert den Schlaf. Am meisten davon produzieren wir nachts um vier Uhr. Und auch GABA wirkt beruhigend und entspannend: ein Botenstoff, eine Aminosäure, die in jeder Pflanze vorkommt. Weswegen ich täglich zwei Schüsseln Leben esse: einen Obstsalat. Einen Gemüsesalat.

Acetylcholin – der Botenstoff des Gedächtnisses

Acetylcholin speichert Informationen in unseren Gehirnschubladen. Fehlt es, können wir nichts Neues mehr lernen – oder verlieren unser Gedächtnis, wie bei Alzheimer. Es wirkt auch im Muskel, aber vor allem in der Großhirnrinde, wo Ihre Gedanken entstehen. Es schärft die Wahrnehmung. Wie kommen Sie an mehr Acetylcholin? Essen Sie Eier und Erdnüsse, Hafer oder Sojabohnen – oder shaken Sie sich einen Eiweißdrink. Mehr steht auf Seite 240.

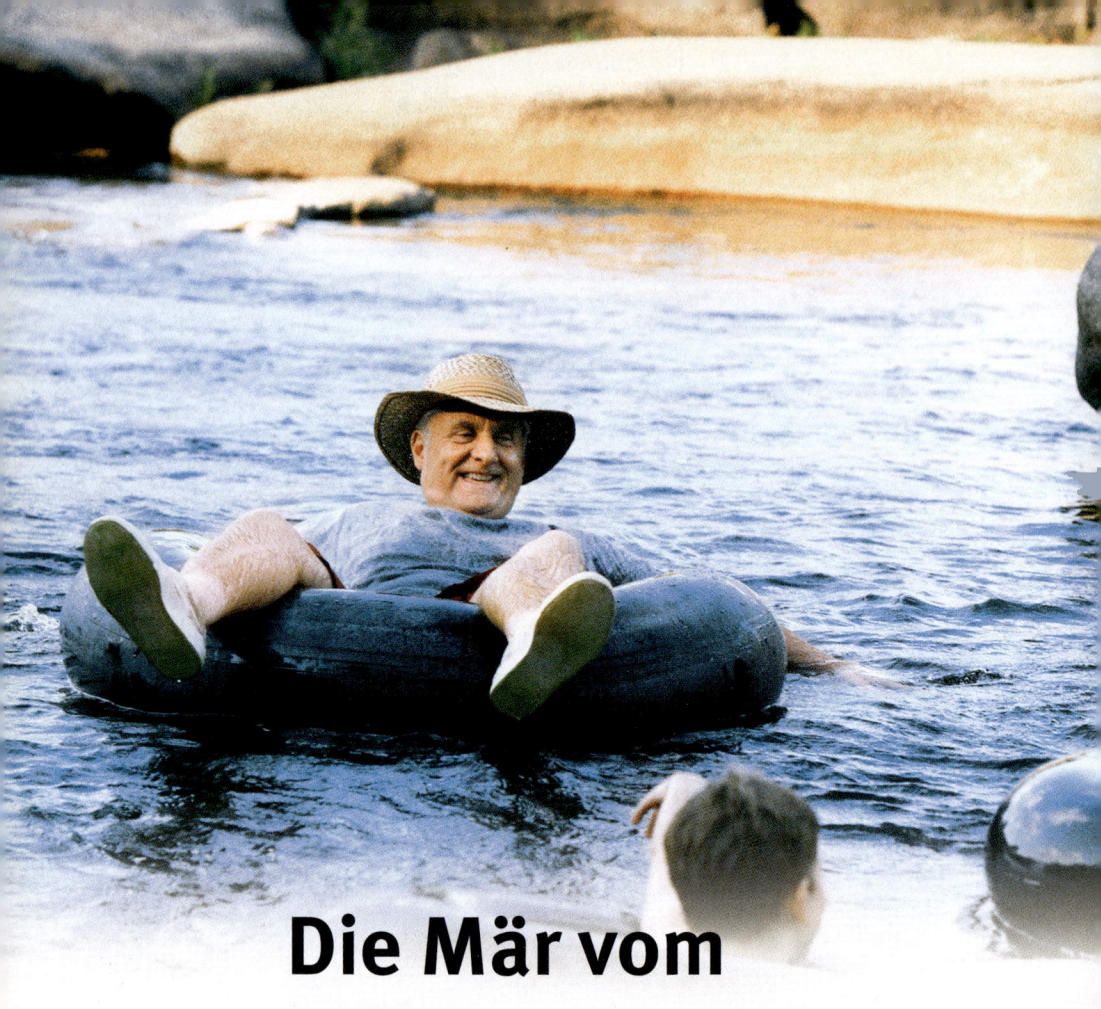

Die Mär vom dummen alten Hirn

Ich habe mal über Beagles eine wunderbare Geschichte in der *New York Times* gelesen. Sie wissen schon, diese königlichen Hundchen. Und zwar haben Hirnforscher in den USA 48 ältere Beagles in vier Gruppen aufgeteilt. Der einen Gruppe fütterten sie Antioxidanzien, also zum Beispiel Vitamin E und C und Selen, und unterhielten die Hunde auch, forderten sie mental heraus, spielten mit ihnen. Eine andere Gruppe bekam nur Antioxidanzien, eine weitere nur die mentale und körperliche Sonderbehandlung, und eine Gruppe bekam nix. Nach zwei Jahren stellten sie fest: Die Beagles mit den Vitaminen blieben jünger, und auch die Beagles im stimulierenden Umfeld. Bekamen sie beides, wirkte das als noch besserer Jungbrunnen. Schnell alterten die armen Beagles in der vierten Gruppe, die weder Vitamine noch Anregung bekamen. Aha. Kann man das auf den Menschen übertragen? Natürlich, sehr gut sogar, sagen die Hirnforscher: weil der Hund nicht lügen kann. Weil der Hund ähnliche Gehirnstrukturen hat, weil er ähnliche degenerative Erscheinungen in Gehirn entwickelt, weil er ähnliche Forderungen an die Ernährung hat und weil er in der gleichen Umgebung lebt.

Wie altert das Gehirn?

Nein, es gehen nicht Millionen von Gehirnzellen täglich verloren. Davor muss man sich nicht fürchten. Das Gehirn verliert zwischen 20 und 70 Jahren etwa 10 % an Masse. Die gute Nachricht: Das passiert nicht in der Großhirnrinde, also nicht, wo Gedächtnis und Denken sitzen. Vom Zellverlust sind eher tiefere Bereiche betroffen. Und die können wunderbar von anderen Neuronen übernommen werden. Das Gehirn bastelt sich selbst kleine Umwege. Altern ist also nicht so sehr ein Verlust von Gehirnmasse, sondern eher ein etwas weniger effektives, schwächeres Kommunikationssystem. Darum muss ein älteres Gehirn im Vergleich zum jungen Gehirn auch mehr arbeiten, um die gleiche Leistung zu bringen. Mehr Zucker verbrennen. Auch das ist eine gute Nachricht. Denn Verfall ist Verfall. Unwiderruflich. Und einem schwächeren Betriebssystem, einem Verlust der Schnelligkeit, kann man auf die Sprünge helfen. Mit Nährstoffen, mit Bewegung, mit Kultur und sozialen Kontakten. Und nun eine schlechte Nachricht für die männlichen Leser unter Ihnen: Ihr Gehirn altert tatsächlich schneller. Frauenhirne stehen unter dem Schutz von Östrogen. Nun: Da es die Masse nicht macht, müssen Sie sich da auch keine großen Gedanken machen. Hauptsache, Sie halten Ihr Neuronennetzwerk aktiv.

Use it or loose it

Hat man Ihnen immer erzählt: Wenn de alt wirst, verlierste deine grauen Zellen? Is so. Nein. Ist nicht so. Altern heißt nicht, dass Nervenzellen absterben oder untergehen. Da passiert ganz was anderes. Die Plastizität Ihres Gehirns verändert sich. Und zwar je nachdem, ob Sie Ihr Gehirn gebrauchen oder nicht. Use it or loose it eben. Gebrauche es oder verliere es, das gilt besonders für Ihr Gehirn. Ein Beispiel: Benutzen Sie eine Hand nicht, weil sie eingegipst ist, dann schrumpft die im Gehirn für diese Hand angelegte »kortikale Karte«. Die Oberfläche des Körpers ist im Gehirn wie eine Landkarte abgelegt. Reizt man zwei Punkte auf der Handfläche, aktiviert das auch die entsprechenden Stellen im Gehirn. Schrumpft diese Karte im Gehirn, durch Nichtbenutzen, dann können Sie erst einmal nicht mehr die Blende am Fotoapparat einstellen, die Mutter auf die Schraube drehen. Sie verlieren an feinmotorischen Fähigkeiten.

Und nun wie immer die Botschaft aus der Frohmedizin: Diese kortikale Karte können Sie auch wachsen lassen. Das entdeckten die Hirnforscher im Gehirn von Klavierspielern, die ihre Finger häufig benutzen. Sie haben viel größere kortikale Karten. Wenn der Gips abkommt, man seine Hand wieder nutzt, wächst auch die motorische Karte im Gehirn wieder. Unser Gehirn ist also kein Teil, das irreversibel untergeht. Es ist plastisch. Verändert sich, je nachdem, wie Sie es benutzen.

know-how

Schmerz lässt das Gehirn schrumpfen

Forscher der Northwestern University in Chicago untersuchten 26 Patienten, die an chronischen Schmerzen im Rücken litten. Und der Magnetresonanztomograf zeigte: Die Schmerzpatienten haben 5 bis 11 % weniger graue Hirnsubstanz als gesunde Personen. So viel verliert ein Gehirn sonst nur, wenn es ungebraucht 20 Jahre lang altert. Ja, warum wohl verliert das Gehirn so viel an Substanz, wenn man Schmerzen hat? Ganz einfach: weil man sich weniger bewegt.

Der Hirnjungbrunnen Nummer 1 steckt in den Beinen

Neurowissenschaftler Prof. Hubert Dinse von der Uni Bochum untersuchte junge und alte Ratten und testete sie mit einem Lauftest über einen Balken. Junge Ratten laufen flink über den schmalen Balken ans Ziel. Ratten, im hohen Alter von zwei bis drei, kommen nicht mehr drüber. Vergleichbar mit dem Menschen schlurfen und humpeln sie mit den Hinterbeinen. Nun setzte Prof. Dinse eine dritte Gruppe von alten Ratten ein halbes Jahr lang in ein kleines Rattenparadies. Einen Käfig, in dem sie Gänge und Höhlen bauen, Futter suchen und klettern konnten. Und nach diesem halben Jahr liefen 80 % der alten Ratten wie die jungen über den Balken. Ihre kortikalen, motorischen Karten im Gehirn waren so groß und so empfindsam wie die der jungen Ratten. Und: Die Ratten entwickelten sogar neue Laufstrategien, mit denen sie typische Altersschwächen wie Unsicherheit, Langsamkeit, Muskelabbau ausglichen. Eine Sensation – oder?

Auf Deutsch und in der Praxis heißt das: Alterungsprozesse können durch Training, Fitness, Lernen, Neugierde, abwechslungsreiche Umwelt nicht nur gestoppt werden, sondern das Gehirn und mit ihm der ganze Mensch können auch wieder jünger werden. Sie können mit 40, 50, 60, ja 90 wieder jünger werden. Sie müssen es nur TUN.

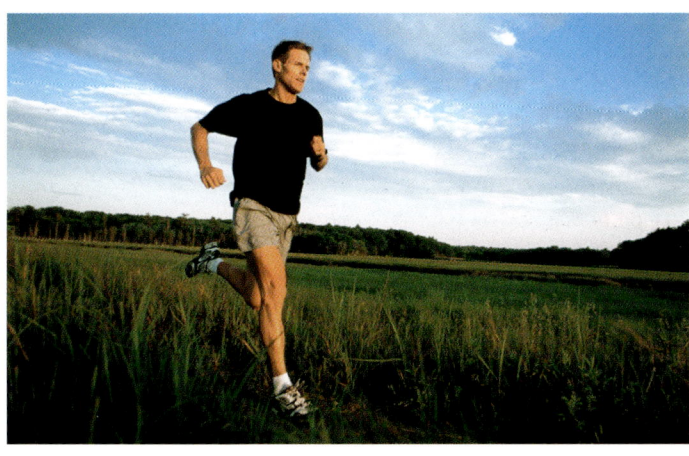

Einfach voranschreiten

Dass für Herz, Muskeln, Knochen, Gelenke und Immunsystem Bewegung eine heilende Wunderpille ist, wissen wir mittlerweile. Was neu ist: Auch das Gehirn profitiert von jedem Schritt, den wir tun. Und nichts, aber auch wirklich nichts ist besser für den Kopf als Ausdauerbewegung, weder Kreuzworträtseln noch Mind-Mapping noch Vergessenspillen. Die angekurbelte Durchblutung und damit erhöhte Sauerstoffzufuhr trainieren das Gehirn. Schon ein Spaziergang pumpt 30 % mehr Blut durch die Denkzentrale. Wie Herz und Muskeln ist also auch das Gehirn bis ins hohe Alter form- und trainierbar.

Bewegung lässt Hirnzellen wachsen

Bisher war man der Meinung, dass Gehirnzellen sich nicht teilen, nicht vermehren, höchstens absterben können. Heute ist klar: alles Unfug. Das gilt vielleicht für den sitzenden Menschen. Beim laufenden Menschen bilden sich sogar neue Gehirnzellen, und die Verdrahtung, Verästelung wird dichter. Auch die Blutversorgung des Gehirns verbessert sich, da die Anzahl der Blutgefäße ins Gehirn zunimmt. Dadurch fließen in jeder Minute mehr Sauerstoff und mehr Nährstoffe zu den Gehirnzellen. Die Fettablagerungen in den Gehirngefäßen verschwinden. Das Gehirn regeneriert und wird wieder wach.

Masse statt Klasse?

Der Sportmediziner und Wissenschaftler Prof. Hollmann aus Köln beschäftigt sich schon seit Jahrzehnten mit dem Einfluss von Bewegung auf das Gehirn. Er stellte fest, dass bei jeder körperlichen Belastung bestimmte Hirnareale stärker durchblutet werden. Die Folge: Das Gehirn schüttet mehr Nervenwachstumsfaktoren aus.

Je älter wir werden, desto mehr Hirnmasse müssen wir einsetzen, um ein und dieselbe Aufgabe zu lösen. Der Datenspeicher degeneriert, arbeitet nicht mehr effektiv. Masse statt Klasse. Doch komischerweise beobachtete Hollmann bei älteren Joggern, dass sie beim Lösen der gleichen Aufgaben im Vergleich mit untrainierten Altersgenossen weniger Hirnmasse benutzten. Nix Masse statt Klasse. Ihre Gehirne ähnelten also denen jüngerer Menschen. Woher kam das? Durch Bewegung, oder gab es genetische Ursachen? Um das herauszufinden, baten Prof. Hollmann und seine Kollegen von der Deutschen Sporthochschule Köln eine Gruppe von völlig untrainierten 65- bis 80-Jährigen, zweimal wöchentlich eine Stunde flott spazieren zu gehen. Nach einem Jahr kam die große Überraschung: Die betagten Sportler hatten innerhalb von einem Jahr ihre geistige Leistungsfähigkeit verbessert. Die Vergesslichkeit nahm ab, die Merkfähigkeit zu. Gleichzeitig verringerte sich im Vergleich zu der Zeit vor dem Training die Größe des aktivierten Gehirnbezirks. Das bewegte Hirn arbeitete wieder effektiver.

Doch zu viel heißt Untergang

Fazit: Bewegung steigert die Neubildung von Nervenzellen und deren Kommunikation untereinander. Sie bilden wirklich neue Zellen, und zwar im Hypocampus; Zellen, die für Lernen und Gedächtnis wichtig sind. Doch Vorsicht. Viel hilft nicht viel. Laufen, ohne zu schnaufen, ist die Devise. Laufen im Wohlfühlbereich. Täglich 30 Minuten. Denn Keuchen und Schnaufen machen nur Stress. Und auf Stresshormone reagieren junge Gehirnzellen sehr empfindlich. Sie sterben frisch geboren gleich wieder ab.

Allein Regelmäßigkeit zählt. Ihnen macht Laufen keinen Spaß? Dann eben Schwimmen, Nordic Walking oder Tanzen. Mit fast allen sportlichen Unternehmungen halten Sie Ihren Körper und Geist jung.

Das beste Futter für Intelligenz

Über die optimale Ernährung des Gehirns könnte man ein Extrabuch schreiben. Tausend Seiten dick. Keine Angst – ich fasse mich kurz. Obwohl es mir schwerfällt. Denn vor gar nicht allzu langer Zeit hat man noch behauptet, das, was wir essen und trinken, wirke sich nicht auf den Kopf aus. Und in den letzten Jahrzehnten wachsen die Studien über optimale Gehirnnahrung zu Gebirgen an. Gibt's sogar einen Fachausdruck dafür: »Nutritional Neuroscience« (Nahrungsmittelneurologie). Man kann nämlich wirklich mit Gehirndiät (Diät steht auch hier für Lebensweise) und bestimmten Nahrungsergänzungsmitteln den Kopf ein Leben lang in Höchstform halten. Das bedeutet: mehr Motivation, ein besseres Gedächtnis, kürzere Reaktionszeiten, schärfere Konzentration, höhere Stressresistenz, mehr Kreativität, bessere Laune – kein Altersabbau. Durch das, was Sie essen – oder nicht essen. Funktioniert in jedem Alter, aber je früher Sie beginnen, Ihr Gehirn zu unterstützen, desto effektiver.

Das Gehirn braucht Natur – immer

Da das Hirn Energie nicht speichert, hängt seine Arbeit davon ab, wie gut es zu jeder Tageszeit mit Nährstoffen versorgt wird. Wer es optimal versorgt, schenkt ihm Treibstoff für Höchstleistungen. Das Gehirn braucht: lebenswichtige Fettsäuren, Vitamine und Aminosäuren (siehe auch Tabelle auf Seite 54f.).

Neurotransmitter macht man mit Nährstoffen

Auf Seite 32ff. haben Sie schon über die körpereigenen Drogen, die Neurotransmitter, gelesen. Sie sind die Basis für Gedächtnis, Intelligenz, Kreativität, Gefühl. Und genau diese Neurotransmitter können Sie mit der Ernährung beeinflussen. Sie bestehen aus Aminosäuren. Fehlt nur eine Aminosäure, verlieren wir an geistiger Fähigkeit. Nehmen wir Serotonin. Dieser Botenstoff macht gute Laune. Im Alter nimmt seine Wirkung ab, man kriegt leichter eine Depression. Serotonin wirkt sich zudem positiv auf das Gedächtnis aus, schützt die Gehirnzellen vor toxischen Schäden. Darum ist es ganz wichtig, mit den richtigen Ernährungsbausteinen den Serotoninstoffwechsel aktiv zu halten. Mit Aminosäuren, Vitaminen, mit Omega-3-Fettsäuren. Also: Intelligenz und gute Laune kann man essen – und trinken.

Kleines Mentalprogramm auf den Tisch

Trinken Sie Wasser **1»**

Ihr Gehirn besteht zu 75 % aus Wasser. Ist doch klar, dass es bei Wassermangel nicht mehr optimal arbeiten kann. Wer genug trinkt, versorgt das Gehirn auch besser mit Sauerstoff und Mineralstoffen. Hilft so dem Gedächtnis auf die Sprünge und fördert Konzentration und Leistungsfähigkeit. Täglich drei Liter Wasser (mit oder ohne Teebeutel) beleben Körper und Geist. Die Hälfte davon sollten Sie bereits morgens trinken.

Acetylcholin bringt das Gehirn in Schwung **2»**

Acetylcholin heißt der Neurotransmitter, der Menschen fehlt, die an Gedächtnisproblemen, vorzeitiger Senilität oder an Alzheimer leiden. Acetylcholin können Sie sich auch schon in jungen Jahren machen, um geistig auf der Höhe zu bleiben. Der Körper bastelt sich den Stoff der Schnelldenker aus Cholin und Pantothensäure. Und die kann man essen. Hefe, Leber, Fisch, Getreidekeime, Eigelb, Hülsenfrüchte und Milch liefern die Vorstufe Cholin sowie die für die Acetylcholinproduktion notwendigen B-Vitamine (B1, B12, Folsäure). Kleiner Denkfehler: Acetylcholin reicht. Nein. Nur mit Gedächtnistraining, mentaler Stimulation bildet das Gehirn den Stoff. Und ohne neuronales Netz hilft auch ein Neurotransmitter nichts – das kriegt man nur durch Bewegung.

Aminosäuren – Gehirndoping der erlaubten Art **3»**

Denken, Kreativität, Konzentration, Gefühle und gute Laune brauchen Eiweiß. Genauer: die kleinen Eiweißbausteine namens

Aminosäuren. Nur um ein paar zu nennen: Arginin feit vor Demenz, Leucin sorgt für mentale Ausdauer, Isoleucin feit vor Stress, Methionin schützt das Nervensystem, Phenylalanin sorgt für Neurotransmitter und Hormone, die glücklich machen, Tryptophan entspannt und lässt gut schlafen, Tyrosin macht fröhlich und wach ... Alle vier Stunden eine Portion Eiweiß versorgt Ihren Körper, Ihren Kopf mit ausreichend Aminosäuren. Greifen Sie zu Fisch, Fleisch, Eiern, Milch und Milchprodukten und Tofu sowie Hülsenfrüchten. Oder mixen Sie sich einen Denkershake aus Eiweißpulver.

4» Antioxidanzien schützen vor Verblödung

Antioxidanzien (Vitamin C, E, Selen, sekundäre Pflanzenstoffe) schützen das Gehirn vor dem Angriff freier Radikale, vorm Ranzigwerden, vor dem Absterben von Nervenzellen, vor Konzentrationsschwäche, vor dem Altern, vor Demenz, vor Alzheimer. Viele Studien belegen das. In einer Studie fand die Uni Hawaii (veröffentlicht 4/2000 in *Neurology*) sogar heraus, dass das Demenzrisiko um 70 % sank, wenn die Probanden mindestens einmal die Woche Vitamin C und E zu sich nahmen. In den USA misst man die antioxidative Kapazität der Lebensmittel und filtert die besten Lieferanten heraus. Optimale Gehirnnahrung: Dörrpflaumen, Rosinen, Blau- und andere Beeren, Knoblauch, Grünkohl, Spinat, Rosenkohl, Alfalfasprossen, Brokkoli, Avocados, Traubensaft, Tee. Übrigens: Auch Omega-3-Fettsäuren aus fettem Seefisch oder aus der Kapsel schützen die Gehirnzellen vor freien Radikalen.

5» B-Vitamine gegen Vergesslichkeit

B-Vitamine sind die billigste und effektivste Möglichkeit überhaupt, Demenz vorzubeugen. Es geht um Homocystein. Hat man dieses Gefäß- und Nervengift im Blut, leidet auch der Kopf. Laut Framingham-Studie steigt das Demenzrisiko um 40 % an, wenn der Homocysteinwert im Blut größer als 5 Mikromol pro Liter ist. Keine Angst. Homocystein kann man ganz leicht entschärfen, indem man B-Vitamine nimmt: 50 bis 100 Milligramm Vitamin B6, 400 bis 1000 Mikrogramm Folsäure und 5 bis 15 Mikrogramm Vitamin B12. Das schafft man über die Ernährung nicht. Ein gutes Vitaminpräparat kann Ihren Homocysteinspiegel innerhalb weniger Wochen um fast die Hälfte senken. Haben Sie diesen schon mal messen lassen? Könnte klug sein.

Wer klug ist, isst Beeren 6»

Wenn einer meiner Patienten einen zu hohen Cholesterinspiegel hat, schicke ich ihn zum Laufen und verordne ihm Beeren. Blaubeeren, Heidelbeeren, Johannisbeeren, Cranberrys. Die schützen vor oxidativem Stress, vor den freien Radikalen und halten das Gedächtnis scharf. Und sie wirken wie Stretching für die Adern. US-Forscher haben nämlich herausgefunden: Beeren können Gefäße bei Arteriosklerose wieder elastisch machen. Und Forscher der Tufts University fanden heraus: 250 Gramm Erdbeeren täglich erhöhen (wie Omega-3-Fettsäuren) die Geschmeidigkeit der Nervenzellenwände im Gehirn. Schützen so vor Altern und Gedächtnisverlust.

Noch mehr Brainfood 7»

Das Gehirn macht nur etwa 2 % unseres Körpergewichts aus – aber es verbraucht 20 % der Kalorien. Es lebt von Wasser, Zucker und Sauerstoff. Fehlt der Zucker im Blut, sterben nach drei Minuten Gehirnzellen ab. Heute weiß man: All das, was auf dem Teller liegt (oder nicht liegt), verändert nicht nur die Fähigkeit zu denken, sich zu konzentrieren, kreativ zu sein, sondern auch unsere Stimmung und auf lange Sicht unser Verhalten. Sie wissen bereits, am Ende der Nervenfaser, am synaptischen Spalt, hängt ein Säckchen mit chemischen Substanzen, den Nervenbotenstoffen oder Neurotransmittern. Die flitzen durch das Gehirn, sorgen für ein Feuerwerk – in Form von Gedächtnis, Intelligenz, Kreativität und Stimmung. Und genau auf diese Botenstoffe wirkt sich das, was Sie essen und trinken, aus. Um richtig zu funktionieren, braucht das Gehirn also Wasser, Obst und Gemüse, Fisch und Fleisch, Eier und

Milchprodukte, Nüsse und Samen (und die Öle daraus). Das Gehirn braucht nur, was die Natur herstellt. Und die macht das ganz klug. Nur der Mensch ist so dumm und isst den Apfel nicht frisch vom Baum, sondern in der Apfeltasche von McDonald's.

8» Dick & doof – drücken Pfunde die Intelligenz?

Übergewicht drosselt die Sauerstoffzufuhr zum Gehirn, das nagt an Konzentration und Leistungsfähigkeit. Macht aber nix, wenn man sich bewegt! Dick und fit ist besser für den Kopf als dünn und faul. Übergewicht erhöht das Risiko für Diabetes mellitus um das 40fache, für Bluthochdruck ebenfalls – beides Gehirnkiller. Und Übergewicht ist ein starker Risikofaktor für Demenz. Erhöht das Alzheimerrisiko ab 70 um 40 %.

9» La dolce vita – das süße Leben

Zucker ist Gehirnnahrung pur. Macht uns fröhlich und leider auch ein wenig abhängig. Das Gehirn braucht etwa 100 Gramm Glukose. Damit Sie denken, damit Sie kreativ sind, damit Sie sich wohlfühlen. Glukose steckt in der Kartoffel, im Obst, im Gemüse, im Haushaltszucker, im Softdrink, im Getreidekorn. Je älter Sie werden, desto mehr muss sich das Gehirn anstrengen, desto mehr Glukose braucht es, um die gleiche Leistung zu bringen. Ideal wäre: Der Blutzucker ist immer relativ konstant, sodass dem Gehirn stetig die kleinen Denkleistungsmolekülchen namens Glukose zur Verfügung stehen. Ein zu hoher Blutzucker zerstört die Zellen, verursacht Diabetes, und der verdreifacht das Schlaganfallrisiko. Und erhöht das Risiko, eine Demenz zu entwickeln, um 66 %. Ein zu niedriger Blutzucker drosselt die Gedächtnisleistung. Und das können Sie ganz einfach mit gesundem Essen regulieren. Industriemüll (Cornflakes, Pommes frites, Weißbrot, weißer Reis, Kekse) schraubt den Blutzucker hoch, die Gedächtnisleistung runter. Lebensmittel aus der Natur (Obst, Gemüse, Vollkornprodukte) halten den Blutzucker konstant, die Hirnleistung hoch.

Warum **Fisch** ins Neuronennetz gehen sollte   10»

Fischesser sind schlauer. Fanden schottische Forscher der Universität Aberdeen heraus. Wer zweimal die Woche Seefisch isst, erhöht seinen IQ um 13 %. Fisch enthält alle essenziellen Aminosäuren – die Bausteine des Lebens. Sie stärken jede einzelne Körperzelle, wecken Lust und Kreativität, feien gegen Stress, locken Psychohormone, die fröhlich machen. Sein Jod kurbelt die Energiezentrale, die Schilddrüse, an, mehr von ihren Aktivhormonen zu bilden. Kommt auch dem Kopf zugute. Und seine Omega-3-Fettsäuren polen den ganzen Körper auf vital und gesund. Vor allem DHA (Docohexaensäure). Fischfett besteht zu großen Teilen aus DHA. Und: Ihr Gehirn besteht aus Fisch. Das Gehirn, das zu 60 % aus Fett besteht, integriert DHA besonders schnell. Heißt: DHA macht das Gehirn fit. Gedanken, Informationen fließen schneller.

Fleisch ließ das Gehirn wachsen   11»

Die Anzahl der Gehirnzellen liegt bereits bei der Geburt fest. Im Lauf des Lebens vermehrt sich vor allem die Anzahl der Verbindungen zwischen den Nervenzellen, das neuronale Netz, unser Datenspeicher, unser Gedächtnis. Je mehr Verbindungen, desto höher die Intelligenz. Dafür braucht man zwei Dinge: Fettsäuren und Phosphor. Fettsäuren liefern Pflanzen, zum Beispiel Avocados. Phosphor kaum. Dessen beste Quelle ist Fleisch. Je mehr Jagdglück der Urmensch hatte, desto mehr Phosphor nahm er auf, desto größer wurde sein Gehirn. Greifen Sie zu Wild, Lamm und Geflügel, am besten in Bioqualität. Und laufen Sie, jagen Sie Ihr Fleisch, wie der Urmensch, je mehr, desto klüger. Denn heute weiß die Wissenschaft: ohne Bewegung kein neuronales Netz.

Frühstück für den fitten Kopf   12»

Morgens braucht das Gehirn Zucker – Fruchtzucker aus einer großen Portion Obst. Gehirnaktive Aminosäuren, die glücklich, wach und kreativ machen, tankt der Körper mit Joghurt, Soja- oder Buttermilch. B-Vitamine liefern Hefeflocken, die man unters Müsli oder seinen Eiweißshake rührt. Leinsamen im Müsli spendieren eine Extraportion Omega-3-Fettsäuren, und 1,5 Liter Wasser oder Kräutertee steigern messbar Konzentration und Merkfähigkeit. Na ja, manches Gehirn braucht morgens nur einen Kaffee zum Munterwerden. Auch okay. Wenn Sie dann noch einen Eiweißshake trinken.

13» Gehirnschmalz – Fett, das nicht dumm macht

Zu hoher Fettkonsum erhöht das Demenzrisiko auf mehr als das Doppelte. Und zwar das »bad fat« aus Fertigprodukten, das aus der Industrie, das aus dem Braten und der Wurst lässt uns allmählich verblöden. Tierische Fette bestehen zum Großteil aus gesättigten, arterienzerstörenden Fettsäuren. Und der Körper deponiert ein Zuviel davon für Notzeiten als Energiespeicher auf Ihren Hüften. Und in den feinen Kanälchen im Gehirn. Für Fitfette ist das Gegenteil der Fall – die schmieren Ihren Denkapparat da oben. Das Gehirn braucht Omega-3-Fette, aus Fisch und bestimmten pflanzlichen Ölen. Stecken beispielsweise in Avocado, Oliven-, Raps- und Leinöl sowie Nüssen. Achtung: Distel-, Weizenkeim-, Soja- und Sonnenblumenöl sollten Sie wegen ihres hohen Gehalts an Omega-6-Fettsäuren sparsam verwenden – nicht mehr als einen Esslöffel. Die gesunde Fettformel lautet: drei bis vier Esslöffel Oliven- oder Rapsöl plus je einen Teelöffel Lein- und Walnussöl am Tag.

14» Kaffee – Droge der Dichter und Denker

Kaffee schickt mehr Sauerstoff ins Gehirn, beschleunigt Gedankenblitze, erhöht die Aufmerksamkeit, aktiviert das Sprachzentrum, verkürzt die Reaktionszeit. Und Koffein putscht auf, weil es die Nervenzellen im Gehirn blufft. Wenn Sie müde werden, Aufmerksamkeit und Konzentration nachlassen, dann tummeln sich viele kleine Adenosinmoleküle zwischen den Nervenzellen. Diese Nervenbotenstoffe sorgen dafür, dass sich die Nervenzellen regelmäßig entladen und ausruhen. Nun sieht das Koffein so ähnlich aus wie das Adenosin. Und es nimmt einfach den Platz von Adenosin an der Nervenzelle ein – am Rezeptor. Die Zelle ruht sich also nicht aus, sondern denkt und denkt und denkt. Aber: Wer Kaffee literweise trinkt, hält sich auch nicht ewig wach. Denn je mehr Koffein da ist, umso mehr Rezeptoren bilden die Nervenzellen, an die sowohl Koffein also auch Adenosin andocken können. Denker trinken Kaffee in kleinen Schlucken über den Tag verteilt.

Kluge Kids – löffelweise   15»

Ein interessanter Versuch stammt aus dem Jahr 2003, aus England: Lieferfirmen von Schulspeisen in Southampton verzichteten 14 Tage lang auf die Beigabe von Zusatzstoffen. Die in den Klassen eintretende Ruhe war frappierend. So dass der Schulpsychologe Professor Jim Stevenson (Uni Southampton) sich zu einer Anschlussstudie mit dem fünfjährigen Zwillingspaar Michael und Christopher Parker entschloss. Er entzog für zwei weitere Wochen einem der beiden Jungen Junkfood. Während sich an Christophers Ernährungsweise nichts änderte, durfte Michael nur essen, was ohne E-Nummern und frei von Süß- und Zusatzstoffen war. Das Ergebnis: Er war ausgeglichener und schnitt bei Intelligenztests plötzlich um 15 % besser ab als sein Zwillingsbruder. Aha.

Schwermetalle schaden dem Hirn   16»

Schwermetalle wie Quecksilber, Aluminium, Kadmium und Blei können zu Gedächtnisschwäche, Sprachverlust, Senilität, Schizophrenie und Hyperaktivität führen. Achten Sie beim Einkauf auf Bioware, meiden Sie Fertigprodukte und Getränke in Dosen. Und: Versorgen Sie sich gut mit den Antioxidanzien Vitamin C und E, Zink und Selen. Sie binden die Schwermetalle und befördern sie aus dem Körper. Ballaststoffe (Gemüse, Gemüse, Gemüse) hüllen die Schwermetalle im Darm ein, sodass der Körper sie gar nicht erst aufnehmen kann. Koriander, Bärlauch, Knoblauch und alle vier Stunden eine Portion Eiweiß helfen dem Körper beim Entgiften.

Legales Braindoping

Nährstoff	So wirkt er
Omega-3-Fettsäuren	Diese Öle lagern in den Wänden der Gehirnzellen, halten sie elastisch und jung. Sie schmieren quasi die Zahnräder im Gehirn. Botenstoffe passieren die Zellen schneller, das Gehirn arbeitet effektiver.
Lecithin	Liefert Cholin für Acetylcholin, den Botenstoff, der Reize weiterleitet. Erhöht körperliche und geistige Fitness. Auch Hormone wie Testosteron werden von Lecithin positiv beeinflusst.
Vitamin B6 (Pyridoxin)	Ist am Homocysteinstoffwechsel beteiligt und kann so aktiv helfen, einem Schlaganfall vorzubeugen. Es ist zudem beteiligt an der Bildung von Nervenbotenstoffen des Gehirns.
Glukose (Zucker)	Der einzige Brennstoff, den das Gehirn verwerten kann. Wichtig ist ein konstanter Blutzuckerspiegel.
Folsäure	Baut das hirnschädliche Homocystein ab und erhöht den Serotoninspiegel.
Vitamin B12 (Cobalamin)	Fördert den Aufbau von Nervenzellen und baut überschüssiges Homocystein ab.
Vitamin B1 (Thiamin)	Wichtiger Helfer für Energiegewinnung im Gehirn. Es verhindert zudem eine Überreizung der Nervenzellen.

Legales Braindoping

Das Mangelrisiko	Da steckt's drin
» Arterienverkalkung » Schlaganfall	» Algen » Fischöl » Grünes Blattgemüse » Hering » Lachs » Leinöl » Leinsamen » Makrele » Nüsse » Rapsöl
» Erschöpfung » Ermüdung » Nervosität	» Eier » Innereien » Milch » Soja
» Reizbar » Deprimiert » Verärgert » Müde » Unkonzentriert	» Eier » Hefe » Honigmelone » Kohl » Leber » Milch » Rindfleisch » Sojabohnen » Weizenkeime
» Gedächtnisstörungen » Stimmungsschwankungen » Konzentrationsstörungen » Verminderte Erregbarkeit	» Kohlenhydratreiche, aber GLYX-niedrige Lebensmittel
» Depressionen » Schlaflosigkeit » Vergesslichkeit » Neurologische Störungen » Magen-Darm-Störungen	» Avocado » Brokkoli » Chicorée » Feldsalat » Kopfsalat » Paprikaschoten » Weißkohl
» Neurologische Schädigungen » Desorientierung » Gedächtnisprobleme » Demenz	» Ei » Käse » Leber » Milch » Rindfleisch
» Gedächtnisverlust » Apathie » Demenz » Reizbarkeit » Depressionen » Angst » Schlaflosigkeit	» Erdnüsse » Gemüse » Hefe » Milch » Vollkorn » Weizenkleie

das gehirn – nichts verblüfft mehr

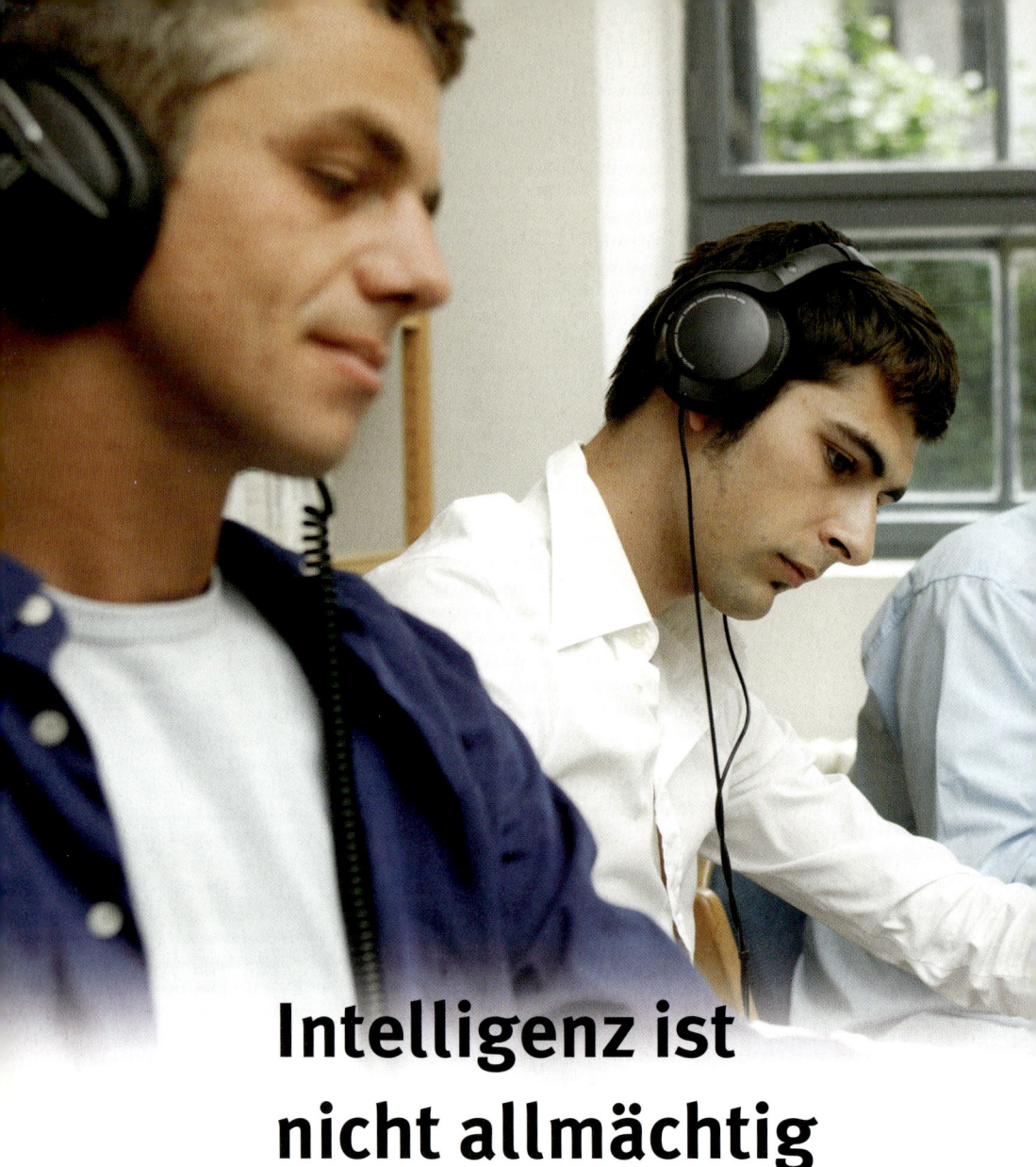

Intelligenz ist nicht allmächtig

ein Fasan in freier Wildbahn lebt gefährlich. Füchse, Jäger, Raubvögel schätzen ihn als schmackhafte Beute. Da der Fasan weder schnell noch wendig ist, bleibt ihm nur eine Chance: Er muss seine Feinde rechtzeitig erkennen und sich rasch im Unterholz verstecken. Sobald am Himmel eine schwarze Silhouette heranschwebt, die auf einen Milan, Falken oder Adler schließen lässt, verkriecht sich der Fasan. Ein kluges Verhalten, oder?

Wenn Sie sich einen Fasan als Haustier halten würden, kämen Sie aus dem Staunen nicht mehr heraus: Der Fasan kriecht unter die Couch, wenn an der Zimmerdecke eine Fliege entlangkriecht.

Also doch nicht intelligent? Der Fasan fürchtet sich instinktiv vor allem, was schwarz ist und sich hoch über ihm bewegt. Da ihn ein einziger Irrtum das Leben kosten kann, schützt ihn seine angeborene Furcht auch dann, wenn er noch nie zuvor einen Greifvogel in natura erblickt hat. Einsicht in die Gründe für seine Angst besitzt er nicht. Wozu auch? Zimmerdecken mit Stubenfliegen kommen in seinem natürlichen Lebensraum nicht vor.

Auch wir Menschen kennen diese instinktive Angst. Die einen fürchten sich vor Schlangen, andere vor engen Räumen, Menschenansammlungen oder großen Höhen. Wieder andere bringen es nicht fertig, ein Flugzeug zu besteigen – und wenn ihnen die Statistiker hundert Mal vorrechnen, dass sie bis zu einem Absturz im Schnitt 29 000 Jahre Tag für Tag fliegen müssten. Dass die Taxifahrt zum Airport risikoreicher ist als der Flug selbst. Die Betroffenen geben durchaus zu, dass sie sich gegenüber dem Objekt ihrer Furcht nicht sehr intelligent verhalten. Was hilft's – die Angst ist eben stärker.

Meine Beispiele zeigen zwei Dinge

» Intelligenz ist die Fähigkeit, Probleme durch Einsicht in Zusammenhänge von Ursache und Wirkung zu lösen – zum Beispiel tödliche Angreifer von harmlosen Fliegen zu unterscheiden. Und zu wissen, warum die einen gefährlich sind und die anderen nicht.

» Intelligenz ist nicht allmächtig und löst nicht alle Probleme. Gewaltige Gefühle wie Angst oder Freude setzen den Verstand außer Kraft.

Warum der IQ-Test veraltet ist

Der IQ-Test sagt wenig über Erfolg im Leben aus. Eine Eins in Mathe bedeutet noch lange nicht eine Eins im Leben. Erfolg im Leben bedeutet mehr als die klassische Denkintelligenz.

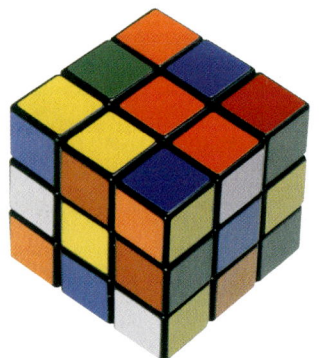

Lebensklugheit

Auswege aus schwierigen Situationen zu ersinnen ist gut. Im menschlichen Miteinander Einfühlungsvermögen zu beweisen ist besser. Ein hoher IQ garantiert nicht automatisch eine glänzende Karriere. Aber: Lebensklugheit. Die besitzt, wer leicht Sympathie und Verbündete gewinnt. Geschickt verhandelt, um günstige Konditionen herauszuschlagen. Wer in der Lage ist, den Chef von seinen Fähigkeiten zu überzeugen, ohne sich bei den Kollegen als Streber unbeliebt zu machen. Wer sich flexibel auf seine Mitmenschen einstellen kann, kommt besser durchs Leben als ein Hochbegabter, der regelmäßig ins Fettnäpfchen tritt.

Kreativität

Intelligenz misst sich daran, ob man für ein gegebenes Problem eine effektive Lösung findet. Intelligenz zergliedert eine Schwierigkeit und analysiert ihre Bestandteile. Originell macht diese Lösung nur Kreativität. Kreativität stellt Querverbindungen her und schafft Neues, ohne gleich zu fragen, ob das Ergebnis praktischen Nutzen bringt. Die berühmten kreativen Künstler waren oft nur durchschnittlich intelligent. Während die meisten Leute mit hohem IQ nie als Erfinder, Entdecker oder Künstler Lorbeeren ernteten. Beispiel Sebastian Springer aus Denver: IQ 210, mit 16 Doktor der Physik, mit 18 arbeitslos. Oder Marylin Vos Savant, Amerikanerin von Mitte 50. Sie erzielte mit 228 Punkten den Weltrekord in Sachen IQ. Sie schreibt Bücher über Gedächtnistraining, taucht aber in keinem Lexikon wegen schöpferischer Leistung auf.

Motivation

Ohne ein wenig Disziplin und Konzentration auf ein Ziel und viel Spaß an der Sache bleibt Intelligenz nur eine ungenutzte Möglichkeit. Ein mäßig begabter Schüler arbeitet sich eher an die Spitze eines Unternehmens vor als ein intelligenter Träumer, der sich nur gelegentlich anstrengt. Ohne die Lust und den Willen, die Begabung auch anzuwenden, bleibt selbst ein IQ über 150 wirkungslos.

Intelligenz ist erlernbar – lebenslang

Intelligenz ist kein angeborenes Schicksal. Förderung und mentales Training verändern die geistige Leistung.

Bewegung tuned den IQ hoch

Es genügt schon eine halbe Stunde Joggen, um den Intelligenzquotienten um etwa sechs Punkte zu steigern. Die verbesserte Versorgung des Gehirns mit sauerstoffreichem Blut nach der körperlichen Anstrengung beschleunigt das Denken. Da Intelligenztests unter Zeitbegrenzung durchgeführt werden, können Jogger in der knappen Zeit mehr Aufgaben lösen. Sage ich schon immer: Bewegung macht klug. Jetzt wissen Sie, warum in den letzten Jahrzehnten der nationale IQ gesunken ist. Pisa, sage ich da nur.

know-how

Der Glaube ist stärker als der IQ

Wie leicht sich selbst Fachleute täuschen lassen, zeigte folgendes Experiment des amerikanischen Psychologen Robert Rosenthal aus dem Jahr 1968. Amerikanische Lehrer sollten fremde Klassen mit lauter neuen Schülern unterrichten. Als Hilfestellung erhielten sie von der Direktion Listen mit den IQs der Kinder. 20 % der Schüler wurden den Lehrern als »vielversprechende Talente« vorgestellt. Am Ende des Schuljahres entsprachen die Zensuren in der Tat ungefähr diesen IQs. Was die Lehrer nicht wussten: Die vorgegebenen IQs waren alle frei erfunden. Der »Glaube« der Lehrer, dass diese 20 % besonders begabt waren, übertrumpfte die Wirklichkeit. Sie förderten die Kinder, die sie für klug hielten, und beurteilten sie wohlwollender als die übrigen. Ihre Vor-Urteile setzten die tatsächlichen Intelligenzunterschiede außer Kraft.

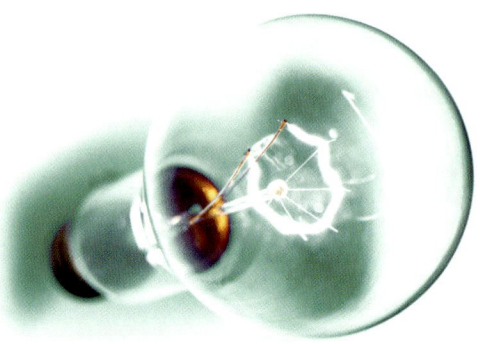

Faulenzen dimmt den IQ runter
Ein dreiwöchiger Urlaub ohne jede geistige Anstrengung kann den IQ um 20 bis 30 % sinken lassen. Nicht nur der Körper, auch der Geist wird träge. Nach der Rückkehr in das Berufsleben steigt der IQ wieder an.

Falsche Ernährung macht dumm
Seit einigen Jahren geht der IQ leicht zurück. Das zeigten neuere Studien in Deutschland, Dänemark, Österreich und der Schweiz. Schuld daran, so eine Studie von Chris Williams von der London University: schlechte Ernährung. In dem Industriemüll, den wir schlucken, steckt nicht mehr das, was unser Gehirn braucht, um Spitzenleistungen zu vollbringen. Eisenmangel beeinträchtigt zum Beispiel die Fähigkeit, mathematische Aufgaben zu verstehen und zu lösen, fanden Forscher der amerikanischen University of Rochester heraus. Bruce McEwan, Hirnforscher an der Rockefeller-Universität in New York, konnte zeigen, dass sich der IQ von Kindern mit einer guten Ernährung um 5 % steigern lässt. Sein »Brainfood-Prinzip« lautet: Kohlenhydrate machen ruhig und gelassen, Proteine wach und aufmerksam. Aha, da klingelt's bei Forever-Young-Lesern. Wissen die schon seit Jahren.

Die klugen Windungen macht man sich selbst
Guckt man sich menschliche Hirnstrukturen an, zeigt das: Intelligenz ist kein unveränderliches Schicksal. Die Hirngröße haben Sie von Ihren Eltern geerbt. Nicht aber die Muster der Hirnwindun-

gen. Je komplizierter die Windungen der Großhirnrinde, desto klüger ist ihr Besitzer. Sie sind das Resultat eigener Lernanstrengungen – nicht der elterlichen Gene.

Emotionale Intelligenz – das Meistern des Lebens mit Diplomatie

Kennen Sie Daniel Golemans Weltbestseller »Emotionale Intelligenz«? Eine Bekannte von mir hat das Buch auf ihrer Hochzeitsreise gelesen – und fast hätte die Ehe das nicht überlebt. Weil sie ihrem Mann ständig daraus zitiert hat, mit den Worten: »Schau, Schatz, wenn du so geantwortet hättest, dann wärest du emotional intelligent …« Goleman erklärt cleveres Gefühlsmanagement zum Zentralschlüssel für das private und berufliche Glück im Leben. Viele Wissenschaftler distanzierten sich von Golemans Buch, sie halten seine Darstellung für reichlich übertrieben. Schade eigentlich. Die Botschaft ist klar: Wer klug mit seinen Gefühlen umgeht, lebt gesünder, ausgeglichener, kommt besser mit Stress zurecht und leidet weniger unter psychischen Problemen.

Emotional Intelligente streiten gerne – und werden niemals laut

Für den Psychologen besteht das Leben aus einer Abfolge von kleinen und großen Konflikten. Das beginnt schon morgens mit dem Partner. Man streitet um den Politikteil der Zeitung. Im Job zofft man sich mit dem Kollegen wegen einer missglückten Terminabsprache. Abends ärgert man sich über die Kinder, die schon wieder keine Hausaufgaben gemacht haben. Dann ruft Mutter an und zickt, weil man vergessen hat, ihr am letzten Sonntag zum Muttertag zu gratulieren.

Wie geht man damit um? Die einen, meist Männer, neigen zu heftigen Gefühlsausbrüchen. Sie reagieren schnell gereizt, laufen so schön hochrot an, wenn sie brüllen. Sie halten sich an das Motto »Lass es raus« und landen irgendwann bei mir – mit Herz-Kreislauf-Beschwerden. Die anderen, meist Frauen, tendieren eher zum Gegenteil. Sie weichen dem Konflikt aus, schlucken den Ärger runter. Das schlägt dann mit einem Geschwür auf den Magen. Und was ist mit dem Konflikt? Er bleibt ungelöst. Weder Schweigen noch Brüllen bereinigen ihn. Die Lösung: ruhig streiten, dann aber darüber reden.

Intuition ist gut, Kontrolle ist besser

Emotional intelligente Menschen vertrauen ihren Gefühlen, ihrer Intuition. Aber sie wissen, dass der goldene Riecher nur nützt, wenn man einen kühlen Kopf behält und weiß, wie man ihn klug einsetzt. Emotional Minderbemittelte erkennen im freundlich wirkenden Chef den rücksichtslosen Rüpel und zeigen ihm die kalte Schulter. Emotional Intelligente dagegen misstrauen seinen falschen Versprechungen. Sie wissen aber sein hervorragendes Organisationstalent zu schätzen und bauen darauf ein gutes Verhältnis mit ihm auf. Emotional Intelligente machen ihren eigenen Standpunkt im Streit klar. Sie berücksichtigen aber immer auch die Position ihres Gegenübers. Sie haben ein gutes Händchen für Geldgeschäfte. Aber sie können sich Fehler eingestehen, wenn sie sich doch geirrt haben. Und bewahren sich so vor dem finanziellen Ruin.

Schnellsemester an der École d'Émotions

Positiv an Konflikte herangehen

Kein Mensch kann den Ausbruch von Streitereien steuern. Aber den Zeitpunkt, an dem der Streit zu einem konstruktiven Konfliktgespräch wird. Also: lieber abbrechen und vertagen, wenn die Emotionen brodeln. Eine Nacht darüber schlafen. Und dann entspannt und mit positiver Einstellung, Neugierde und Zuneigung noch einmal an die Sache herangehen. Und immer die positiven Aspekte herausstellen (»Da sind wir uns ja einig«). Wer dagegen angespannt streitet, sieht alles mit verengtem Blick. Er findet keine Lösungen, die zu einem Ausweg aus der Situation führen.

Gefühle präzisieren

Auf der Party macht er im Gespräch mit Freunden ironische Anspielungen auf ihren Schuhtick. Auf der Heimfahrt faucht sie ihn an: »Du hast dich wie ein Idiot benommen, deine Witze findet keiner komisch.« Er brüllt: »Nur du findest sie nicht komisch, weil du schon den ganzen Tag schlechte Laune hast.« In Wirklichkeit ist sie nicht schlecht gelaunt, sie ist traurig. Fühlt sich durch seine Witze gedemütigt und vorgeführt.

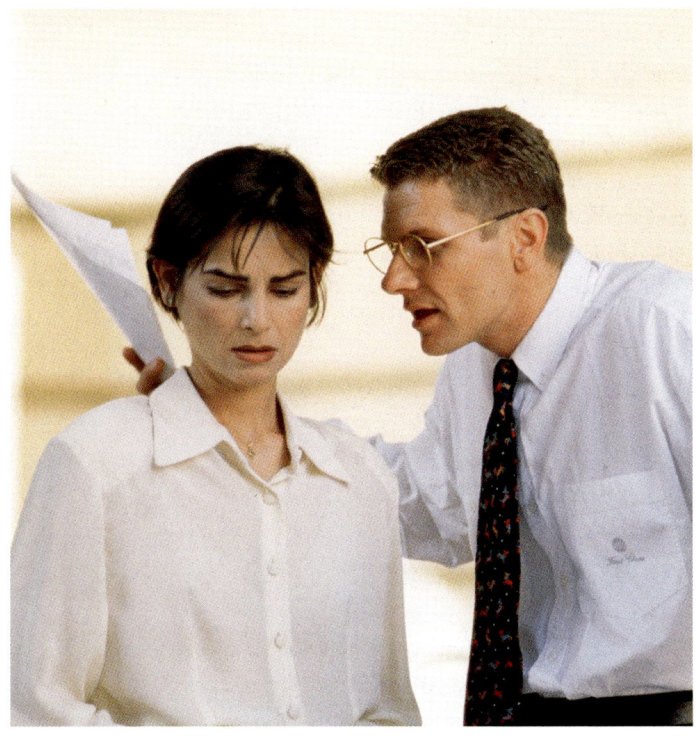

Paare erleben das oft. Dieses Gefühl, dass man aneinander vorbeiredet. Irgendwann sagt einer von beiden: »Du verstehst mich nicht« oder, noch schlimmer: »Du willst mich nicht verstehen«. Das kann man verhindern, wenn man seine Gefühle differenziert wahrnimmt – zum Beispiel als Wut, Scham, Enttäuschung oder Selbstmitleid. Und wenn man sie präzise formuliert. Und nicht sagt: »Ich bin schlecht gelaunt«, sondern: »Ich bin wütend und traurig darüber, dass du Witze über mich machst«. Die wahrheitsgemäße Gefühlsauskunft lohnt sich immer, auch wenn sie manchmal ein wenig Mut kostet. Auch wenn man über die Lippen bringen muss, was keiner gerne zugibt: dass man eifersüchtig, neidisch oder missgünstig ist.

Den anderen **verstehen**

Man kann da auch viel von der Politik lernen. Wie schaffen es so viele Länder trotz Konkurrenzdruck und Interessenskonflikten, ohne Kriege nebeneinander zu existieren? Durch eine gute Diplomatie. Und was machen Diplomaten? Unter anderem finden sie heraus, was die anderen wollen. So funktioniert das auch im zwischenmenschlichen Bereich. Versuchen Sie bei jedem Konflikt, die Gefühle des Kontrahenten zu verstehen. Wenn er ausweicht, haken Sie nach. Freundlich und dezent, ohne ihn in die Enge zu treiben. Tipp: Formulieren Sie die Gefühle des anderen mit eigenen Worten. So finden Sie heraus, ob Sie ihn richtig verstanden haben.

Geben Sie **Fehler** zu

Lassen Sie Ihren Heiligenschein im Schrank, wenn Sie sich mit anderen auseinandersetzen. Denken Sie an die Politiker, die in kritischen Situationen an die Öffentlichkeit treten und »die volle Verantwortung« für ihre Fehler übernehmen. Das ist emotional klug. Wer Fehler zugibt, trägt zur Deeskalation des Konflikts bei. Gleichzeitig erleichtert es dem anderen, seinerseits Fehler zuzugeben. Was Sie nie tun dürfen: immer die Schuld bei Dritten suchen. Oder auf den Fehlern anderer herumreiten, um von den eigenen abzulenken.

Intelligenz ist nicht allmächtig

Verpassen Sie nicht den richtigen Zeitpunkt

Reagieren Sie prompt, wenn Sie sich ärgern oder getroffen fühlen. Nicht die negativen Gefühle runterschlucken und Wochen später nachtarocken. Oder, noch dümmer: eine gute Gelegenheit abwarten, bei der man sich am anderen rächen kann. Nachträgliche Retourkutschen mögen Ihnen ein kurzfristiges Hochgefühl bescheren. Dem anderen bringen sie gar nichts – ihm fehlt dann der Bezug zu der Situation, die Ihren Ärger ausgelöst hat.

Vermeiden Sie sinnlose Diskussionen

Es gibt Menschen, die versuchen, Ihnen Ihre Gefühle abzusprechen. Sie sagen: »Du übertreibst« oder »Das bildest du dir nur ein«. Andere versuchen, Ihre Gefühle umzumünzen. Sie sagen: »Du bist ja nur neidisch«, wenn Sie enttäuscht sind. Wieder andere reagieren harsch oder hysterisch, wenn Sie Kritik üben. Solche Menschen haben keinen Respekt vor Ihnen – und deswegen sollten Sie ihnen aus dem Weg gehen.

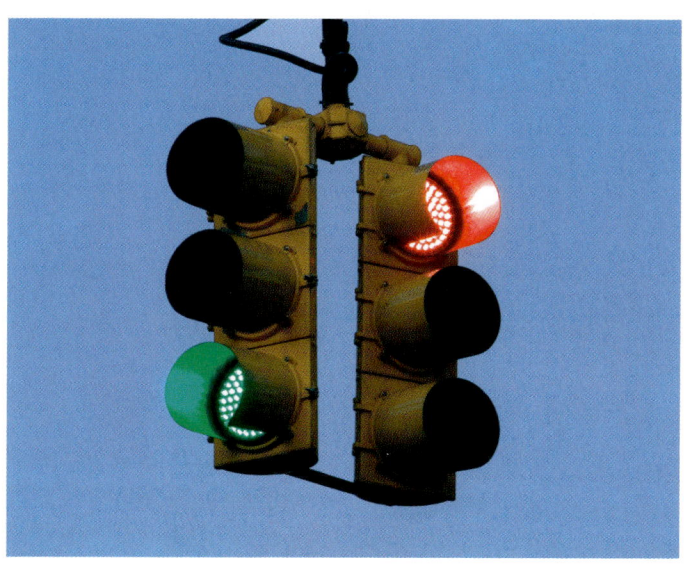

das gehirn – nichts verblüfft mehr

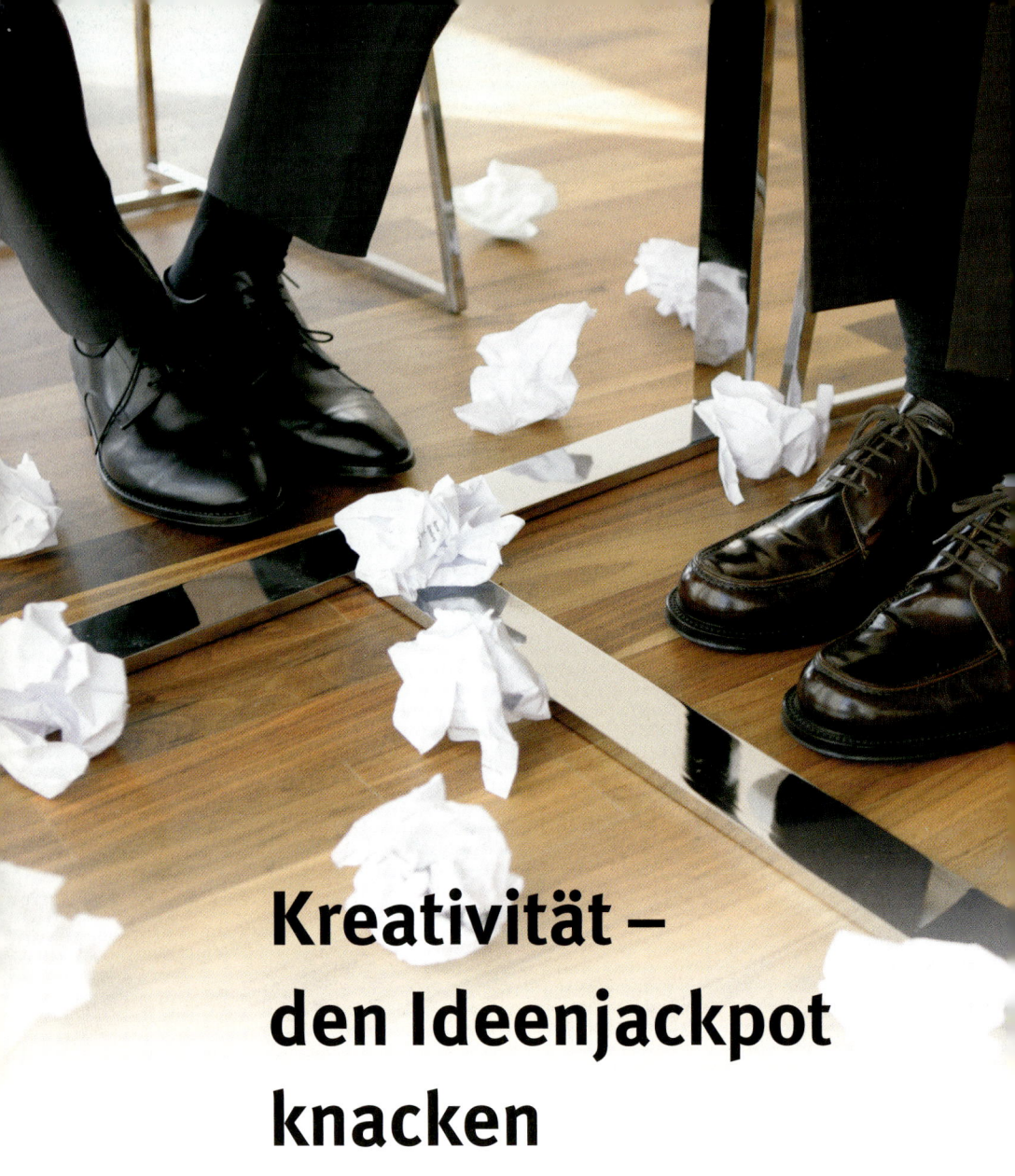

Kreativität – den Ideenjackpot knacken

Sie wollen kreativ sein? Dann wecken Sie das Kind in sich. Kreativität leitet sich aus dem Lateinischen ab. Creatio heißt Schöpfung. Ganz allgemein heißt das: Kreativ ist alles, was neu geschaffen wird. Was jedoch nicht bedeutet, dass alles, was neu ist, unbedingt kreativ sein muss. Kreativ kann auch etwas Altes sein, das man neu einsetzt. Denken Sie an den Nordic-Walking-Stock – ist nichts anderes als ein Skistock für die schneefreie Zeit. Und jetzt Volkssport. Sehr kreativ!

Kreativität – den Ideenjackpot knacken

Kreativität ist keine überirdische Eigenschaft, die ausschließlich schillernden Genies wie Einstein oder Mozart in die Wiege gelegt wird. Kreativität gehört zur natürlichen Grundausstattung, mit der jeder Mensch diese Welt betritt. Und sie hat neben den glamourösen auch viele triviale Gesichter. Kreativ ist der Mensch, der als Erster auf die Idee kam, Kartoffeln zu backfertigen Stäbchen zu verarbeiten, die man platzsparender lagern und transportieren kann als die Knollen. Dass die einen gewichtigen Beitrag leisten zum Fettberg der Nation, steht auf einem anderen Blatt. Kreativ ist derjenige, der das erste Skateboard kreierte, indem er Rollschuhrollen unter ein Surfbrett montierte. Und kreativ ist in meinen Augen auch der Mensch, der Zeit findet, eine halbe Stunde pro Tag zu laufen. Und wenn er's noch nicht ist, dann wird er's.

Kreativ ist, wenn zwei arbeiten

Kreativität lässt sich auch physiologisch erklären. Das bedeutet: über die Arbeitsweise unseres Gehirns. Kreativität ist immer ein Zusammenspiel von Emotion und Ratio. Sie wissen: Das mensch-

know-how

Langweiliger Job drückt die Lebenserwartung

Menschen, die in ihrem Job nicht die Möglichkeit haben, eigene Entscheidungen zu treffen, sprich auch Kreativität einsetzen können, sterben früher. Nicht negativ auf die Lebenserwartung wirkt sich Arbeit aus, die psychisch, sozial oder körperlich anstrengend ist. Das berichten amerikanische Forscher im Fachmagazin *Journal of Psychosomatic Medicine,* die über 20 Jahre lang die Berufswege und die Sterbefälle von Arbeitnehmern aus 5000 Haushalten aufzeichneten.

liche Gehirn besteht aus zwei Hälften, der rechten und der linken Hemisphäre. Beiden Hälften sind unterschiedliche Funktionszentren zugewiesen: der linken Hälfte die rationalen (zum Beispiel logisches und mathematisches Denken, Gedächtnis für Wörter und Sprachen) und der rechten Hälfte die emotionalen (Gefühle, visuelles Denken, Körpersprache).

Ursprünglich dachten Hirnforscher, dass die entscheidenden Denkprozesse in der linken Hemisphäre ablaufen. Heute weiß man dagegen, dass beide Gehirnhälften an wichtigen Denkprozessen beteiligt sind. Ein gigantisches Neuronennetzwerk, das das ganze Gehirn durchzieht, feuert. Das gilt natürlich auch für den kreativen Denkvorgang. Kreativ sein heißt: Es muss ein Neuronennetz im Kopf aktiv sein, das bislang noch nie aktiv war. Verschiedene Koalitionen tun sich im Gehirn zusammen, entzünden sich gegenseitig für etwas Neues. Noch nie Dagewesenes. So wird ein neuer Gedanke, eine neue Idee geboren. Das widerlegt die weitverbreitete Meinung, Kreative seien unvernünftige Verrückte, die sich ausschließlich auf ihr Gefühl verlassen. Also einseitig rechtsgesteuerte Menschen. Der wahre Kreative zeichnet sich durch Widersprüchlichkeit aus: Er ist ein vernünftiger Spinner. Allerdings offen für neue Informationen.

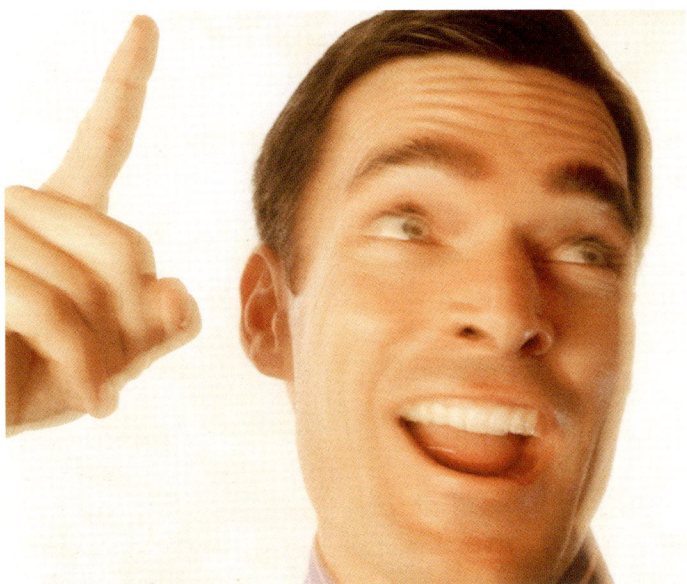

Kreativität – den Ideenjackpot knacken

Geistesblitze muss man machen

Warum haben manche Menschen kreative Einfälle und andere nicht? Einfälle haben wir alle. Genauso wie wir alle träumen. Wir erleben das jeden Tag: In unserem Kopf tummeln sich Gedanken und Bilder. Scheinbar völlig unsinnige. Und genau darin liegt das Problem. Wem fällt schon die komplette chemische Zusammensetzung für ein neues, Gewinn bringendes Medikament ein? Wem fliegt schon ein fertiges, Erfolg versprechendes Geschäftskonzept zu, während er gerade unter der Dusche steht? Ideen haben wir viele, aber sie als Keimzelle für was Großes, Ganzes zu sehen, das ist das Geheimnis des Kreativen.

Ein Beispiel: Ein Mann sitzt auf seinem Balkon und beobachtet ein Ehepaar durch das Fenster des gegenüberliegenden Hauses. Die beiden streiten, gestikulieren wild. Plötzlich ist die Frau verschwunden. Jedem Beobachter kommt der Gedanke, er wäre gerade Zeuge eines geheimnisvollen Mordes geworden. »Absurde Idee«, denkt sich der Nichtkreative und vergisst den Gedanken. Der Kreative dagegen erkennt in dieser Idee die Keimzelle für einen hochkarätigen Thriller. Einen, den Sie kennen: Alfred Hitchcocks »Fenster zum Hof«.

Kreative haben nicht die besseren Einfälle als Unkreative. Sie haben nicht unbedingt mehr Fantasie. Sie haben nur einen besseren Draht zu ihrem Unterbewusstsein. Zu ihrer Intuition. Und diesen Draht kann man machen. Lernen Sie in diesem Buch.

Intuition – Vertrauen in die innere Stimme

Manchmal passieren schon seltsame Sachen. Da springt der Torwart beim Elfmeter dem Ball souverän entgegen, als hätte er den Schützen vor dem Schuss geschmiert. Oder Walt Disney. Steckt mehr als einmal sein gesamtes Vermögen in eine Idee, die sich als Publikumsrenner auszahlt. Die einen nennen es Bauchgefühl, die anderen den sechsten Sinn, den goldenen Riecher oder schlicht: Intuition. Vor allem Kreative brauchen sie. Im kreativen Prozess ist die Intuition so etwas wie ein organischer Rechner, der Fakten auswertet und dem Denker einen mehr oder weniger guten Einfall ins Bewusstsein spuckt. Kann man auch physiologisch ausdrücken: Intuitiv sind Menschen, die beim Denken ihre rechte Gehirnhälfte aktivieren. Macht eigentlich jeder Mensch. Merkt er gar nicht. Geschieht ganz automatisch. Die Intuition hilft, wenn wir uns in einer fremden Stadt verirrt haben und nach unserem Auto suchen. Sie lässt uns blitzschnell die richtige Bewegung machen, damit wir bei einem Sturz unverletzt auf dem Boden aufkommen. Sie flüstert uns die richtige Entscheidung ins Ohr, wenn wir überlegen, ob wir eine Immobilie kaufen oder nicht. Natürlich kann die Intuition auch irren. Aber das liegt dann weniger an unserer rechten Gehirnhälfte. Sondern an mangelnden Kenntnissen und Erfahrungen. Ohne sie ist die Intuition so nützlich wie ein Taschenrechner ohne Batterien.

Das Comeback der Intuition

Stellen Sie sich vor, Sie sind drei Jahre alt und legen Ihre ersten Meter auf Ihrem Fahrrad ohne Stützräder zurück. So fühlt es sich an, wenn Sie loslassen und sich in ein intuitives Wesen verwandeln. In einen Menschen, der gerne Entscheidungen trifft. Große Politiker, Unternehmer, Generäle, Künstler sind Intuitionsmenschen. Sie brauchen keine Berater und Zuflüsterer, um handeln zu können. Sie hören auf ihren Bauch. Sie bringen Dinge mit einer Entschlossenheit in Gang, als hätten sie für alles, was sie tun, das Okay vom lieben Gott.

Intuition braucht nur etwas Mut

Das ist die schlichte Wahrheit: Intuition erfordert Mut. Sich nicht beeindrucken zu lassen von den üblichen Zweiflern und Bedenkenträgern, die jede Idee, die nicht von ihnen stammt, im Keim ersticken. Und erst recht nicht von den feixenden Besserwissern, die sich erst dann zu Wort melden, wenn eine Entscheidung ihr Ziel verfehlt hat.

Diesen Mut kann man lernen – genauso wie das Fahrradfahren ohne Stützräder. Dafür braucht man keinen Lehrer oder Workshop. Geht ganz einfach im Alltag. Reden Sie. Über Gefühle und Ahnungen. Und über Geschmack, über den sich bekanntlich schlecht streiten lässt.

Das kleine Wunder der Inkubation

Was haben ein Bergführer und ein Kunstmaler gemeinsam? Beide arbeiten mit ihrer Intuition. Allerdings auf völlig unterschiedliche Weise. Der Bergführer muss schnell und spontan entscheiden, wenn der Wind dreht und sich die Wolken am Himmel verändern – weitergehen oder umdrehen? Der Maler dagegen lässt sich mit seiner Entscheidung Zeit. Er fertigt unzählige Skizzen und Studien an. Dann verlässt er sein Atelier, geht spazieren, trifft sich mit Freunden. Bis ihm plötzlich einfällt, was er auf die Leinwand malen wird. Diesen Vorgang nennt man Inkubation (lateinisch für Ausbrütung). Den Zeitraum, in dem das Malerhirn – nachdem es mit neuen Gedanken und Erfahrungen gefüttert wurde – zu arbeiten beginnt. Dafür braucht das Malerhirn viel Ruhe. Der Maler entspannt sich. Und schon flutschen die Ideen. Sie kennen den alten Ratschlag, der immer hilft, wenn man vor einer schweren Entscheidung steht: eine Nacht darüber schlafen. Toll, was? Ihre rechte Gehirnhälfte brütet sogar, während Sie in den Federn liegen.

Entspannung gebiert Intuition

So verhelfen Sie Ihrem mentalen Überraschungsei auch bei Tag zum Ausschlüpfen: Nehmen Sie sich ein Beispiel am Lebensstil der Kreativen. Die meisten von ihnen bauen ein Entspannungsritual in ihren Alltag ein. Schon seit Jahrhunderten sitzen Künstler gerne in Cafés. Früher sprach man auch von sogenannten Kaffeehausliteraten. Denker wie der erfolgreiche Verleger Hubert Burda und Zukunftsforscher Matthias Horx helfen ihren Ideen am liebsten bei ausgedehnten Waldspaziergängen auf die Sprünge. Und Sie? Sie können es auch einmal mit Kontemplation probieren – mehr dazu finden Sie auf Seite 134ff. Oder mit Tagträumen, Seite 214f. Oder mit meditativem Laufen, Seite 86ff.

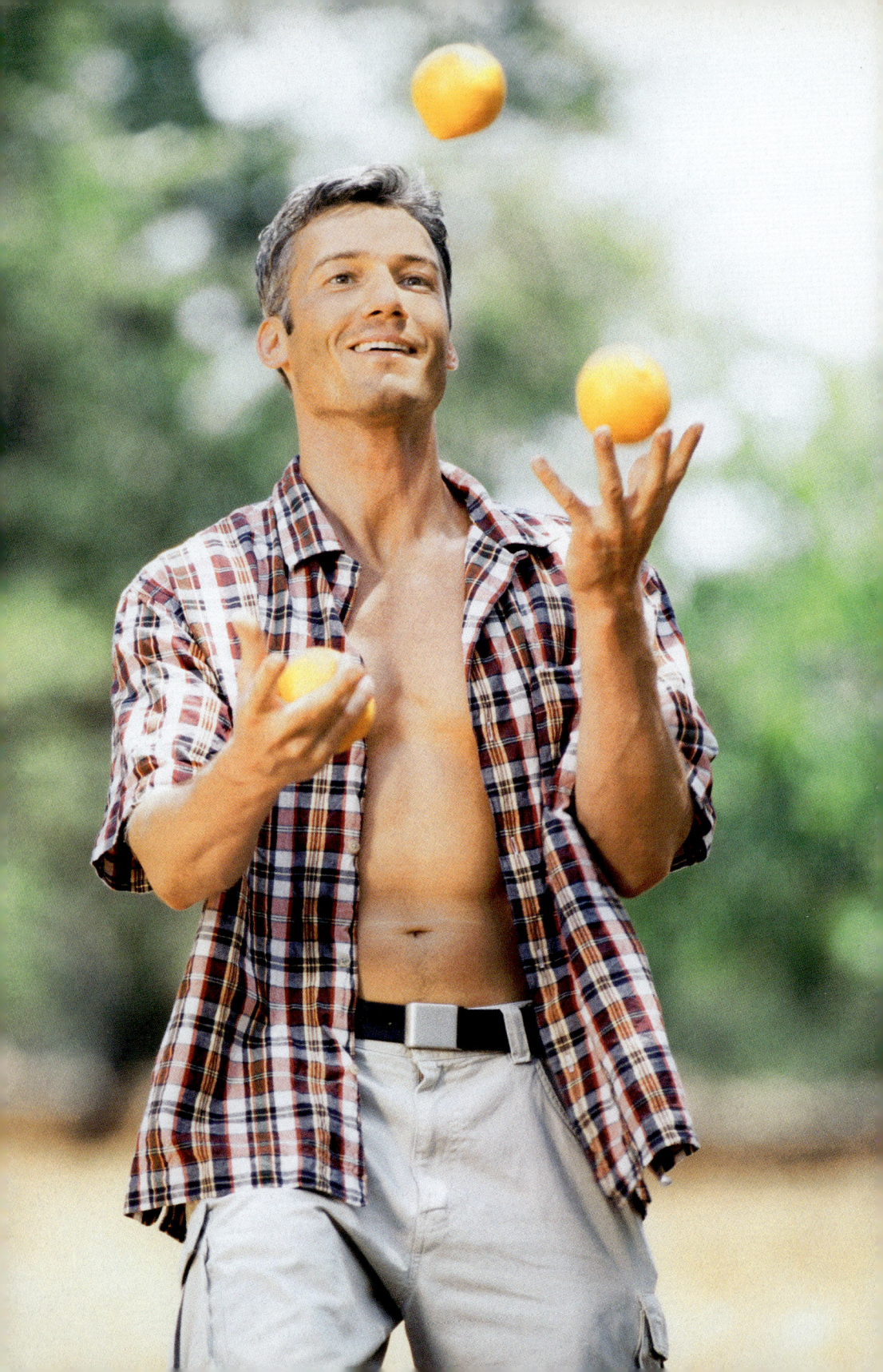

lauter intelligenzhäppchen

» *Wie Sie jonglierend das Gehirn vergrößern.*

» *Warum Sie mit Muskelübungen am Schreibtisch frisch werden.*

» *Wie man sich Mut macht.*

» *Was der Alpha-Zustand ist.*

» *Wie Sie am besten ein Gedicht auswendig lernen.*

» *Was Trance bewirkt.*

» *Wie Sie Ihren sechsten Sinn schärfen.*

» *Welche Tricks Gedächtnisakrobaten benutzen, um sich Zahlen oder Namen zu merken.*

» *Wie man visualisierend Wünsche wahr macht.*

Hier finden Sie lauter Intelligenzhäppchen – Wissen, Übungen, Gehirnjogging, Bewegung für einen ewig jungen, leistungsfähigen Kopf.

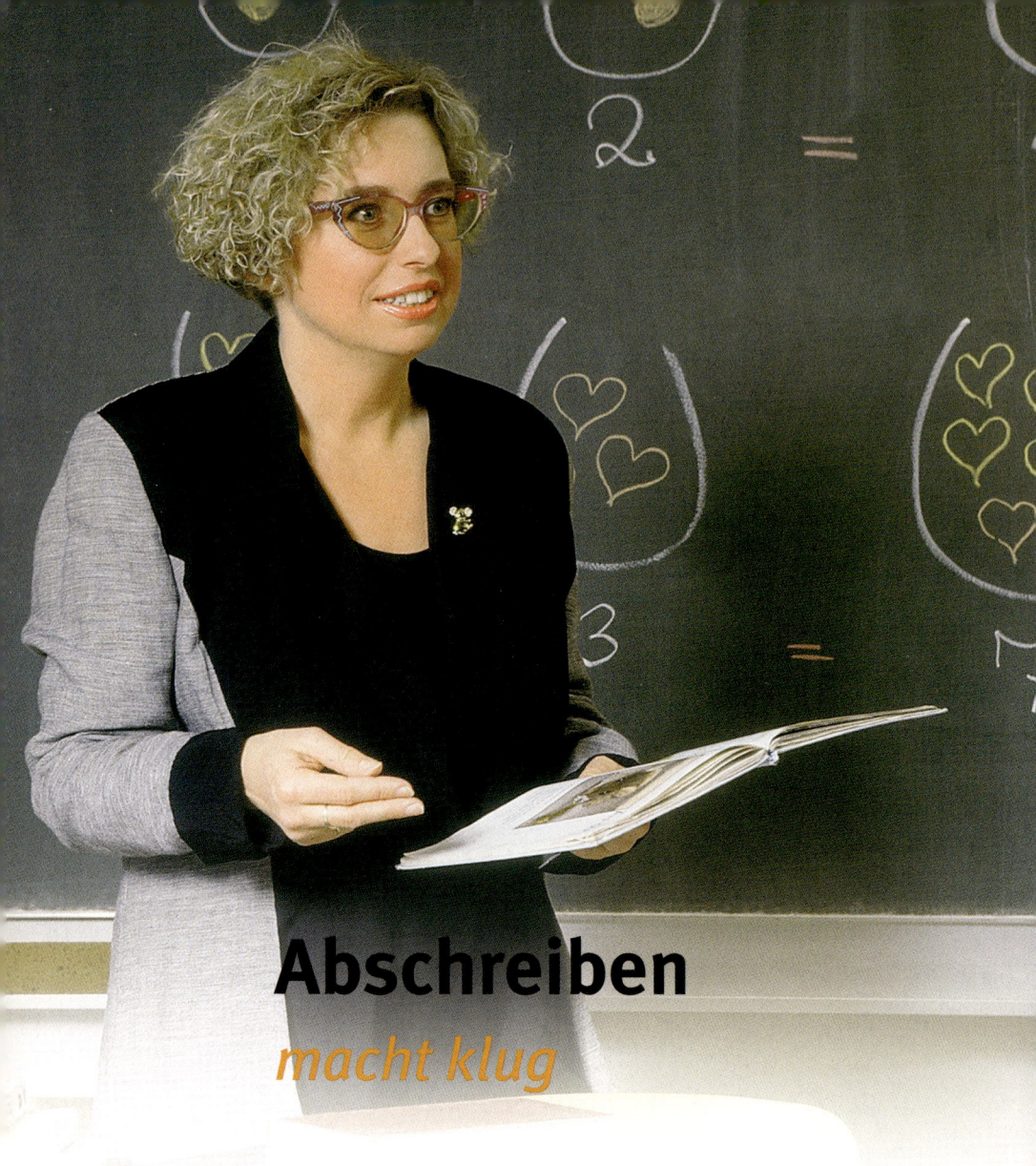

Abschreiben
macht klug

augen zu. Zurückversetzen auf die Schulbank. Der Lehrer diktiert. Was tun Sie? Ja, schwitzen. Ja, am Stift beißen. Ja, zum Nachbarn schielen. Sie schreiben Buchstaben für Buchstaben. Hören den Füller über das Papier schrappen. Und murmeln mit. Der ganze Körper, alle Sinne schuften mit. Eine Binsenweisheit der Lernpsychologen lautet: Wir lernen umso besser, mit je mehr Sinnen wir den gebotenen Stoff aufnehmen. Die meisten Schüler wenden diese Erkenntnis unwillkürlich an, wenn sie über ihren Lektionen sitzen. Sie lernen mit Augen, Ohren, Lippen und Fingern.

Ich schreibe besser mit dem Stift

Wissen Sie, dass ich meine Bücher mit dem guten alten Stift schreibe? Ich bin doch nicht dumm. Ich möchte mir schon merken, was ich da so von mir gebe. Ich weiß nämlich: Man kann die Merkleistung um 25 % steigern, wenn man das, was man sich merken will, aufschreibt. Nein. Mit der Tastatur funktioniert das nicht. Nur handschriftlich. Abschreiben macht Gelehrte. Waren Sie schon mal in einem Universitätsarchiv und haben sich die Originalaufzeichnungen der Forscher früherer Jahrhunderte angesehen? Verfällt man automatisch in Ehrfurcht, wenn man die dicken Papierbündel, die alle mit der Handschrift des Gelehrten bedeckt sind, anguckt. Und feststellt: Sie enthalten meist nichts anderes als seitenlange Zitate aus Büchern anderer Gelehrter. Wer sich diese alten Aufzeichnungen ansieht, dem schwant, warum die Gelehrten damals ein so phänomenales Gedächtnis hatten und mit lateinischen Zitaten nur so um sich warfen. Abschreiben bringt das Gedächtnis in Höchstform.

Nur: Unsere Gelehrten heute legen das Buch mit der betreffenden Seite nach unten auf eine Glasfläche, ein Tastendruck, ein wandernder Lichtbalken und zack – ein Blatt Papier, wo alles draufsteht, was sie brauchen, fällt aus dem Schlitz aus der Maschine. Was man schwarz auf weiß besitzt, kann man zwar gut nach Hause tragen. Im Kopf ist es leider noch lange nicht drin.

Schreiben Sie ab

Sie wollen etwas behalten? Dann schreiben Sie ab. Vom Buch, vom Manuskript, von der Zeitschrift, vom Band, vom Computerbildschirm. Schreiben Sie die Sätze, Vokabeln, Formeln, Namen – was Sie eben behalten wollen – auf ein Blatt Papier. Wenn es Ihnen nicht flüssig von der Hand geht, schreiben Sie das Gleiche noch einmal auf. Bis es schließlich nicht nur Ihre Augen, Ihre Ohren, Ihre Lippen, sondern auch Ihre Finger verinnerlicht haben. Dann steckt's nämlich auch im Kopf.

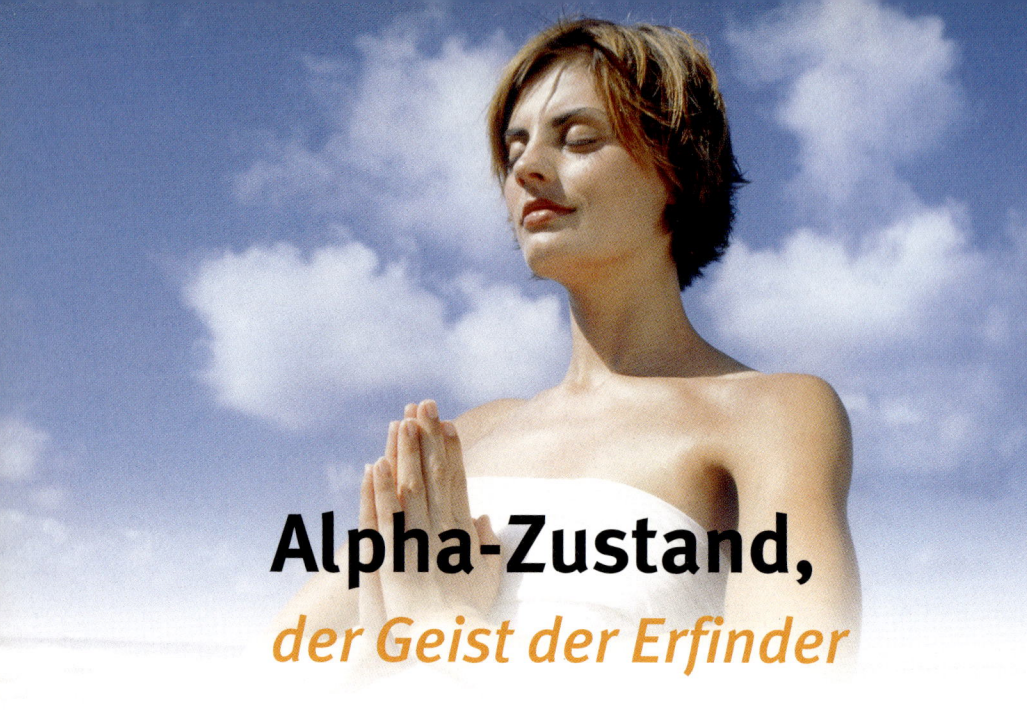

Alpha-Zustand,
der Geist der Erfinder

Während Sie diese Zeilen lesen, haben Sie Hirnstromwellen, die sind schnell. Mit 13 bis 30 Schwingungen pro Sekunde geht das hin und her. Das heißt bei Ihnen Denken. Man sagt auch Beta-Rhythmus dazu. Wenn Sie nun in Panik verfallen, weil der Steuerbescheid …, dann haben Sie 50 Schwingungen pro Sekunde. Das bedeutet: kein einziger klarer Gedanke mehr. Schwingt es dort oben wieder langsamer, werden Sie immer klarer im Kopf. Das Exposé fließt aus der Feder. Mein Gott, denken Sie, das läuft ja wie geschmiert – und in Ihrem Hirn schwingt es 15-mal pro Sekunde. Drunter kommen Sie denkend nicht. Außer …

Superlearning und Kindertricks

Es gibt Institute, dort können Sie eine Sprache in null Komma nix lernen. Die schließen Sie an eine »Brainmachine« an. Mit Licht und Klang verlangsamt dieser Hirnapparat einfach Ihre Gehirnwellen – auf zehn Schwingungen pro Sekunde. Nennt man Alpha-Zustand. Da ist man sehr aufmerksam. Man ist lernbereit und lernt plötzlich alles. Wie ein Kind. Kinder lernen, was sie wollen. Bis zum 4. Lebensjahr sind Kinder grundsätzlich im Alpha-Zustand. Bis zum 12. Lebensjahr sehr häufig.

Ein Beispiel: Kennen Sie Super Mario? Ein Computerspiel. Super Mario wackelt die Straße lang, dann kommt die Bombe, ich drück auf den Knopf – ach, schon wieder zu spät. Mein Sohn macht das so: Super Mario wackelt die Straße entlang, drei Schritte zurück, jetzt kommt die Bombe, und Super Mario wackelt weiter. Woher weiß mein Sohn das, was da in 2/10 Sekunden kommt? Warum gewinnt der immer? Ja genau, der macht das im Alpha-Zustand.

Der Zustand der Erfinder

Das Feuer, das Rad, die Glühbirne – alles wurde im Alpha-Zustand erfunden. Mit Denken kann man nämlich nichts erfinden. Mit Ihrem Denken haben Sie einen Bleistift und Papier und können aufschreiben, was man heute schon alles weiß. Etwas Neues können Sie nicht erdenken. Wie soll das auch gehen, etwas Neues war ja noch nicht da. Es kommt aus dem rechten Gehirn. Der Alpha-Zustand öffnet das rechte Gehirn, andere nennen es Intuition, andere wiederum Bauchhirn. So wurden alle Erfindungen gemacht. Können Sie bei Einstein nachlesen. Er hat im Traum seine Relativitätstheorie erfunden. Im Alpha-Zustand. Oder Edison. Nach tausend Versuchen mit seiner blöden Glühbirne zog er sich auf seine Veranda auf den Schaukelstuhl zurück. Und im Dämmerschlaf ging ihm das Licht auf.

Stoppt das Affengeschnatter

Solange man denkt, geht einem kein Licht auf. Und denken tun Sie ständig. Der Mensch schwätzt unablässig mit sich selbst. Fällt Ihnen jetzt gerade nicht auf, weil Sie lesen, aber spätestens heute Nacht, wenn Sie sich ins Bett legen. Kaum liegt man, rattert die Mühle los. Jede Debatte des Tages passiert den Kopf, jetzt kommen einem die guten Argumente, die einem leider tagsüber nicht eingefallen sind. Zu den Versagergedanken gesellen sich die Sorgen von morgen. Die Amerikaner nennen das »awfulizing«, schreckliche Sachen immer schrecklicher machen. Und die Inder sagen »Affengeschnatter« dazu. Das begleitet den Mensch den ganzen Tag. Beim Autofahren, in der Schlange im Supermarkt …

Und irgendwann ist jemand draufgekommen: Was wäre denn, wenn ich mal nicht mit mir schwätze?

Versuchen Sie das doch mal geschwind. Schließen Sie die Augen – zehn Sekunden – und jetzt schwätzen Sie mal nicht mit sich.

Na, haben Sie es kapiert? Das können Sie nicht. Das ist so wie: Denken Sie jetzt mal nicht an einen rosaroten Elefanten mit grünen Punkten …

Können Sie noch nicht. Aber bald. Es kam jemand auf die Methode, dieses Affengeschnatter zu stoppen. Auch Sie können ausbrechen aus dem täglichen Gedankenmüll.

Das kann man messen

Ich messe das, elektrophysiologisch. Ich kann mein Gehirn an den Computer anschließen und sehe dort mein EEG. Ich sehe also meinen Gedankenmüll da oben auf dem Bildschirm. Und sehe, wenn es dort oben ruhiger wird. Wenn der Gedankenmüll sich in einen Alpha-Zustand verwandelt. Psychologen sagen dazu: Stoppen des inneren Dialogs. Wissen Sie, wann das passiert? Wenn man nur einen Gedanken denkt.

Die Idee ist 2000 Jahre alt

Es gab einen Herrn, der hieß Ignatius von Loyola. Der hat den Jesuitenorden gegründet. Und ein Büchlein geschrieben. Ein heiliges Büchlein. Das nannte er die Exerzitien. Die Gebrauchsanleitung für »Wie stoppe ich meinen inneren Dialog?«. Warum hat man mir das nicht mit 14 erzählt? Warum musste ich das mit 40 lernen? Das zentrale Geheimnis jeder Religion ist: Wie werde ich das Geschwätz los? Wie kriege ich das Türchen auf zum Unterbewusstsein?

Indem man nur einen Gedanken denkt. Die einen nennen das Rosenkranzbeten, die anderen Meditation. Ich mag das Wort nicht, weil es bei Ihnen besetzt ist. Ich nenne das kontrollierten Tiefschlaf. Und den können Sie auch lernen. Ab Seite 173.

Auswendig lernen
schult den Geist

ein Huhn, das fraß, man glaubt es kaum, ein Blatt von einem Gummibaum, dann ging es in den Hühnerstall und legte einen Gummiball ...

Lesen Sie diese vier Zeilen noch mal laut. Dann machen Sie die Augen zu – können Sie es auswendig?

Ob Gedichte, Merksätze oder Fremdsprachen – wer fit im Kopf sein will, geistig arbeitet, kann sich vorm Auswendiglernen nicht drücken. Selbst der größte Computer kann das Wissen eines Expertenkopfs nicht ersetzen. Manche Dinge muss man einfach auf Anforderung sofort parat haben, ohne langes Nachschlagen. Was würden meine Patienten wohl sagen, wenn ich bei jeder Konsultation sagen würde: »Mensch, da muss ich erst mal im Pschyrembel nachlesen«? Außerdem ist Auswendiglernen ein wunderbares Fitnesstraining für den Geist. Nehmen Sie sich gleich ein Projekt vor. Ein Gedicht, mit dem Sie künftig brillieren wollen, eine Rede, die Sie vielleicht sowieso halten müssen – oder eine Fremdsprache, die Sie jetzt einfach zu lernen beginnen.

Wie Sie Ihr Gedächtnis überlisten

Damals, als ich noch auf der Schulbank saß, legten die Lehrer großen Wert auf das Auswendiglernen. Ich büffelte endlose Konjugations- und Deklinationstabellen in Latein und lernte Schillers »Glocke« im Deutschunterricht. Zehn Seiten Verse. Tut man heute nicht mehr. Der Schüler von heute empfindet es als Zumutung, sich überhaupt noch Wissen einprägen zu müssen. Es fällt uns ja auch so schwer. Kein Wunder, die Gene! Unser Gehirn ist biologisch auf Überleben in der Savanne programmiert – Auswendiglernen von Sätzen und Formeln stand damals nicht auf der Tagesordnung.

Das Strecktraining der Nervenzellen

Neurologen haben den Mechanismus aufgedeckt, wie unser Nervensystem lernt. Wenn wir versuchen, uns etwas zu merken, strecken und recken sich die angeregten Nervenzellen etwa zehn Minuten lang, um sich enger zu verbinden. Die Veränderungen halten jedoch nur wenige Minuten an. Nur wenn die Nerven in Abständen mehrfach auf die gleiche Weise angeregt werden, bilden sich dauerhafte Kontaktstellen zwischen den Zellen. Deswegen reicht es höchst selten, dass Sie die Vokabel »muestra de sangre« einmal le-

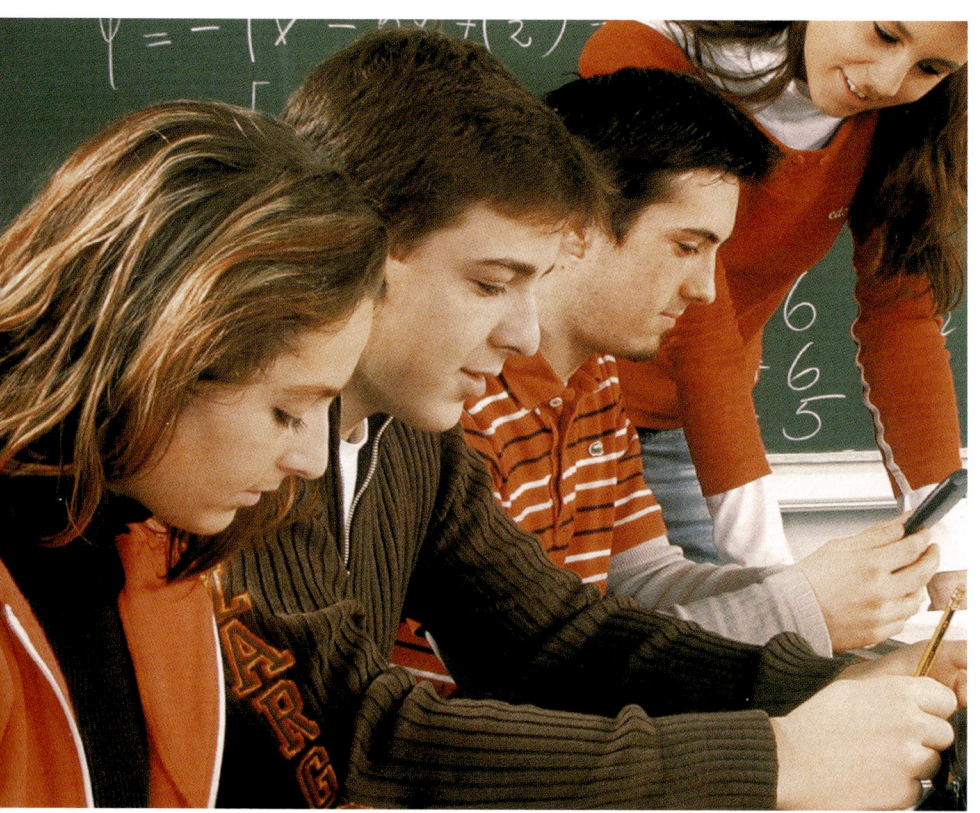

sen, die müssen Sie schon wiederholen, wiederholen, wiederholen – zum richtigen Zeitpunkt …

Ein höchst sinnvoller Mechanismus im praktischen Leben. Einmalige Erfahrungen vergessen wir (meist) nach kurzer Zeit, wiederholte Erfahrungen merken wir uns ein Leben lang. Denn was mehr als einmal in gleicher Weise geschieht, mit dem müssen wir auch in Zukunft rechnen. Deshalb ist es gut, solche Erlebnisse dauerhaft im Gedächtnis zu speichern.

Der Trick der späteren Wiederholung

Wenn Sie sich also eine Vokabelliste oder ein Gedicht oder eine Rede merken wollen, ist es völlig egal, ob Sie jetzt gleich zehn Minuten oder mehrere Stunden büffeln. Das Gehirn registriert es als einmalige Erfahrung. Es löscht das Gemerkte nach kurzer Zeit wieder – es sei denn, Sie lernen es nach einiger Zeit ein zweites Mal. Dabei gilt: An vier Tagen je zehn Minuten lernen ist viel effektiver, als vier Stunden an einem einzigen Abend zu pauken.

Überlassen Sie das Büffeln Ihrem Unterbewusstsein

Ein Huhn, das fraß … wie geht's weiter? Vergessen? Dann lassen Sie gleich noch mal Ihre Nervenzellen im Gehirn ihre Streckübungen machen. Repetitio est mater studiorum – die Wiederholung ist die Mutter der Studien. Das wussten schon die Lehrer der Antike. Die Lernforscher der Gegenwart wissen noch mehr. Man muss das Unterbewusste mitpauken lassen. Mit minimalem Aufwand können Sie selbst seitenlange fremdsprachige Texte dauerhaft im Gedächtnis verankern, wenn Sie zwischen dem Neulernen und den Wiederholungen genau definierte zeitliche Abstände einhalten. Sie brauchen dafür weder ein besonders trainiertes Erinnerungsvermögen, noch müssen Sie sich groß anstrengen. Was Sie auch im Kopf behalten wollen – von der Rede bis zur Vokabelliste –, fangen Sie nicht erst am Vorabend zu lernen an, sondern einige Tage früher.

So lernen Sie Schritt für Schritt

Einen Tag, bevor Sie mit dem Auswendiglernen anfangen, machen Sie sich mit dem Text vertraut. Sie lesen ihn zweimal langsam halblaut. Noch besser: einmal abschreiben – mit der Hand. Danach decken Sie den Text ab und versuchen sich an die wichtigsten Punkte des Inhalts zu erinnern. Der Sinn dieser Übung: Das Gedächtnis reagiert bereitwilliger, wenn ihm ein Text angeboten wird, den es schon kennengelernt hat. Das macht dem Kopf mehr Lust.

Auf das eigentliche Einprägen verwenden Sie nicht allzu viel Zeit. Es genügt, wenn Sie sich den Text für den Moment geradeso einigermaßen merken. Keine Angst vor dem Vergessen. Den entscheidenden Lerneffekt bringen sowieso erst die Wiederholungen.

Muten Sie Ihrem Gehirn nicht zu viel zu

Lernen Sie in einem Ritt nicht zu viel auf einmal. Büffeln Sie nicht mehr als 20 Minuten am Stück. Prägen Sie sich Ihren Stoff nur so fest ein, wie es in dieser kurzen Zeit möglich ist. Für ein untrainiertes Gedächtnis dürfte die Obergrenze bei ein bis zwei Seiten Gedicht, einer halben Seite Fremdsprachentext und 30 Vokabeln liegen. Falls Sie mehr zu lernen haben, nehmen Sie sich die zweite Hälfte am nächsten Tag vor.

15 Minuten Pause fürs Unterbewusstsein

Gönnen Sie sich nun eine Viertelstunde Pause. Gehen Sie eine Runde laufen, beschäftigen Sie sich mit einem Computerspiel oder beantworten Sie eine E-Mail. Hauptsache, Sie lenken sich ab von dem eben Gelernten.

Sobald die Viertelstunde verstrichen ist, wiederholen Sie Ihren Text. Gehen Sie ihn zweimal durch. Dafür genügen wenige Minuten. Wahrscheinlich werden Sie einen Teil wieder vergessen haben. Woran Sie sich noch erinnern, wiederholen Sie im Kopf. Sobald Sie stecken bleiben, schauen Sie ins Buch. Prinzipiell gilt: Einmal im Kopf wiederholt bringt den gleichen Merkeffekt wie drei- bis viermal wiederholt durch Mitlesen im Buch.

Die zweite, dritte und vierte Wiederholung

Die nächste Wiederholung ist nach etwa acht Stunden fällig. Am nächsten Morgen, wenn Sie abends mit Lernen anfingen, oder am Abend desselben Tages, wenn Sie am Vormittag lernten.

Bis zur dritten Wiederholung lassen Sie einen ganzen Tag verstreichen. Falls Ihr Text so umfangreich war, dass Sie am ersten Tag nur eine Hälfte lernten, lernen Sie nun noch die zweite Hälfte auswendig. Auch diesen Teil wiederholen Sie nach 15 Minuten, acht Stunden, einem Tag.

Die vierte Wiederholung setzen Sie zwei Tage nach der dritten Wiederholung an. Jetzt sollte der Text schon so gut sitzen, dass Sie ihn ohne Hilfe des Buches und ohne zu stottern öffentlich vortragen könnten. In Ihren Lernpausen arbeitete Ihr Unterbewusstsein weiter an der neuen Information. Es verknüpfte das Neue mit bekannter Information und festigte es durch Umorganisation der Nervenverbindungen.

Und so sitzt es ein Leben lang

Benötigten Sie Ihren Text nur für eine Prüfung oder eine einmalige Rede, ist die Lernprozedur beendet. Möchten Sie den Stoff lebenslang im Kopf behalten – kein Problem. Der Aufwand ist gering. Sie setzen einfach weitere Wiederholungen an, in sich ständig verdoppelnden Zeitabständen. Das bedeutet: Das nächste Mal wiederholen Sie nach vier Tagen, dann nach acht, nach 16 Tagen, nach einem Monat, zwei Monaten und vier Monaten. Ihre Texte sitzen inzwischen so sicher, dass Sie die wenigen Minuten Wiederholung – ohne Buch – in einer Warteschlange oder auf einem Spaziergang oder beim Laufen durchführen können.

Von da ab wiederholen Sie alle halbe Jahre. So halten Sie eine Fremdsprache abrufbar im Gedächtnis, genauso wie Musikstücke. Sie können Lieblingsmelodien sofort aus dem Kopf auf die Tasten des Klaviers bringen. Eine regelmäßige Übungsstunde alle sechs Monate, in der Sie alle Lektionen ein- bis zweimal durchgehen, genügt für dauerhafte, sichere Fertigkeiten.

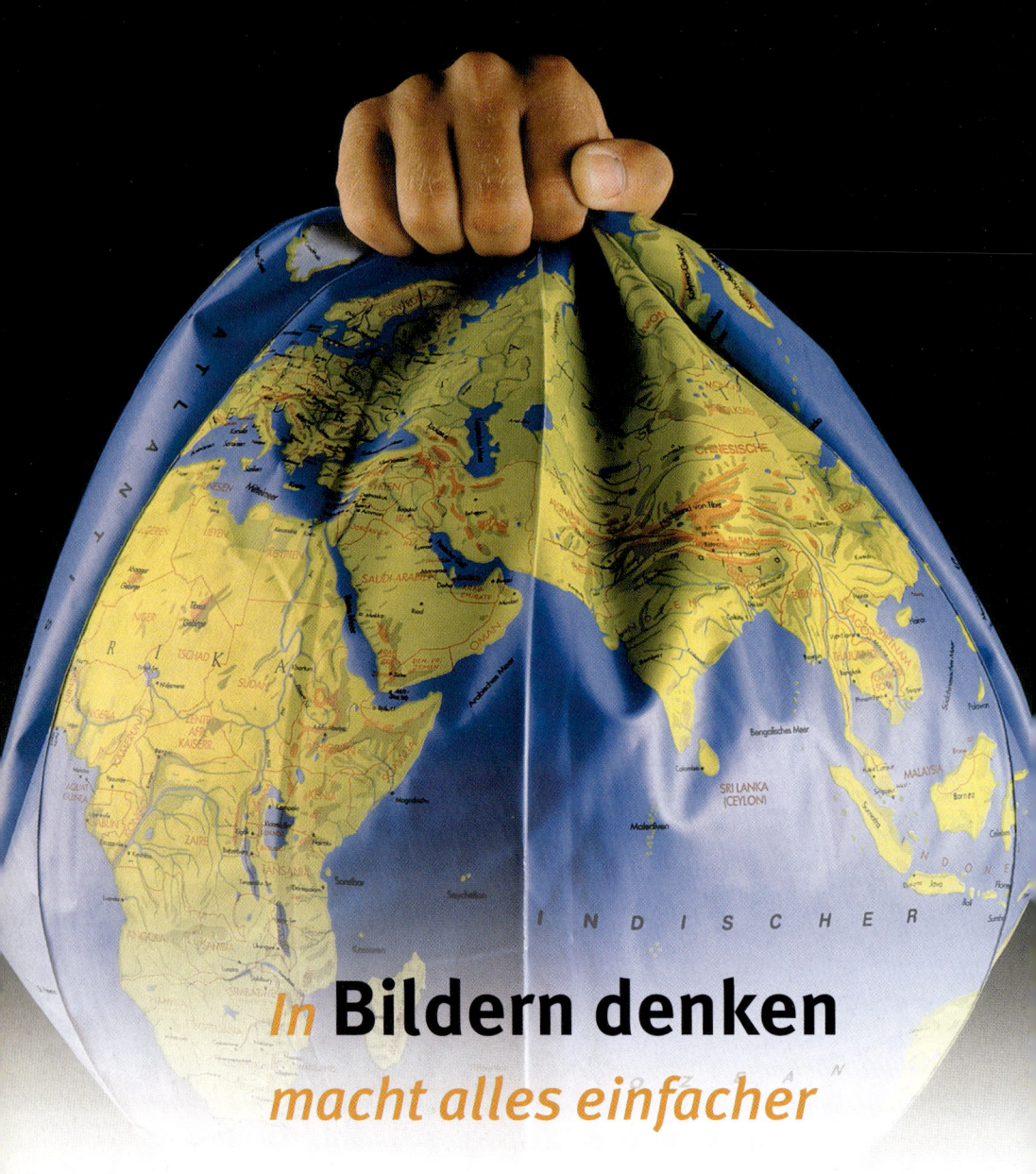

In **Bildern denken**
macht alles einfacher

ein Zweibeiner sitzt auf einem Dreibeiner, vor sich einen Einbeiner. Dann kommt ein Vierbeiner, klaut ihm den Einbeiner, der Zweibeiner schmeißt mit dem Dreibeiner nach dem Vierbeiner. So, jetzt probieren Sie das gleich mal nachzuerzählen. Unmöglich, oder? Nun machen Sie aus dem Einbeiner eine Schweinshaxe und aus dem Zweibeiner einen Menschen, dazu kommen Hund und Schemel. Sie sehen, mit Bildern lässt sich alles leicht erzählen.

Nur die Gebrauchsanleitung ist dumm

Nun wissen Sie, warum Sie (nicht nur Sie!) Gebrauchsanleitungen so selten verstehen. Da tauchen nämlich meistens Einbeiner, Zweibeiner ... auf. Nicht Sie sind dumm – das hat die Evolution so eingerichtet, dass man sich Unwichtiges nicht merkt. Sondern da sind die Hersteller schuld, die ja nur das Produkt verkaufen wollen, die Gebrauchsanleitung ist ihnen egal. Weil man die ja gewöhnlich erst nach dem Kauf liest.

Also wir denken in Bildern. Darum haben Sie auf Ihrem Computer auch so hübsche Bildchen, die Ihnen ganz komplexe Vorgänge vereinfachen. Wo Sie nicht lange denken, wenn Sie ins Netz wollen, sondern gleich auf die Weltkugel oder den Kompass klicken.

Bilder und ein Muster im Kopf

Der Mensch erinnert konkrete Dinge, aber auch Düfte, Klänge, Gesichter ... Und er hat Muster im Kopf. Abläufe, die er sich eingeprägt hat. Nehmen Sie zum Beispiel das Einkaufen. Eine lange Liste von Pfeffer bis Naturreis merkt sich Ihr Gehirn nicht. Hat keine Verknüpfung, die ein ganzes Netzwerk im Kopf feuern lässt. Hat man aber das Risottorezept im Kopf, nach dem man abends kochen will, dann feuert das zugehörige Neuronennetzwerk im Kopf los – und alles, jede Zutat, fällt einem ein. Und sie fallen einem umso besser ein, wenn das Ihr Lieblingsrezept ist. Sie das ganze »positiv« mit Emotionen bewertet haben. Es roch gut, hat gut geschmeckt und gehört zu einem fröhlichen Abend mit einem geliebten Menschen. Das Rezept mit seinen Zutaten vergessen Sie nie wieder.

Wenn Sie sich an etwas erinnern wollen, dann machen Sie ein Bild daraus. Und wenn Sie es nie mehr vergessen wollen, dann färben Sie es mit Gefühlen ein. Genießen Sie es mit allen Sinnen. Mit den Augen, den Ohren, den Händen ...

Denksport – *im Laufschritt ins Nirwana*

es gibt legales und illegales Doping. Ich bevorzuge natürlich das legale. Das kostet nichts, hat keine Nebenwirkungen – und macht das Gehirn zu einem unschlagbaren Hochleistungsorgan. Mein Doping heißt laufen, laufen, laufen. Laufen kann wie eine Droge sein. Bewegung versorgt das Gehirn mit Sauerstoff, macht es wacher, leistungsfähiger, kreativer. Zudem schüttet der Körper Glücksbotenstoffe aus. Und die machen gute Laune. Man ist dann einfach besser drauf – nicht nur körperlich, sondern auch psychisch und mental.

Überzeugt? Dann brauchen Sie nur noch ein paar gute Laufschuhe, einen Park oder einen Wald und ein wenig Lauf-Knowhow. Es kommt nämlich nicht nur darauf an, dass Sie laufen, sondern auch, wie. Je nach Gangart verschaffen Sie sich gute Laune, kreative Einfälle oder einen beglückenden Rauschzustand.

Gute Laune im ersten Gang

Laufen Sie locker. Tippeln Sie im Gehtempo so vor sich hin, als hätten Sie noch 40 Kilometer vor sich und müssten Kräfte sparen. Das ist das Gute-Laune-Tempo, in dem Ihr Körper den Serotoninspiegel anhebt. Das körpereigene Antidepressivum macht Ihren Kopf frei. Sie gewinnen Abstand zu Ihren Problemen. Die Welt wird bunt und ist plötzlich voller neuer Möglichkeiten. Nutzen Sie dieses Tempo zum Einlaufen auch an Tagen, an denen Sie keine Lust haben. So machen Sie sich selbst Lust auf mehr – oder eine zusätzliche Powerlaufrunde.

**Das Tempo für gute Laune:
Laufen Sie mit 60 bis 70 % des Maximalpulses.
Näheres dazu finden Sie im Kasten.**

Probleme lösen im zweiten Gang

Geben Sie beim Laufen ein bisschen Gas und wechseln Sie vom Gute-Laune- ins Kreativitätstempo. Erleben Sie, wie sich Ihre Wahrnehmung immer mehr nach innen richtet. Wie sich Probleme, die Sie schon lange mit sich herumtragen, plötzlich lösen. Das kann an manchen Tagen so weit gehen, dass Sie gut beraten sind, wenn Sie ein Diktiergerät auf der Strecke mit dabeihaben.

Wem Sie den Gedankenfluss verdanken? Dem ACTH (Adrenocoticotropes Hormon). Das taufte 1988 Prof. Hollmann, der Nestor der deutschen Sportmedizin, übrigens Kreativitätshormon. Auch »gutes Stresshormon« genannt, das Ihren Körper im zweiten

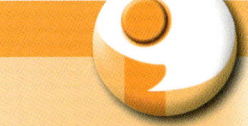

info

So errechnen Sie Ihren optimalen Trainingspuls

Mit Ihrem Lauftempo regulieren Sie Ihren Herzschlag, also den Puls. Wenn Sie sprinten und dabei alles geben, erreichen Sie Ihren maximalen Herzschlag, den sogenannten Maximalpuls (HF_{max}). Der ist aber nicht gesund – auf keinen Fall, wenn Sie mit Bewegung nicht viel am Hut haben. Deshalb errechnen Sie lieber mit der folgenden Formel Ihren ungefähren Maximalpuls:

HF_{max} für Männer = 220 – Lebensalter
HF_{max} für Frauen = 226 – Lebensalter

Von diesem Wert errechnen Sie also Ihren Puls, für den ersten, zweiten und dritten Gang. Das ist aber ein ungefährer Pulswert. Den sollten Sie auf der Piste testen. Sie sollten sich, während Sie laufen, problemlos unterhalten können. Geraten Sie dagegen in Atemnot, lieber mit einem niedrigeren Wert laufen.

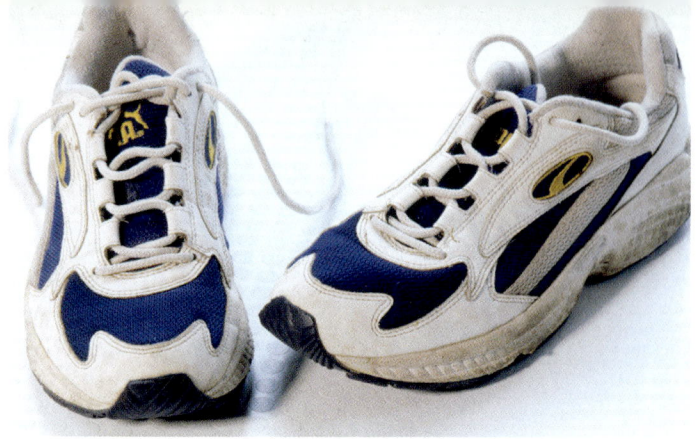

Gang regelrecht überflutet. ACTH öffnet den Zugang zu Ihrem Bauch, zur Intuition. Es macht den Weg frei für innovative Ideen. Gleichzeitig senkt es Ihren Blutdruck, Ihren Puls. Es lässt Ihren Körper entspannen, während Ihr Geist hellwach und kristallklar ist.

Absolvieren Sie den Kreativitätslauf am besten morgens. Dann profitieren Sie den ganzen Tag davon.

**Das Tempo für Ideen:
Laufen Sie mit 70 bis 80 % des Maximalpulses.**

Berauschendes Glück im dritten Gang

Das ist sozusagen der Turbogang. Leider nur für Fortgeschrittene. Jetzt sind Sie richtig schnell. Das spüren Sie, das spürt Ihr Körper. Die Beine schmerzen, und trotzdem federn sie leicht über den Boden. Berühren kaum den Boden. So fühlt sich Fliegen an. Ein berauschendes Gefühl zwischen Schmerz und Ekstase, zwischen Weinen und Lachen. Der Atem wird schnell und tief. Er durchflutet wohlig Ihren ganzen Körper. Das sind Endorphine pur. Endorphine stillen den Schmerz und lassen Sie eintauchen in einen Glücksrausch. Insider sprechen vom sogenannten Runner's High, nach dem jeder Läufer immer wieder aufs Neue giert. Laufen Sie lieber nicht zu oft im Glücksrauschtempo – es droht Suchtgefahr!

**Das Tempo für den Glücksrausch:
Laufen Sie mit 80 bis 90 % des Maximalpulses.**

Erinnerung
festhalten

Über Ihr Gedächtnis haben Sie keine Macht. Sie können ihm nicht sagen: Nun merk dir mal diesen Augenblick mit dieser wunderbaren Frau, wie sie duftet, wie sie lächelt … Sie können ihm Vokabeln und Formeln einpauken. Das können Sie. Die landen in einer Schublade. Verschwinden auch wieder, wenn Sie die nicht immer mal wiederholen. Aber Erinnerungen können Sie Ihrem Hirn nicht einpflanzen. Der Schriftsteller Cees Nooteboom hat mal gesagt: »Die Erinnerung ist wie ein Hund, der sich hinlegt, wo er will.« Die einen Erinnerungen können Sie nicht behalten – und die anderen Erinnerungen können Sie nicht loswerden. So ist das Gedächtnis. Unberechenbar.

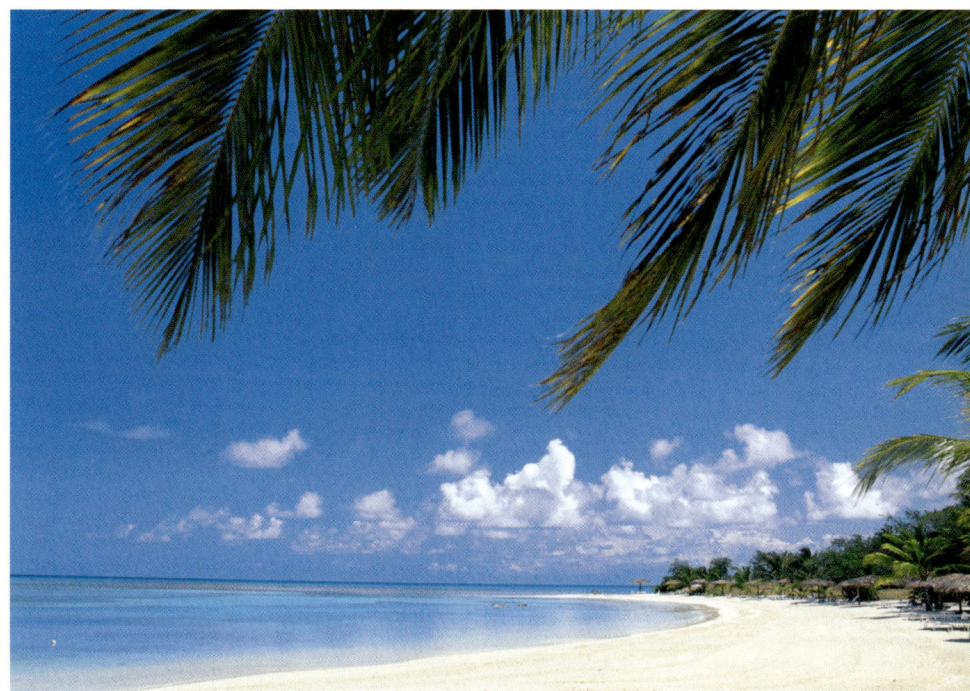

Was sich uns besonders einprägt

Evolutionstechnisch sinnvoll: Alles, was fürs Überleben notwendig ist, können wir gut behalten. Wir wissen ganz genau, wo wir die Tafel Schokolade hingelegt haben. Wie viel Flaschen Bier noch im Träger sind. Leider ist aber auch das fürs Überleben notwendig, was uns unangenehm ist. Was uns Angst macht. Wo wir eine schlechte Erfahrung gemacht haben. Einmal vom Pferd gefallen, steckt die Angst in den Knochen. Einmal einen verdorbenen Fisch gegessen, rühren wir ihn nie wieder an. Einmal so richtig blamiert, brennt sich das in unser Gedächtnis ein. Das wollen wir nie mehr er-leben. Weil es uns am Über-Leben hindern könnte. Das Gehirn bewertet also, was es aufnehmen will und was nicht. Und mit allem, was neu dazukommt, ändern sich auch die Erinnerungen. Wir schreiben das Drehbuch im Kopf ständig um.

Das traurige Tal der Erinnerung

Der niederländische Psychologe Prof. Douwe Draaisma schrieb ein Buch darüber, »warum das Leben schneller vergeht, wenn man älter wird.« Er erzählt vom »Tal der Erinnerungen«. Und das sieht so aus: Wenn man älter wird, also so 70 Jahre, erinnert man sich am ehesten an die Zeit zwischen 15 und 20 Jahren. Was mit 40 oder 50 war, fällt einem nicht mehr ein. Da hat man im Leben sein Tal der Erinnerungen. Liegt daran, dass man dann so wenig zum ersten Mal erlebt. Das erste Mal haftet sich als Erinnerung an. Der erste Kuss, die erste Urlaubsreise. Die erste große Liebe. Älter werden heißt: Immer mehr wird das Leben zum Wiederholen von Erfahrungen. Das ist öde. Trist. Grau. Die Tage verstreichen ohne Erinnerung. Damit schrumpft die Zeit, und das Leben verfliegt. Also ich möchte nicht, dass meine 120 Jahre schnell vergehen.

Strecken Sie das Leben. Dieser Satz dürfte den Preis wert sein, den Sie für dieses Buch bezahlt haben: Tun Sie jeden Tag etwas zum ersten Mal. Und halten Sie die Erinnerungen fester: mehr fotografieren und notieren.

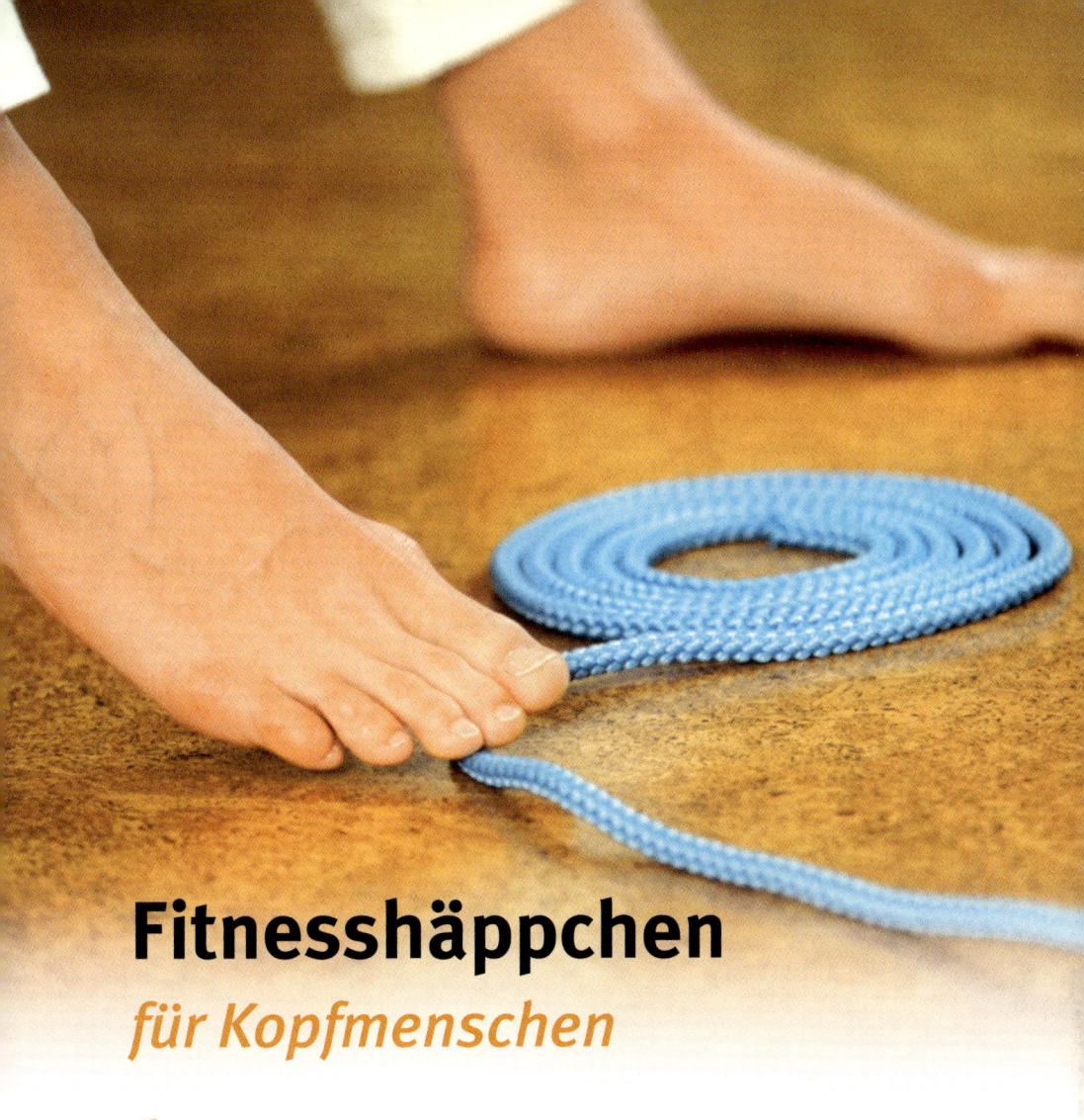

Fitnesshäppchen
für Kopfmenschen

König Ludwig I. von Bayern hat es geliebt, und der Medientycoon Hubert Burda tut es immer noch gerne: stundenlang spazieren gehen. Was zur Folge hat, dass der eine München in ein architektonisches Juwel verwandelte und der andere mit »Focus« einen der größten Coups der deutschen Mediengeschichte landete.

Warum sind bewegte Männer ideenreicher und erfolgreicher als Sesselhocker? Ganz einfach: Weil Bewegung das Herz aktiviert. Das Herz pumpt ins Gehirn, was es unbedingt zum Denken braucht: Sauerstoff. Puren Brain-Sprit also. Und plötzlich lösen sich die Denkblockaden, purzeln die Ideen, funktioniert die Konzentration wieder. Probieren Sie's aus, wenn Ihnen wieder mal der Kopf raucht. Manchmal reicht schon, wenn Sie nur im Zimmer auf und ab gehen. Noch effektiver: Sie hüpfen, springen, radeln, laufen.

Folgende Übungen lege ich Ihnen besonders ans Herz. Sie sind unkompliziert. Und Sie können sie jederzeit neben Ihrem Schreibtisch machen. Das wirkt wahre Wunder, solange Sie sich nicht überanstrengen. Sonst passiert das Gegenteil: Der Körper schüttet Stresshormone aus. Und darauf reagieren die Gehirnzellen besonders empfindlich.

Machen Sie die Fenster auf, während Sie die Übungen absolvieren. Frisch ans Werk!

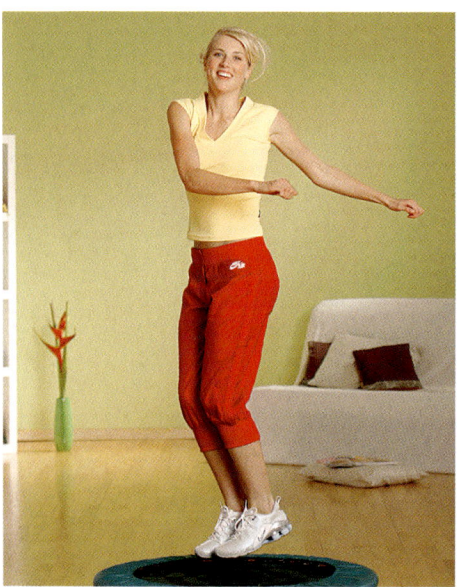

Springseil

Besorgen Sie sich ein Springseil (kriegen Sie in jedem Sportgeschäft) und nehmen Sie es mit ins Büro. Ziehen Sie am besten Schuhe und Strümpfe aus, so werden Sie leichtfüßig und rutschen nicht so schnell auf dem Boden aus. Dann das Seil zur Hand nehmen und auf der Stelle hüpfen. Machen Sie moderate Sprünge und ziehen Sie die Beine nicht zu stark an. So kommen Sie nicht gleich außer Atem. Bauen Sie lockere Zwischenhüpfer mit ein. Nach zehn Minuten hören Sie auf.

Trampolin

Ein Minitrampolin können Sie mit eingeklappten Beinen hinter jedem

Schrank verstauen. Auch aufgestellt braucht es wenig Platz. Ist also der ideale Hometrainer fürs Büro. Einfach auf die Matte steigen und – am besten barfüßig – locker wippen. Erleben Sie den spezifischen Hüpfeffekt: Linke und rechte Gehirnhälfte arbeiten besser zusammen. Sie werden kreativer, bekommen bessere Ideen. Fünf Minuten zwischendurch reichen.

Das clevere Tube – für mehr Muskeln & Grips

»Bitte-nicht-stören!«-Schild an die Bürotür hängen. Und für einen fitten Kopf zehn Minuten in die Muskeln investieren. Sie kennen sicher dieses Gummiseil mit zwei Griffen an den Enden. Das nennt man »Tube« (kriegen Sie auch im Sportgeschäft). Ist ein bewährter Klassiker für dynamisches Krafttraining. Mit dem machen Sie zweimal pro Woche drei Allroundübungen, die sehr viele Muskeln beanspruchen: die Kniebeuge, den Brustzug und den Schulterzug. Machen Sie jede Übung so oft, bis Sie ein leichtes Ziehen in den Muskeln spüren. Die letzten beiden Wiederholungen sollten schwerfallen. Nur wenn Sie den Muskel reizen, beginnt er zu wachsen. Wenn Sie fit sind, sollten Sie zwei bis drei Übungsdurchgänge

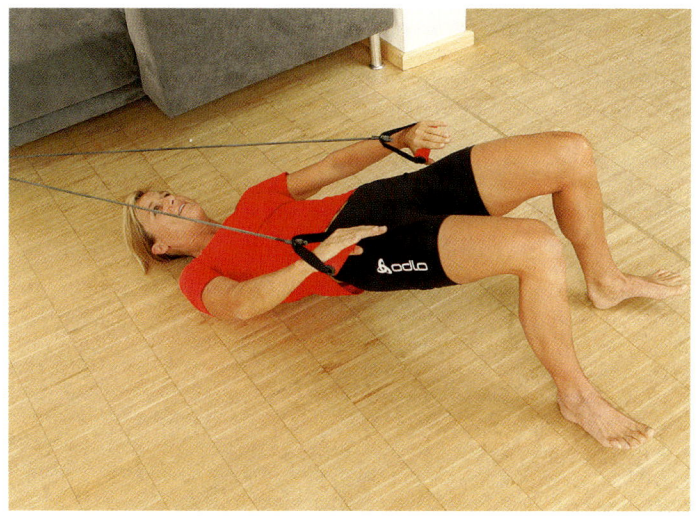

mit 25 bis 30 Wiederholungen schaffen. Achten Sie darauf, dass die Pausen zwischen den Durchgängen nicht zu lange werden – maximal 30 Sekunden. Sonst vermindern Sie den Trainingseffekt.

Bevor Sie loslegen, ein paar Tipps für gute Haltung

» Achten Sie darauf, dass Ihre Beine im Stand immer leicht gebeugt sind.
» Ziehen Sie den Bauch ein, um ein Hohlkreuz zu vermeiden.
» Ziehen Sie für eine gerade Brustwirbelsäule die Schultern nach hinten unten.
» Der ganze Körper sollte immer gespannt sein, auch wenn Sie nur die Arme oder Beine bewegen.
» Lassen Sie den Atem fließen, auch wenn es anstrengend wird.

Die Übungen

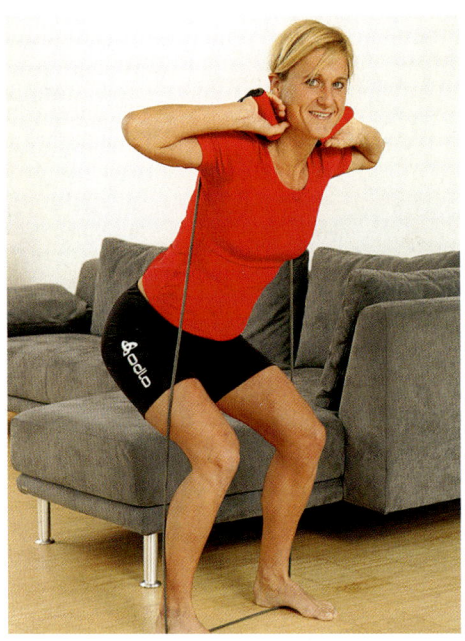

Kniebeugen

Stellen Sie sich mit hüftbreit geöffneten Beinen auf die Mitte des Tube-Seils. Die Griffe halten Sie im Nacken, und die Ellbogen zeigen zur Seite. Nun beugen Sie die Beine, so gut Sie können. Achten Sie darauf, dass das Gesäß nicht tiefer als Stuhlhöhe absinkt und die Fersen stets in Kontakt mit dem Boden bleiben. Dann die Beine wieder strecken. Kurz bevor Sie in die Kniestreckung kommen, stoppen Sie und beugen die Beine wieder. 25- bis 30-mal wiederholen. Maximal 30 Sekunden Pause. Und noch ein bis zwei Durchgänge.

Fitnesshäppchen

Brustzug

Befestigen Sie das Tube-Seil auf Bodenhöhe. Rücklings auf dem Boden liegend, nehmen Sie die Griffe. Winkeln Sie die Beine an und ziehen Sie die Fußspitzen in Richtung Schienbein. Heben Sie den Po an, sodass Schultern, Knie und Hüfte auf einer schrägen Linie liegen. Die Arme sind nach oben ausgestreckt. Das Tube ist gespannt. Halten Sie die Arme schulterbreit und ziehen Sie sie jetzt gegen den Widerstand des Tubes zum Oberkörper hin und 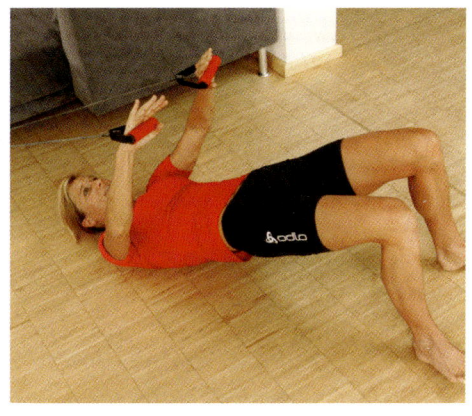 wieder zurück. 25- bis 30-mal wiederholen. Maximal 30 Sekunden Pause. Und noch ein bis zwei Durchgänge.

Schulterzug

Nehmen Sie die Griffe des Tubes und stellen Sie in Schrittstellung ein Bein auf die Mitte des Tube-Seils. Strecken Sie die Arme zur Seite. Nun heben Sie sie gegen den Widerstand des Tubes von Hüft- auf Schulterhöhe an und wieder zurück. Die Handrücken zeigen dabei nach oben, und die Ellbogen sind immer leicht gebeugt. 25- bis 30-mal wiederholen. Maximal 30 Sekunden Pause. Und noch ein bis zwei Durchgänge.

Machen Sie diese drei Allroundübungen zweimal jede Woche – ein wunderbares Ganzkörpertraining!

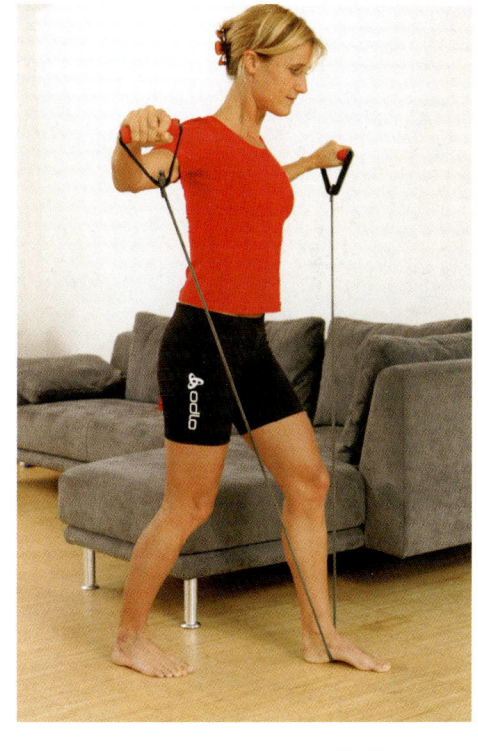

lauter intelligenzhäppchen 95

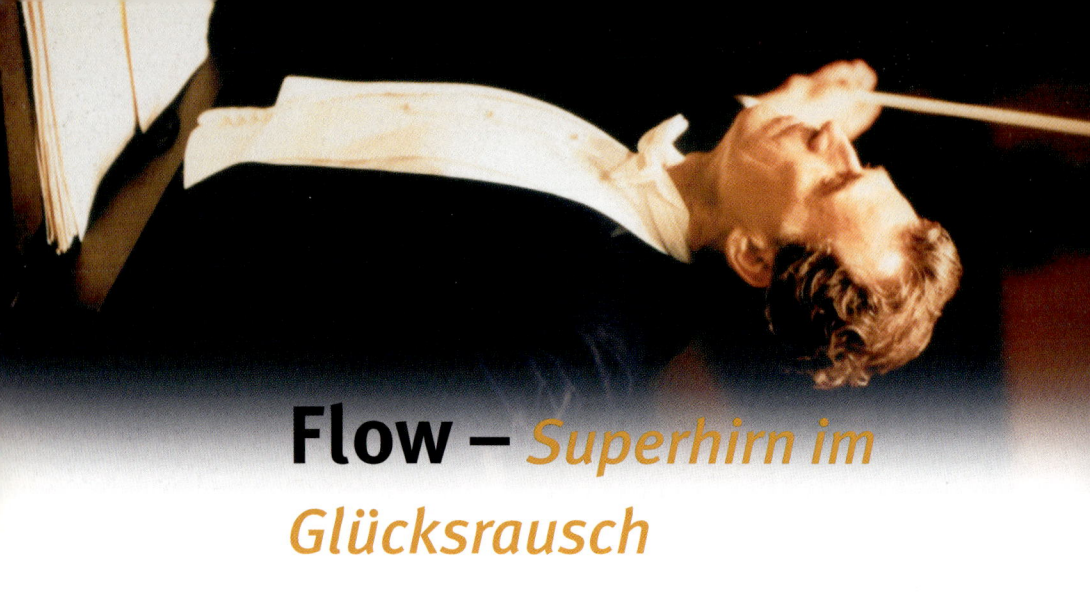

Flow – *Superhirn im Glücksrausch*

Geist und Körper werden eins. Kennen Sie. Selten – aber immerhin. Solche Momente eines alles überragenden Hochgefühls. Sie vergessen sich und die Welt. Verschmelzen mit dem Augenblick. Sie tauchen ab in ein Tun, das Ihnen ein unbeschreibliches Gefühl triumphierenden Glücks verleiht. »Wie kann man alltägliche Routinearbeit so verwandeln, dass sie genauso aufregend wird wie ein rasanter Abfahrtslauf, so beglückend wie das Singen des Händelschen Halleluja, so bedeutungsvoll wie die Teilnahme an einem geheiligten Ritual?« Diese Frage beschäftigte Psychologieprofessor Mihaly Csikszentmihalyi 30 Jahre lang. Seine Antwort heißt Flow.

Flow ist Konzentration

Und die gute Nachricht vorneweg: Flow kann jeder erleben. Der Fließbandarbeiter wie der Chirurg, die Balettänzerin wie der Marathonläufer – oder der Tennisspieler. Stellen Sie sich vor: ein Tennisspiel. Sie schlagen auf. Ein minutenlanger, atemberaubender Ballwechsel. Ihr Schläger trifft wie von selbst mit unglaublicher Präzision. Sie springen von links nach rechts, nach vorn, nach hinten … Sie spüren weder Hast noch Erschöpfung. Im Gegenteil. Der Ball scheint auf Sie zuzufließen. Sie vergessen Zuschauer, Schiedsrichter, sogar den Gegner. Sie spielen gut wie nie und gewinnen das Match mit müheloser Souveränität. Und baden in Euphorie. Das kann Ihnen auch passieren, wenn Sie einen Text schreiben, ein Herz verpflanzen, basteln, jonglieren … Leichtigkeit, Kreativität, Timing, unendliche Freude – alles scheint zu passen.

Leider endet die Euphorie nur zu bald. Der Alltag mit seinen Sorgen fängt uns ein, zerfasert unsere Konzentration, zerstreut uns, holt uns auf den Boden des Mittelmaßes zurück. Zurück bleibt nur die Erinnerung an ein außergewöhnliches Glücksgefühl.

Voll konzentriert im Augenblick leben

Flow ist das Glück der Selbstvergessenheit – und der absoluten Konzentration. Einer der Gründe, warum Dirigenten ihren Beruf lieben. Wer ein Orchester leitet, muss bis zu 100 Individuen zu einem Klangkörper zusammenschweißen. Auf zehntel Sekunden genau synchronisieren. Manchmal findet er die perfekte Harmonie. In diesem Moment gibt er alles. Das Publikum geht mit und feiert ihn mit stehenden Ovationen. Die gleiche Motivation treibt Balletttänzer. Sie üben, üben, üben. In den schlimmsten Übungsräumen, bei erbärmlichsten Bedingungen. Sie geben alles für die einzelnen Glücksmomente. Für das Gelingen einer göttlichen Pirouette.

Oder Chirurgen. Operieren oder transplantieren mit höchster Konzentration, acht Stunden und mehr. Ein Schnitt. Es geht um Leben oder Tod. Alle Aufmerksamkeit fokussiert auf das Hier und Jetzt. Darauf kommt es an. Flow. Auch Chirurgen beschreiben, dass sie in Momenten höchster Anspannung das erhebende Glücksgefühl erlebten.

Flow kann man machen – in acht Schritten

Niemand kann sich ununterbrochen in Hochstimmung befinden. Nach Momenten der Euphorie brauchen Körper und Geist den gelösten Zustand der Entspannung. Dennoch – Sie können viel mehr Glücksmomente erleben. Wenn Sie sich an folgende Regeln halten:

Tätigkeiten ausüben, die Sie lieben

Es ist kein Wunder, dass vor allem Menschen von Flow-Erlebnissen berichten, die kreativ-künstlerisch tätig sind. Ohne Liebe zum eigenen Tun gibt es keine Glücksempfindung. Prinzipiell kann das natürlich jede Tätigkeit sein: Ob Sie Rad fahren, mit Genuss einen Brief schreiben, in der Küche ein neues Rezept ausprobieren, sich an ein Musikinstrument heranwagen – Hauptsache, Sie gehen auf in dem, was Sie tun.

Bleiben Sie im **Training**

Halten Sie Ihren Körper und Ihren Geist leistungsfähig. Mit Muskel- und Ausdauertraining, gutem Essen, Übungen für Kreativität und Gedächtnis. Faulenzen und Flow schließen einander aus. Nur wer an seinen Fähigkeiten ständig arbeitet, lebt in permanenter Flow-Bereitschaft.

Stress beiseiteschieben

Grübeln über Vergangenes, Sorgen wegen der Zukunft – das Nachdenken über das »Hätte ich …« und »Soll ich …« hört nie auf. Erinnerungen und Erwartungen lenken uns vom Augenblick ab. Sie werden diese Dinge im Moment nicht klären können: Verschieben Sie das Nachdenken auf später. Nicht beschließen: Daran denke ich jetzt nicht. Sie wissen, wer sich vornimmt, an keinen grünen Elefanten zu denken, sieht nur noch grüne Elefanten an seinem inneren Auge vorbeitrampeln. Stellen Sie das Grübeln ab. Und konzentrieren Sie sich auf Ihr momentanes Tun.

Der Weg ist das Ziel

Sie wollen irgendetwas erreichen: ein Musikstück spielen, zehn Kilometer joggen, eine Anlage basteln … Behalten Sie Ihr Ziel im Hinterkopf, richten Sie die bewusste Aufmerksamkeit jedoch auf

Ihre aktuellen Handlungen. Spüren Sie, wie Ihre Beine, Ihre Hände, Ihre Augen Ihren Anweisungen folgen, wie Ihr Kopf für Sie denkt.

Gute Laune macht Lust

Sie ist das Schmieröl Ihres Erfolgs. Freuen Sie sich auf die vor Ihnen liegende Aufgabe. Gehen Sie mit Lust an die Sache heran. Bringen Sie sich notfalls zuvor in Stimmung: Erinnern Sie sich an frühere Glücksmomente und empfinden Sie Ihren damaligen Frohsinn nach. Gönnen Sie sich ein entspannendes Bad oder einen Tagtraum auf dem Sofa. Ziehen Sie Ihre Mundwinkel nach oben und lächeln Sie tapfer – eine Minute lang, bis sich Ihre Laune bessert. Heben Sie in Siegerpose Ihre Arme nach oben. Ja, klingt blöd. Aber gleich mal ausprobieren: In dieser Haltung ist es unmöglich, griesgrämig zu sein.

Aufwärmen für den Flow

Statt sofort auf Ihr Ziel loszuarbeiten, wärmen Sie sich erst einmal auf. Bevor Sie Ihren Text für den Chef schreiben, fantasieren Sie eine Traumreise auf ein Blatt Papier. Bevor Sie auf Tempo losrennen, gönnen Sie sich eine lockere Einlaufrunde. Klimpern auf dem Klavier ein paar Mal rauf und runter, ehe Sie sich an Ihre schwierigen Etüden wagen. Was Sie auch tun – bringen Sie sich in Fluss, ehe Sie auf ein Ziel losarbeiten.

Flow ankern

Jeder wahre Glücksmoment bleibt unauslöschlich im Ihrem Gedächtnis verankert. Erinnern Sie sich an ein, zwei Elemente, die für diesen Augenblick besonders typisch waren. Ihre lockeren Muskeln? Ihre sprudelnden Einfälle? Ihre flinken Finger? Die lebhaften Farben, in die Ihre Umgebung getaucht schien? Verbinden Sie diese Wahrnehmung mit der Erinnerung an Ihr Glücksgefühl. Sobald

Sie das nächste Mal das Fließen genießen möchten, rufen Sie sich die Erinnerung an ein glücksauslösendes Detail ins Gedächtnis zurück. Und siehe da – Sie schalten von Routine auf Flow.

Flow ausklingen lassen

Der Flow ist ein himmlisches Gefühl. Trotzdem, kosten Sie es nicht bis zur Erschöpfung aus. Lassen Sie Ihrem Körper und Ihrem Geist ein paar Reserven. Brechen Sie ab, bevor Sie völlig erledigt sind. Es sei denn, Sie nehmen an einem Wettbewerb teil, in dem Sie sich bis zum Letzten fordern. Aber auch dann brauchen Sie anschließend Erholung. Je mehr Ihr Körper den Flow ausschließlich als Hoch erlebte, umso bereitwilliger wird er Ihnen nach ausreichender Entspannung erneut in den Glücksrausch folgen.

info

Wo erlebt Mihaly Csikszentmihalyi seinen Flow?

»Ich habe meine Flow-Erlebnisse früher beim Klettern in steilen Bergen gefunden, das ist heute in meinem Alter nicht mehr der angemessene Weg. Heute freue ich mich beim Schachspielen, genieße Flow-Erfahrungen beim Schreiben meiner Bücher und Artikel. Ich erlebe Flow darüber hinaus im Kreis meiner Familie, wenn wir etwa auf unserer Ranch in Montana alle zusammen sind und etwas Gemeinsames, wie zum Beispiel eine Bergwanderung, unternehmen, dabei wilde Tiere beobachten, Pilze finden oder auf seltene Pflanzen stoßen. Oder wenn wir am Kamin ein intensives Gespräch über die Evolution oder das Leben führen. Das Zusammentreffen mit Freunden, der wissenschaftliche Austausch auf Konferenzen, all das sind für mich Gelegenheiten für Flow-Erfahrungen.« (Entnommen aus »Das Bumerang-Prinzip – mehr Zeit für das Glück« von Lothar Seiwert.)

Formel-1-Reflex

1. Teil – Ausatmen

Warum Formel 1 so wichtig für Sie ist, habe ich einmal in der *Welt am Sonntag* gelesen: »Stress drosselt die Lebenslust und ramponiert die Gesundheit. Zwei Drittel der Berufstätigen können in der Freizeit nicht abschalten. Doch die Seele braucht Verschnaufpausen, um gesund zu bleiben.« Genauso ist es.

Aber wie entspannt man? Wenn Sie kochen, vor Wut kochen über jedes Ereignis, dann brauchen Sie keine mentale Technik anzuwenden. Sie können nämlich nicht. Deswegen müssen Sie zuerst einmal lernen, Ihr Adrenalin in der Nebenniere zu lassen. Nicht überzukochen.

Nehmen wir an, ein Säbelzahntiger kommt um die Ecke. Das Adrenalin schießt ins Blut. Das muss so sein, das ist ein Schutzreflex. Adrenalin überschwemmt Sie, mobilisiert Ihre Kräfte und … Sie laufen weg. Rennen um Ihr Leben. Säbelzahntiger gibt es heute keine mehr, aber Staus, nörgelnde Kunden, quengelnde Kinder, nervende Chefs … das Adrenalin steigt an.

Und lähmt Ihre Denkfähigkeit. Das kennen Sie: In einer Debatte, in der Sie sich aufregen, verlieren Sie in der Regel den Faden. Und im Nachhinein fallen Ihnen dann die guten Argumente ein.

Hochleistungssportler produzieren auch Adrenalin. Nur die haben es im Griff. Die lernen das. Die kennen den Formel-1-Reflex.

Alle haben das gleiche Leiden

Zwei Drittel aller Patienten, die den Arzt aufsuchen, haben das gleiche Leiden. Sie klagen nur völlig unterschiedlich:

Doktor, ich habe Kopfweh, Migräne.
Doktor, ich habe Magenkrämpfe.

Doktor, ich habe Herzstolpern.
Doktor, ich habe Herzstiche.
Doktor, ich habe Kreuzweh.
Doktor, ich kann nicht schlafen.
Doktor, ich bin innerlich so unruhig.

Wissen Sie, was die haben?
   Alle das Gleiche. Die atmen falsch. Sie erliegen einem Reflex.
   Der Reflex geht so: Der Säbelzahntiger kommt um die Ecke, Sie erschrecken sich, holen tief Luft und rennen weg. Es hat einen Sinn, dass Sie beim Erschrecken einatmen. Müssen Sie, damit Sie schnell wegrennen können.

Unser Erbe – Einatmen

Wenn Sie erst nachdenken müssten: »Säbelzahntiger kommt ums Eck. Ich muss jetzt gleich wegrennen. Jetzt hole ich erst mal tief Luft …«, dann hätten Sie keine Chance, sich heute Abend in der Höhle fortzupflanzen, da können Sie Gift darauf nehmen. Darum sind wir heute Nachfahren von denen, die gleich Luft geholt haben. Wir sind Weltmeister im Erschrecken und Einatmen. Wir sind eine gewisse Elite, eine gewisse Auswahl. Nur diejenigen haben sich fortgepflanzt, die instinktiv tief einatmen, wenn sie unter Druck geraten.
   Wenn der Druck jäh kommt, das Telefon jetzt klingelt oder ein Ereignis Sie überrascht, atmen Sie ein. Immer ein bisschen.
   Nachdem Sie nicht alle Jahre mal einem Säbelzahntiger über den Weg laufen, sondern den ganzen Tag unter Druck stehen – wenn Sie ehrlich sind –, atmen Sie den ganzen Tag ein bisschen mehr ein als aus. Das macht nichts.
   Der Körper ist ein Regelsystem. Der hebt einfach den pH-Wert im Blut leicht an. Der regelt damit den überflüssigen Sauerstoff, den Sie eingeatmet haben, wieder weg. Ganz banal ist das.
   Das Blöde ist nur: Wenn Ihr pH-Wert im Blut ein bisschen ansteigt, fällt Ihr Kalziumspiegel. Kalzium, das ist das schnelle Stresssalz. Kalzium geht sofort herunter. Und das ist bitter.

Formel-1-Reflex

In Sekunden bis Minuten können Sie Kalzium rapide absenken. Und wenn Ihr Kalziumspiegel absinkt, und das tut er leider jeden Tag, wird Ihr Nervenkostüm übererregbar.

Sie werden noch nervöser.

Sie werden noch empfindlicher.

Sie erschrecken noch eher.

Sie fühlen sich noch mehr belastet und unter Druck.

Ein Teufelskreis – Sie werden immer nervöser.

Sie machen sich Ihren Druck, Ihren Stress, Ihre Nervosität selbst. Und sitzen dann im Wartezimmer beim Arzt und haben Kopfweh, Magenkrämpfe ...

info

Hyperventilationstetanie und der Pelzmantel

Wenn Sie eineinhalb Minuten ständig ganz tief einatmen – überatmen nennt das der Arzt, hyperventilieren –, dann kriegen Sie eine Hyperventilationstetanie, das heißt Kalziummangeltetanie, das heißt Pfötchenstellung, umfallen, Kollaps. Das erlebt der Hausarzt häufig. Man hat sich gestritten. Sie liegt auf der Couch und meint, sie stirbt. Sie meint es wirklich. Das ist echte Todesangst. Der Doktor spritzt Kalzium – souverän –, und alles ist vorbei. Dieses Spielchen hat man früher ausgebaut. So vor etwa 100 Jahren hat man ja in der Ehe sehr viel feiner miteinander zusammengelebt als heute. Das hat man so gemacht: Ehefrau wünscht sich Pelzmantel. Ehemann sagt nein. Ehefrau echauffiert sich, »Du liebst mich nicht mehr ... hhhhhh, hhhhhh, hhhhh-hhhh«. Eineinhalb Minuten, und sie kriegt die Pfötchenstellung und fällt um, Kollaps. Resultat: Die Ehefrau bekam einen Pelzmantel. Sehen Sie, diese Hochkultur des Zusammenlebens ist heute verloren gegangen. Wenn die Ehefrau sich heute aufregt, kriegt sie eben eine Calcium Sandoz verabreicht, und damit hat sich die Sache.

lauter intelligenzhäppchen

Also all diesen Menschen in der Arztpraxis ...

... müsste man nicht etwa Migränemittel oder Herzmittel oder Magenmittel geben oder Kreuzspritzen setzen oder Schlafmittel geben. Nein, denen müsste man sagen: »Atmen Sie aus«, und das sage ich Ihnen: »Atmen Sie aus.« Es gibt – ich übertreibe nicht – 100 Meter Bücher über Atemtechnik. Schlüsselbeinatmung, Zwerchfellatmung usw. Sie können die 100 Meter ganz schnell zusammenfassen: »Atmen Sie aus.«

In fünf Minuten zum Buddha

Sie atmen zurzeit 16-mal in der Minute. Sie müssten aber nur viermal. Das wissen Sie bloß nicht. Sie wissen gar nicht, was das bedeutet: viermal. Sie könnten es herausfinden. Sie nehmen die Uhr und atmen fünf Minuten lang viermal pro Minute. Ist überhaupt keine Kunst. Kann jeder! Wissen Sie, was dann passiert in den fünf Minuten? Ihr Kalziumspiegel steigt dermaßen an, das haben Sie noch nie bewusst erlebt, und Sie werden plötzlich ein Buddha, in nur fünf Minuten. Sie werden unangreifbar für Ihre Umwelt. Nichts dringt mehr ein. In fünf Minuten haben Sie Ihr Leben verändert. Sie halten das nicht für möglich. Sie sind in einem völlig anderen Bewusstseinszustand. Unangreifbar. Ruhig. Souverän.

Die Praxis – das Visitenkärtchen

»Aber ... der Säbelzahntiger kommt um die Ecke, und ich schnaufe ein. Ganz automatisch. Das ist doch ein Reflex. Da kann ich doch nicht erst kurz nachdenken und dann ausatmen ...« Ja, das ist schwierig. Der Reflex ist eher da, als Sie sich sagen: »Ich atme jetzt aus – aus Trotz.« Rein evolutionstechnisch gesehen sind Sie ein bisschen zu spät.

Formel-1-Reflex

Also: Sie brauchen für das sofortige Ausatmen ebenfalls einen Reflex, einen Gegenreflex.

Diesen Reflex müssen Sie sich erst züchten. Wie züchtet man sich einen Reflex? Das geht folgendermaßen: täglich zur gleichen Zeit vier Wochen lang etwas tun. Ist doch banal. Praktisch geht das so: Sie nehmen ein Visitenkärtchen, Sie schreiben darauf »Ausatmen!« und stellen dieses Visitenkärtchen neben Ihren Hauptstressor. Mein Hauptstressor ist das Telefon. Wenn das Telefon klingelt, rege ich mich auf. Dort habe ich das Kärtchen hingestellt mit »Ausatmen!«. Wenn das Telefon klingelt, muss ich hingucken, den Hörer abheben, und in dem Moment sehe ich »Ausatmen!«.

Tun Sie das auch. Wenn Sie das vier Wochen gemacht haben, werden Sie immer, wenn das Telefon klingelt, ausatmen. Und nicht mehr erschreckt einatmen. Sie haben's geschafft.

Wenn das Telefon nicht Ihr Hauptstressor ist, ist es vielleicht der Berufsverkehr. Dann kleben Sie sich auf die Frontscheibe des Autos unter den Rückspiegel das Kärtchen. Weil der Lastwagen ja rechts herauskommt, und sobald der ausschert, sehen Sie automatisch: »Ausatmen!«. Wenn Sie das vier Wochen gemacht haben, werden Sie immer dann ausatmen, wenn Sie im Straßenverkehr in eine bedrohliche Situation kommen. Reflexhaft. Damit haben Sie den ersten Teil vom Formel-1-Reflex. Der zweite steht auf Seite 106ff. Und dann können Sie ihn mit Iamon noch vervollkommnen (Seite 173ff.).

know-how

Der kurze Weg

Sie müssen nicht mal nachdenken, was Ihr Hauptstressor ist. Sie können es noch anders machen. Noch einfacher. Das Visitenkärtchen auf den Schreibtisch stellen, und immer, wenn Sie daran vorbeilaufen, atmen Sie aus. 20-mal jeden Tag. Einfach immer nur ausatmen, und plötzlich werden Sie ein ständiger Ausatmer. Ein reflexhafter Ausatmer. Sie lernen das instinktiv, immer auszuatmen. »A-u-s-a-t-m-e-n«, der Kalziumspiegel steigt, der Stress fällt ab.

Formel-1-Reflex

2. Teil – Schultern fallen lassen

Wenn Sie sitzen und lesen, wollen Sie sitzen und lesen. Tut keiner von Ihnen. Wissen Sie, was Sie tun? Sie arbeiten schwer körperlich. Sie nehmen eine Haltung ein, bei der Sie bestimmte Muskelpartien – nehmen wir mal die Schultermuskeln – ein bisschen benutzen, ein bisschen anspannen.

Völlig überflüssigerweise. Nur: Ein Muskel, nur 50 % angespannt, ist bereits zu 100 % von der Blutzufuhr abgeschnitten. Anspannung drückt die Blutgefäße zu, das heißt, der kriegt keinen Sauerstoff mehr. Das heißt, der Muskel wird sauer. Das heißt, der Muskel produziert Milchsäure – und das ist der Grund, warum Sie alle oben diese harten Muskeln haben. Weil Sie Schreibtischtäter sind, weil Sie ständig angespannt dasitzen.

Wie kann man nur ständig Milchsäure produzieren?

Wie kann man nur seinen Muskel isometrisch den ganzen Tag anspannen und ihn von der Blutzufuhr abschneiden, damit er sauer und hart wird? Wie kann man nur? Wenn Sie wenigstens Holz hacken würden. Da würden Sie Ihre Muskeln mal anspannen und mal entspannen, das wäre gesund, da wären sie durchblutet.

Nein, Sie produzieren sitzend Milchsäure, machen die armen Dinger sauer, haben deswegen da oben die Schmerzen, lassen sich massieren – und noch viel schlimmer, diese Milchsäure geht ins Blut. Die sickert langsam in den Körper, und Milchsäure ist der stärkste Müdemacher, den der Mensch kennt.

Weiß jeder Sportler. Und Milchsäure ist auch der Grund, warum der Schreibtischtäter nachmittags um 14 Uhr körperlich müde ist. Haben Sie das je verstanden? Sie produzieren sich Ihre Müdemacher durch Ihre Haltung. Durch Ihre angespannte Schultermuskulatur.

Autofahrermüdigkeit

Milchsäure ist der Grund, warum Sie nicht im Auto von hier nach Sizilien am Stück fahren können. Sie werden müde. Dabei ist Autofahren doch fast wie Schlafen. Sitze sind ergonomische Krücken, Sie haben Armstützen und ein Lenkrad, das sich mit einem Finger bewegen lässt. 100 Gramm Kraftaufwand. Das ist gar nichts. Sie sind trotzdem müde. Wissen Sie, warum? Weil Sie ständig Muskeln anspannen! Auch, wenn Sie unter Druck kommen, wenn Sie Stress verspüren. Fahren Sie heute mal ganz bewusst Auto. Sie ziehen ständig die Schultern hoch. Ein Reflex. Machen Sie ganz automatisch. Kommt der Mensch unter Druck, zieht er die Schultern hoch, spannt die Schultermuskeln an. Machen Sie automatisch. Man erklärt das so:

Berglöwe sprang auf Steinzeitmensch, Steinzeitmensch schützte seine Karotis, die wird nämlich von den Löwen oder Tigern immer

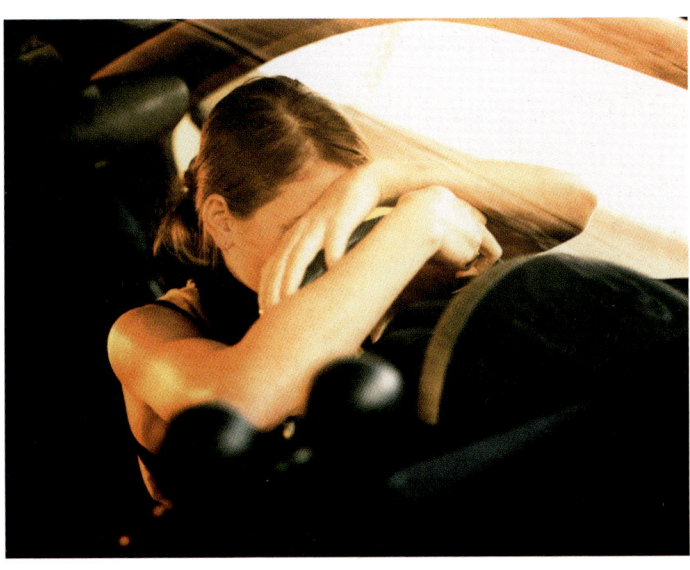

gerissen an der Antilope. Und dann blutet die aus. Darum hat der Steinzeitmensch lieber die Schultern hochgezogen – und ist geflüchtet.

Tun Sie auch. Das scheint noch so ein Rudiment zu sein von früher. Also immer unter Druck, am Schreibtisch, beim Autofahren.

Ich ertappe mich immer wieder dabei.

Noch ein Reflex, geklaut aus der Physiotherapie

Wie kann man verhindern, dass man sich dauernd verkrampft? Unter Stress, unter Druck verspannt? Sehen Sie, da gibt es wieder einen Reflex, aus der Physiotherapie abgeschaut. Da hat man entdeckt: Wenn man sagt, Schultern fallen lassen, dann passiert etwas Komisches. Das geht klick, klick, klick, klick bis hinunter in den großen Zeh.

Wenn Sie einfach nur die Schultern fallen lassen – aktiv, das können Sie machen –, dann rieselt das plötzlich durch den ganzen Körper. Plötzlich entspannt sich Ihr ganzer Körper.

Also haben wir einen zweiten Trick. Sie nehmen noch ein Visitenkärtchen (eines haben Sie schon von Seite 104), schreiben darauf: »Schultern fallen lassen!«.

Dieses zweite Kärtchen stellen Sie wieder entweder neben den Hauptstressor, also beispielsweise das Telefon, oder Sie kleben es an die Windschutzscheibe oder Sie stellen es einfach auf den Schreibtisch: »Schultern fallen lassen!« Und immer wenn Sie es sehen, lassen Sie die Schultern fallen. Dann entspannt sich Ihr Körper. Und mit ihm Ihr Geist.

Ein Kärtchen langt

Nur werden Sie natürlich nicht zwei solche Visitenkärtchen nehmen, sondern Sie sind schlau, Sie schreiben auf ein Visitenkärtchen. Fassen Sie zusammen – und dann heißt es: »Aaaaausatmen und Schultern fallen lassen!« Das werden Sie nicht mehr vergessen. Das ist der Trick! Und diese kleine Methode, dieser Formel-1-Reflex ändert Ihr Leben dramatisch.

Das Handgepäck fürs stressfreie Leben

Ahnen Sie, was gerade passiert ist? Sie haben plötzlich das erste Mal in Ihrem Leben, das erste Mal, eine Methode an die Hand bekommen, die praktisch ist, machbar ist – die die Ausschüttung von Adrenalin, dem Stressgifthormon, zuverlässig verhindert. Eine wunderbare Methode, die Ihnen hilft, adrenalinfrei zu leben. Den Stress (eigentlich seine Folgen) besiegt, den Geist souverän bleiben lässt. Ich kann Ihnen das gar nicht klar genug machen, was das bedeutet … Das ist ein Handgepäck, wie beim Fliegen. Das haben Sie immer bei sich.

Diesen Reflex können Sie sofort anwenden, bewusst, jetzt, in diesem Moment. Die Technik muss noch gar kein Reflex sein, und Sie haben schon den Benefit. Ahnen Sie, wie Sie Ihr Leben ändern, wenn Sie plötzlich am Schreibtisch nur noch entspannt sind – und nichts mehr Sie aufregt? Benutzen Sie das Kärtchen vier Wochen. Und Ausatmen-Schultern-fallen-Lassen wird zum Teil Ihres Lebens, zum Reflex.

interview
mit Klaus Kolb

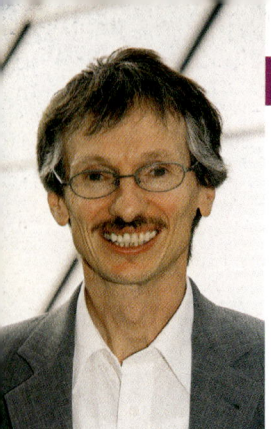

Zum guten Gedächtnis gehören Technik, Fantasie und Wasser

Der Mann, der nie vergisst: Klaus Kolb ist einer der führenden Mentaltrainer Deutschlands. 1995 nahm er als erster Deutscher an den World Memory Championships in London teil. Heute ist er Geschäftsführer der Gesellschaft für Gedächtnis- und Kreativitätsförderung (GGK).

Muss man sehr intelligent sein, um sich viel merken zu können?
Nein, überhaupt nicht. Natürlich schadet Intelligenz nicht. Sie hilft zum Beispiel, eigene Memostrategien aufzubauen. Aber es gibt auch Menschen, die sich kilometerlange Zahlenreihen merken können, jedoch nicht in der Lage sind, ihr Leben zu bewältigen. Sie können nicht mehr vergessen, was sie gelernt haben. Ein Problem!

Das ist Wasser auf die Mühlen aller, die behaupten, Memorieren sei nichts anderes als stures Auswendiglernen. Was sagt der Experte dazu?
Stimmt nicht. Für ein gutes Gedächtnis braucht man vor allem Kreativität und Fantasie. Je fantasievoller ich Neues mit vorhandenem Wissen verbinde, desto besser präge ich es mir ein. Dieses Phänomen aus der Werbung kennt jeder: Je fantasievoller und kreativer ein Produkt beworben wird, desto besser bleibt es im Gedächtnis haften. Dieses Prinzip funktioniert auch im eigenen Alltag. Man muss sich nur seine eigene Kreativwerkstatt einrichten.

Wie läuft das konkret?
Wenn Sie zum Beispiel Ihre Uhr von der Reparatur abholen wollen, stellen Sie sich vor, wie Sie Ihre Uhr auf Ihrem Auto transportieren. Das ist völlig absurd und unrealistisch, aber Sie werden es nicht vergessen.

Gibt es Menschen mit einer speziellen Begabung für das Memorieren – oder ist das eine Sache des Fleißes?
Thomas Edison, der Erfinder der Glühbirne, sagte einmal: »Erfolg ist zu 1 % Inspiration und zu 99 % Transpiration.« Das heißt: Eine ge-

wisse Begabung braucht man für alles, was man tut. Nur ist Kompetenz vor allem davon abhängig, wie lange und ausdauernd man sich mit einer Sache beschäftigt.

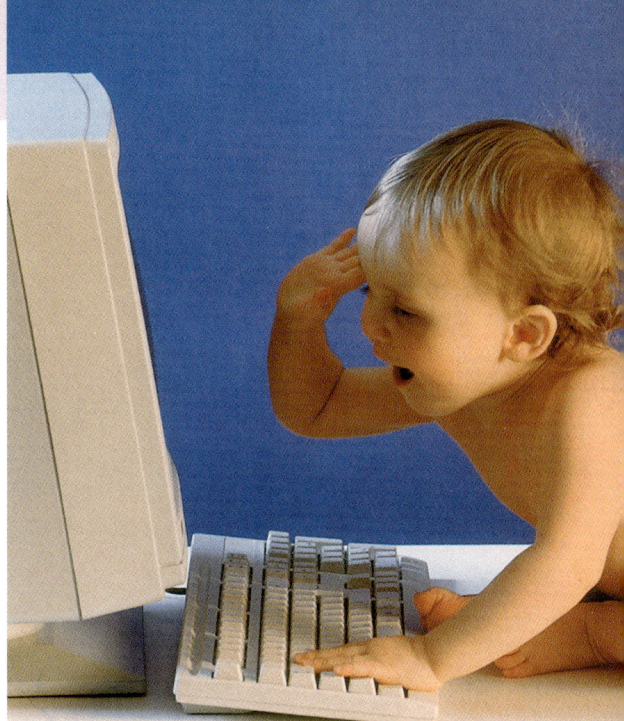

»Anstrengen« ist ein gutes Stichwort. Den meisten Menschen ist Lernen eine Qual. Warum macht Ihnen Memorieren Spaß?
Der Mensch ist von Natur aus auf Lernen und Spaß ausgerichtet. Kinder lernen mit Lust und Neugierde. Das menschliche Gehirn kann eigentlich nicht anders, als ständig zu lernen. Das Problem ist nur: Vielen Menschen wurde der Spaß am Lernen durch schlechte Noten in der Schule verleidet.

Und so lassen sie ihren Kopf ungenutzt und helfen sich mit Handys, Taschenrechnern und Organizern. Die Folgen?
Viele Kinder können heute beispielsweise nicht mehr kopfrechnen. So schön es ist, dass Laptops und Organizer heute das Gehirn entlasten, wird es auf der anderen Seite nicht mehr trainiert.

Jeder googelt und sagt: Ich weiß es nicht; aber ich weiß, wo es steht.
Einerseits muss ich heute im Prinzip gar nichts mehr im Kopf haben. Andererseits ist ein Mensch, der gewisse Informationen im Kopf hat, zum einen flexibler, sicherer und selbstbewusster; zum anderen spart er Zeit und beugt Stress vor.

Wie denn das?
Ich kann schnellere und sicherere Entscheidungen treffen, wenn ich nicht mehr nachschauen muss. Und ich entledige mich quälender Fragen – zum Beispiel: Habe ich auch wirklich die Haustüre oder mein Auto abgeschlossen?

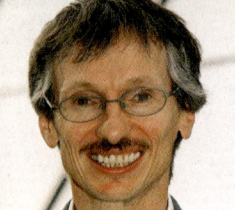

interview
mit Klaus Kolb

Sie sagen: Gedächtnistraining steigert das Selbstbewusstsein.
Ja, das Selbstbewusstsein, das Selbstvertrauen und die Motivation. Man kann besser sparten- oder fachübergreifend denken, wird zum Querdenker. Wenn ich eine gewisse Basis an Wissen habe, kann ich Vergleiche ziehen und bin einfach flexibler. Dazu kommt: Mit Gedächtnistraining verschaffe ich mir Erfolgserlebnisse. Und das motiviert.

Was bringt Gedächtnistraining noch?
Es wirkt sich positiv auf die Konzentrationsfähigkeit aus, es verhindert den altersbedingten geistigen Abbau und es verbessert die Lebensqualität, weil ein gutes Gedächtnis die Grundlage für Wissen und Bildung ist.

Wie halten Sie Ihr Gehirn in Schuss?
Gedächtnistraining allein ist keine Garantie für ein gutes Gedächtnis. Wenn ich zu wenig trinke, trocknet mein Gehirn regelrecht aus. Der menschliche Körper besteht je nach Alter bis zu 70 % aus Wasser. Und Wasser ist sozusagen das Öl, ohne das die Gehirnmaschine nicht läuft. Und die richtige Ernährung gehört natürlich auch dazu. Nüsse und Fische sollten öfter auf dem Speiseplan stehen.

Nützt es, wenn man sich während des Denkens bewegt?
Es gibt Untersuchungen, die nachgewiesen haben, dass man sich Dinge besser einprägen kann, wenn man sich auf einem Hometrainer bewegt, als wenn man still sitzend lernt.

Welche Rolle spielt die Entspannung?
Eine sehr große Rolle. Nur ein entspanntes, ungestresstes Gehirn ist aufnahmefähig.

Und wie ist das mit den Emotionen?
Die sind auch sehr wichtig. Wenn die Gefühle zu stark sind, lenken sie zu sehr ab. Am besten lernt man, wenn man sich in einer positiven, aber ruhigen Gefühlslage befindet.

Wenn ich Dinge mit Gefühlen verbinde, prägen sie sich besser ein. An den ersten Kuss zum Beispiel, der besonders aufregend war, kann sich jeder gut erinnern.

know-how

Das können Sie im Alltag für Ihr Gedächtnis tun

- Versuchen Sie, das Memorieren in Ihren Alltag zu integrieren – Techniken finden Sie auf Seite 79 und 84.
- Lernen Sie kontinuierlich, das heißt: lieber mäßig, dafür aber regelmäßig. Besser täglich zehn Minuten lernen als einmal im Monat zwei Stunden.
- Nutzen Sie jede Gelegenheit, die sich im Alltag bietet, um Ihr Gehirn zu trainieren. Versuchen Sie im Supermarkt, die Preise aller eingekauften Artikel im Einkaufswagen zu memorieren und am Schluss die Endsumme zu überschlagen. Kleiner Nebeneffekt: Sie zahlen nicht ahnungslos drauf, falls sich die Kassiererin vertippen sollte.
- Verbannen Sie die Zettelwirtschaft aus Ihrem Haushalt. Versuchen Sie, Einkaufslisten, Adressen und Telefonnummern in Ihrem Kopf zu speichern. Und genießen Sie das Gefühl von Freiheit und Unabhängigkeit.
- Sind Sie nun auf den Mindness-Trip gekommen und wollen noch mehr über Gedächtnistraining erfahren? Dann lesen Sie die Bücher von Klaus Kolb: »Gedächtnistraining«, »Gedächtnistraining im Job« und »Leichter lernen mit Köpfchen und Spaß« (alle im GU-Verlag erschienen). Schnupperkurs: Auf Seite 84 lernen Sie, sich mit seiner Methode Begriffe einzuprägen, auf Seite 188ff. Namen. Kluge Klaus-Kolb-Infos im Netz: www.memoquotient.com; www.memoriade.net (Deutsche Gedächtnismeisterschaft).

Glauben
ist auch Medizin

jede Krankheit ist heilbar, nicht aber jeder Kranke«, sagte ein berühmter Apotheker des 19. Jahrhunderts namens Émile Coué. Und umschrieb damit unsere wunderbare Fähigkeit, uns selbst heilen und fit halten zu können. Nur durch unseren Kopf. Durch unseren Willen, unseren Glauben, unsere Hoffnung und unsere Vorstellung.

Glaube heilt. Wer's nicht glaubt, sollte nach Lourdes reisen. Zu der berühmten Grotte, in der einem Hirtenmädchen 1858 die Madonna erschienen sein soll. Seither pilgern jedes Jahr Kranke und Gebrechliche in Millionenscharen in das französische Pyrenäendorf. Angezogen vom genius loci. Und vom Lourdschen Quellwasser, dem man heilende Kräfte nachsagt. Und das scheint wirklich zu helfen. Seit 1862 registrierte die katholische Kirche offiziell 65 Fälle von Wunderheilung in Lourdes. Inoffiziell sind es angeblich noch viel mehr, etwa 2000.

Und noch mehr Wunder

Kennen Sie die Geschichte von dem Amerikaner Jim Howley, der am 22. August 1988 die Diagnose AIDS gestellt bekam – und sein Todesurteil: Sie haben noch 18 Monate. Sieben Jahre später machte er seinen ersten Triathlon in Hawaii, wurde Ironman. Oder die Geschichte von dem kleinen krebskranken Jungen, den alle abge-

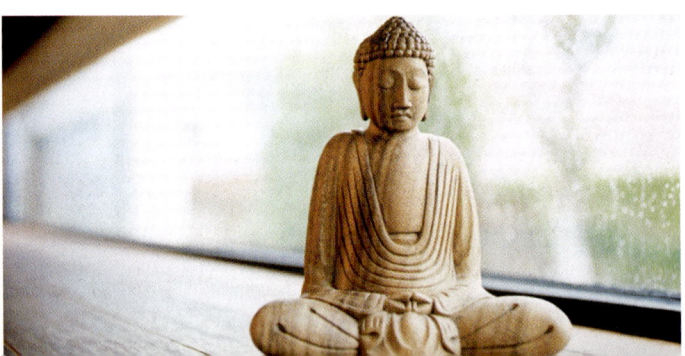

Glauben

schrieben hatten. Der mit einer Visionstechnik kleine Kampfflugzeuge gegen Krebszellen ansetzte – und der Tumor verschwand. Von dem Mädchen, das mit Leukämie nach Lourdes kam – und gesund nach Hause.

Es gibt viele dieser Geschichten. Manche Ärzte sagen dazu Spontanremission. Ein neues Wort für Wunder. Man könnte auch sagen: Glaube heilt. Die Kraft, auch die Heilkraft unseres Geistes ist nämlich viel, viel größer, als man denkt. Der Wille ist ganz schön stark. Oder was meinen Sie, womit man einen Marathon läuft? Mit den Beinen? Nein. Den läuft man mit dem Kopf.

Gefühle rauben oder schützen die Gesundheit

Die Auslöser von Krankheiten sind oft Hürden und Belastungen des Alltags, denen wir nur schwer aus dem Weg gehen können: Stress, Ängste, Trauer, Hass (anderen und sich selbst gegenüber), Hilflosigkeit, Minderwertigkeitsgefühle, Einsamkeit. Sie erhöhen den Blutdruck, schwächen das Immunsystem, verlangsamen den Stoffwechsel und drosseln die Entgiftung, verringern die Sauerstoffzufuhr – das Lebenselixier jeder Zelle. Am Ende werden wir krank. Kriegen Rheuma, Allergien, Herzinfarkt, Schlaganfall, Magengeschwüre, Nierenversagen oder Krebs.

Das ist die schlechte Nachricht. Aber es gibt auch eine gute. Genauso wie negative Gefühle – als Folge von Stress und Lebenskrisen – krank machen, können positive Gefühle Krankheiten verhindern und sogar heilen.

Der Glaube ist kein Wundermittel

Weil nicht jeder so viel Frömmigkeit aufbringen kann wie jene Herzpatientin, der man bei einer Bypassoperation die Aortenklappe eines Schweins implantierte. Worauf sich die tiefgläubige Jüdin

lauter intelligenzhäppchen

nur schwer erholte. Erst als ein Rabbi an ihr Krankenbett gekommen war und die Schweineklappe segnete, ging es ihr wieder besser. Aber der Glaube kann sich positiv auf die Genesung von einer Krankheit auswirken. Er kann verhindern, dass man krank wird. Und er kann helfen, besser mit Krankheiten umzugehen. Warum? Weil Glaube – egal, ob an Gott, Buddha, Allah oder das Gute im Menschen – starke Gefühle der Seele schafft, Hoffnung, Freude und Erwartung. Und das bewahrt Ihre Gesundheit.

know-how

Wie Glaube heilen kann

›› Forscher des New Yorker Krebszentrums Sloan Kettering Cancer Center fanden heraus, dass gläubige Krebspatienten besser mit ihrer Diagnose zurechtkommen.

›› Die kalifornische Alameda-Studie von William Strawbright hat sich mit Spiritualität und Gesundheit beschäftigt. Untersucht wurden 5286 Menschen zwischen 1965 und 1993. Ergebnis: Gläubige sind eher bereit, Sport zu treiben, sich gesund zu ernähren und mit dem Rauchen aufzuhören.

›› Die Universität Duke in North Carolina untersuchte den Zusammenhang von Glaube und Zigarettenkonsum. Ergebnis: Gläubige rauchen weniger – sehr Fromme sogar bis zu 90 % weniger.

›› Mediziner der Duke-Universität untersuchten die Wirksamkeit von spirituellen Behandlungsmethoden bei Herzkranken. Demnach gesundeten solche Patienten, die mit Handauflegen und Gebeten therapiert wurden, besser als konventionell behandelte Patienten.

›› Hirnforscher fanden heraus, warum praktizierende Buddhisten tatsächlich glücklicher sind als andere. Weil bei ihnen eine bestimmte Gehirnregion, der sogenannte linke präfrontale Lappen, nahezu ununterbrochen aktiv ist – ein für positive Emotionen typisches Merkmal (Quelle: Owen Flanagan von der Duke-Universität in Durham).

Glücklich *sind die geistig Reichen*

der Weg zum Glück. Die Glücksformel. Die Suche nach dem Glück. Jeder Tag ein Weg zum Glück. Das kleine Buch vom wahren Glück. Mehr Zeit fürs Glück. Die zehn Geheimnisse des Glücks. Zurück zum Glück … Es gibt unzählige Ratgeber, die Glück versprechen. Nur – die meisten Menschen suchen dennoch ein Leben lang danach.

Spaß ist nicht gleich Glück

Früher hat die Religion den Menschen die Frage nach dem persönlichen Glück beantwortet: Verhalte dich redlich, achte deine Mitmenschen, fürchte deinen Gott – zur Belohnung dafür wirst du in den Himmel kommen. Oder ins Nirwana, in die ewigen Jagdgründe. Irgendwohin, wo es schöner ist als hier …

Seit zwei Jahrhunderten allerdings will in unseren Breitengraden niemand mehr so recht an das Paradies glauben. Weshalb der moderne Mensch des Westens begann, sich das Paradies auf Erden einzurichten. Das heißt: Er lässt es sich gutgehen, so gut er kann. Er trinkt Alkohol, isst Schokolade und Hamburger, amüsiert sich vor dem Fernseher, spielt Computerspiele, hat Sex ohne Liebe. Vergnügen nennt man das. Der US-Psychologe Martin E. P. Seligman nennt es in seinem Buch »Der Glücksfaktor« (Lübbe-Verlag) auch »Abkürzung zum Glück«. Ein wunderbares Buch. Auch wenn das Thema »positive Psychologie« in der Fachwelt sehr umstritten ist. Zu Recht. Man kann sich nicht immer alles schöndenken. Geld gehört übrigens auch zu diesen Glücksabkürzungen. Mit Geld kann man sich schließlich alles kaufen – außer einen Marathon. Den müssen Sie selbst laufen.

Das kurze Glück schmeckt bitter nach

Warum sind dann reiche Menschen, wenn überhaupt, nur unwesentlich glücklicher als arme? Zunächst lässt sich das sehr leicht beantworten: Das Glück, das man durch Vergnügungen erlangt, ist nur von kurzer Dauer. Es hört unmittelbar auf, wenn man das Bonbon zu Ende gelutscht hat. Nun könnte man natürlich den ganzen Tag mit Bonbonlutschen, Filmegucken und Schaumbaden verbringen. Tun ja auch viele Menschen. Trotzdem macht sie diese lückenlose Anhäufung von Glücksmomenten nicht glücklich. Sie fühlen sich leer, bekommen schlechte Laune. Seltsam, was?

Glück entsteht im Kopf

Warum sind wir überhaupt unglücklich? Warum können wir nicht von Natur aus fröhlich und unbeschwert durchs Leben ziehen? Ganz einfach: Weil wir sonst kaum überleben würden. Wir würden naiv in jede Falle tappen, würden uns Menschen anvertrauen, die uns nicht guttun. Alle diese negativen Emotionen wie Angst, Trau-

know-how

Glück kann man messen

Glückliche Menschen haben weniger Kortisol im Blut. Das Stresshormon macht Diabetes, Bluthochdruck, schadet dem Immunsystem und dem Hirn. Wer unter Depressionen leidet, hat höhere Kortisolwerte. Londoner Forscher untersuchten 200 Personen im Alter von 45 bis 59, die ein Glückstagebuch schrieben. Die mit den wenigsten Glücksmomenten im Alltag hatten die höchsten Kortisolwerte und entwickelten unter Stress viel mehr vom Blutgerinnungsstoff Fibrinogen als glückliche Menschen. Risiko für die Gefäße, Risiko fürs Hirn!

er, Wut oder Kummer haben ihren biologischen Sinn. Nun hat sich unser Gehirn aber leider dahingehend entwickelt, dass diese Unglücksgefühle sich in unseren Köpfen eingenistet haben und zur Dauerbelastung werden können. Wir steuern dann zum Beispiel mit Schokolade dagegen. Was zur Folge hat, dass wir dicker werden, während der Kummer bleibt. Er wird sogar größer, weil wir zudem noch unglücklich über unsere Pfunde sind. Wie kommen wir aus dieser Nummer raus? Wir müssen uns selbst umprogrammieren. Indem wir nach glücklichen Momenten in unserer Vergangenheit suchen. Und Frieden schließen mit den Dämonen, die uns quälen. Das ist die eine Strategie auf der Suche nach dem Glück. Die zweite: Tun. Und dadurch die negativen Emotionen umprogrammieren.

Happyness by doing

Was treibt den Extrembergsteiger, sich immer wieder mörderischen Gefahren und Strapazen auszusetzen? Er kriegt kein Geld dafür. Auch keinen Ruhm – die Rekorde sind alle schon längst gebrochen. Oft wissen die Bergsteiger keine richtige Antwort auf diese Frage; dann sagen sie gerne, ihre Leidenschaft beschere ihnen ein Art spirituelles Erlebnis. Was sie damit meinen, gilt als eine der wichtigsten Weisheiten der buddhistischen Lehre: »Der Weg ist das Ziel.« Wahrscheinlich ist das die älteste Glücksformel der Welt.

Es geht also ums Tun. Aktives Tun. Sinnvolles Tun? Klar, wer wie Nina Hagen Todkranken hilft, belohnt seine Seele, weil er anderen Gutes tut. Aber Bergsteigen? Tut man vor allem für sich selbst. Macht aber dennoch glücklich. Weil man, wie Seligman schreibt, mit jedem Tun »seelisches Kapital« für seine Zukunft investiert. Auch Seligman glaubt, was Mihaly Csikszentmihalyi in die Welt trug: dass alles glücklich macht, was der Mensch im Zustand selbstvergessener Konzentration macht, im sogenannten Flow (siehe Seite 96ff.). Er unterscheidet zwischen Hoch-Flow-Typen (Menschen, die ihre Freizeit aktiv gestalten) und Niedrig-Flow-Typen (Menschen, die abends vor der Glotze abhängen). Hoch-Flow-Typen neigen weniger zu Depressionen. Sie haben mehr Erfolg im Leben und eine höhere Lebenserwartung.

Sechs Strategien für ein glückliches Leben

Sammeln Sie **Freunde** um sich

Unglückliche und depressive Menschen neigen dazu, sich zurückzuziehen und Kontakte zu vermeiden. Wer dagegen offen ist, häufig ausgeht und Freundschaften pflegt, scheffelt viele Punkte auf seinem Glückskonto. Eine feste Partnerschaft oder eine Ehe macht nachweislich glücklicher als ein Singleleben (die flüchtigen Liebesabenteuer, die Singles erleben, fallen unter die Rubrik »vergängliche Vergnügungen«). Wichtig: Die Partnerschaft muss gut sein. Schlecht Verheiratete oder Liierte stehen auf der untersten Stelle der Skala des Glücklichseins.

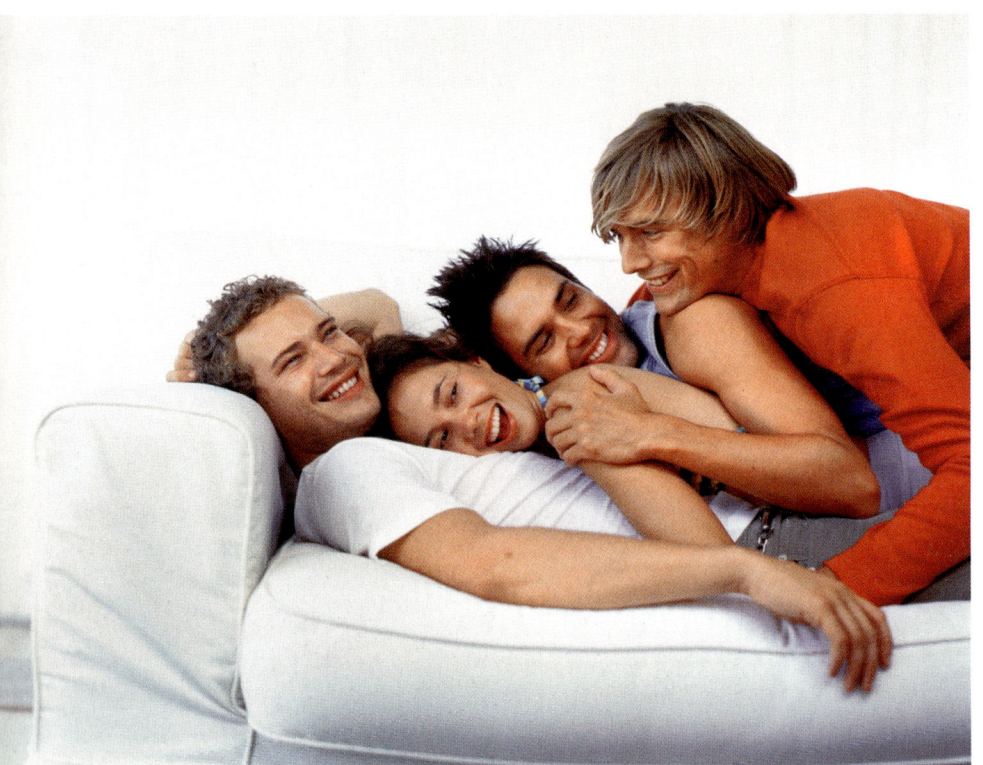

Glauben Sie an einen höheren Sinn

Es muss nicht unbedingt der liebe Gott mit weißem Bart sein, dem Sie huldigen. Das heißt: Es geht nicht um naive Frömmelei oder inbrünstige Bigotterie. Glauben heißt ganz einfach: dem Leben einen tieferen Sinn abzugewinnen. Mehr darin zu sehen als die Suche nach Geld, Freizeit und Spaß. Wer sich mit – egal welcher – Religion beschäftigt, stößt auf Themen, die sich mit der Sinnfrage beschäftigen. Es geht um Tugenden wie Respekt, Liebe, Vertrauen, Mut, Geduld, Fleiß. Religionen sind die ältesten und nach wie vor bewährtesten Anleitungen in der Kunst des Glücklichseins.

Schauen Sie nach vorne – mit Zuversicht

Glück ist eine Sache der inneren Einstellung. Die ist bei vielen Menschen geprägt von den Philosophien der letzten Jahrhunderte,

info

Die verhexte Echse

Seligman erzählt von einem Bekannten, der eine Eidechse in seiner Wohnung beherbergte. Am ersten Tag saß sie regungslos in der Ecke des Terrariums, obwohl ihr der Mann die schönsten Leckerbissen zum Fressen anbot. Am zweiten Tag wiederholte er das Prozedere – keine Reaktion. So ging das weiter am dritten Tag, am vierten ... Bis ihm zufällig eine Zeitung auf den Fressnapf fiel. Da bewegte sich das Tier plötzlich, zerfledderte die Zeitung und begann zum ersten Mal zu fressen. Da verstand der Mann: Die Echse muss jagen, um glücklich zu genießen. So ähnlich ist das mit uns Menschen auch. Das Feierabendbier schmeckt am besten nach einem harten Arbeitstag. Das heiße Bad tut am besten nach einem Spaziergang im Regen. Der Sex ist am besten nach einem intensiven Gespräch. Denken Sie immer daran und bleiben Sie aktiv.

zum Beispiel von Karl Marx oder Sigmund Freud. Vom sogenannten Determinismus. Determinsten sagen: Du bist ein Produkt deiner Vergangenheit, deiner Herkunft, deiner Kindheit, deiner Bildung. Deterministisch über andere zu denken ist gut – man begegnet ihren Schwächen milder, wenn man weiß, woher sie kommen. Deterministisch auf sich zu schauen ist dagegen schlecht. Man sieht sich dann als hilfloses Opfer einer ungünstigen Vorbestimmung. Wird resigniert, pessimistisch, verbittert. Sagt sich: einmal Verlierer, immer Verlierer. Und verbaut sich alle Rettungswege, die aus der Tristesse des Unglücklichseins führen.

Empfinden Sie echte Dankbarkeit

Kein Wunder, dass die Menschen so unglücklich sind, solange sich die Dankbarkeit auf ein Höflichkeitsritual beschränkt. Aufs Danke sagen oder schreiben, wenn man etwas geschenkt bekommt. Aber wann bedankt man sich schon für die scheinbar selbstverständlichen Dinge – Gesundheit, ein Dach über dem Kopf, eine gute Ehe, einen guten Job? Dankbarkeit kann man lernen und üben. Das geht folgendermaßen:

» Küren Sie in regelmäßigen Abständen einen Menschen, der Ihnen viel bedeutet. Einen Freund, der Ihnen in kritischen Zeiten beigestanden hat. Oder einen Lehrer, dem Sie wertvolles Wissen verdanken. Schreiben Sie eine kurze Dankesurkunde. Die überreichen Sie dann dem Betreffenden bei einem Besuch.

» Nehmen Sie sich jeden Abend fünf Minuten Zeit und notieren Sie auf ein Blatt Papier mindestens fünf Gründe, für die Sie in den letzten 24 Stunden dankbar gewesen sind: das schöne Wetter zum Beispiel, der Anruf der besten Freundin, das leckere Eis, den interessanten Zeitungsartikel.

Vergeben Sie

»Wie auch wir vergeben unseren Schuldigern«, heißt es im »Vater unser«, und man kann diesen Satz nicht oft genug wiederholen.

Glück

Wie oft wird jeder Mensch in seinem Leben beleidigt, verletzt, gedemütigt? Abertausende Male. Jede dieser Verletzungen speichert das Gehirn. Die Erinnerung an den bösen Lehrer steigen hoch, sobald man an die Schulzeit denkt. Der Scheidungskrieg bohrt sich ins Bewusstsein, wenn einem alte Fotos in die Hände fallen. Auf diese Weise entsteht schlechte Stimmung, eine Art Abfallprodukt aus der Vergangenheit.

Und so wandeln Sie die trüben Gedanken in gute um: Sie müssen die Opferrolle aufgeben und die unbeglichenen Rechnungen ohne die Täter abarbeiten. Das Prinzip der Vergebung funktioniert folgendermaßen:

» Setzen Sie sich an Ihren Schreibtisch und erinnern Sie sich an eine Situation, die Ihnen auf der Seele lastet. Stellen Sie sie sich so konkret wie möglich vor, visualisieren Sie sie. Da werden erst einmal schlechte Gefühle aufsteigen.

» Und nun versuchen Sie sich in die Situation des Täters zu versetzen. Jetzt relativieren Sie das Ganze: War der Handtaschenräuber nicht ein ziemlich armer Schlucker? Sah er nicht aus, als hätte er nichts zu essen?

» Nun denken Sie an eine Situation, in der man Ihnen vergeben hat. Das macht Sie großmütig.

» Jetzt das große Finale: Nehmen Sie Papier und Stift zur Hand und schreiben Sie dem Täter einen Vergebungsbrief. Den müssen Sie nicht abschicken, Sie machen das alles nur für sich. Aber bewahren Sie ihn gut auf. Und nehmen Sie ihn zur Hand, wenn die Situation später wieder in Ihnen hochkommt.

Bleiben Sie immer aktiv

Fragen Sie sich bei allem, was Sie tun: Wird es mich kurz- oder langfristig glücklich machen? Gehen Sie wandern, lesen Sie ein interessantes Buch, helfen Sie Freunden beim Umzug, hören Sie zu, wenn andere Sie um Rat fragen, gehen Sie einem Hobby nach, treiben Sie Sport, kochen Sie selbst. Auf den sinnlosen Spaß müssen Sie deswegen nicht verzichten. Damit ist es wie mit Alkohol, Zigaretten und Süßigkeiten. Das macht Sie glücklich, solange Sie maßvoll damit umgehen.

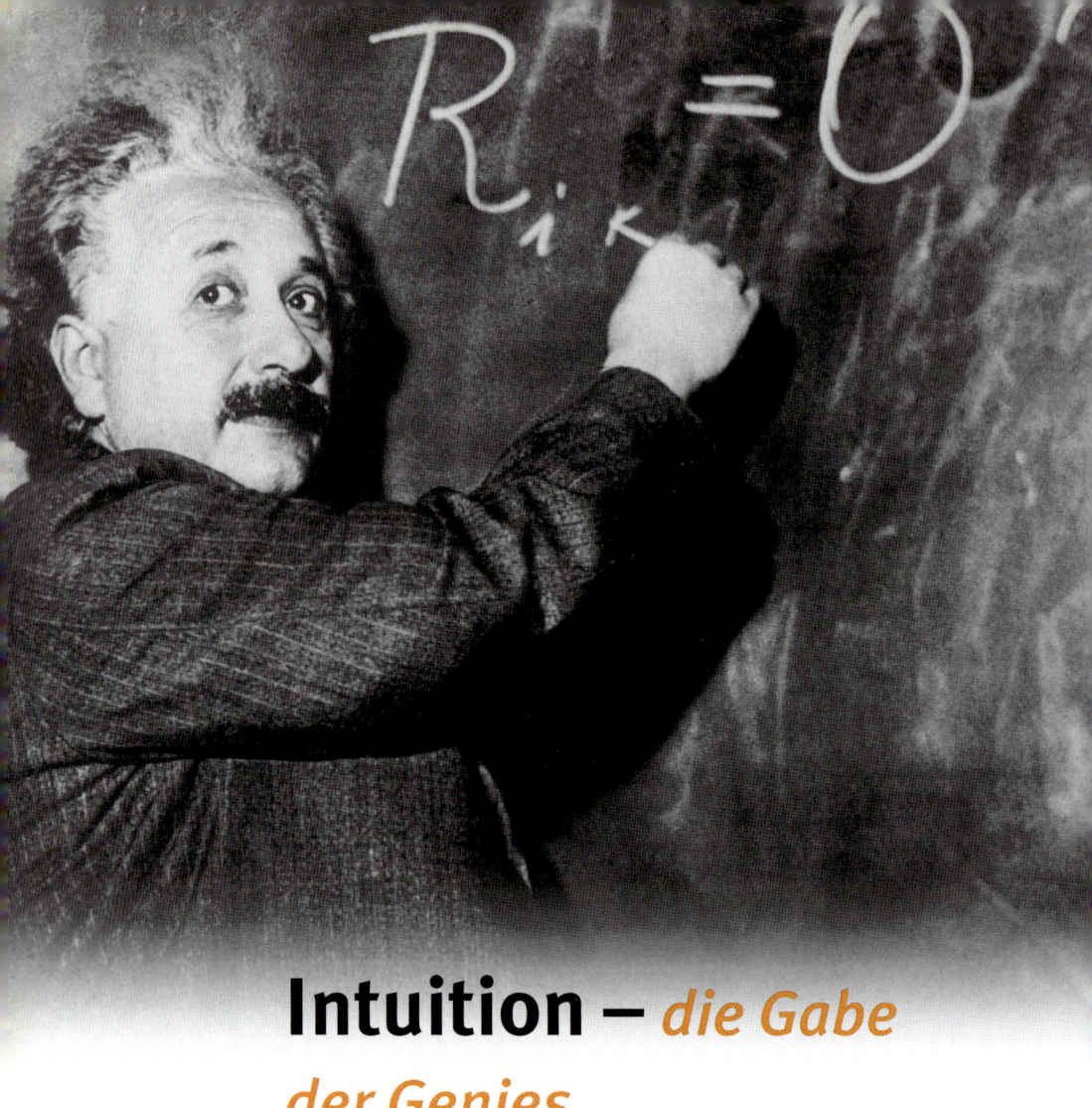

Intuition – *die Gabe der Genies*

Wenn man über Genies schreibt, dann fällt zwangsläufig sein Name. Nur: Wer weiß schon, dass sein Kindermädchen ihn »den Depperten« nannte. Albert Einstein war nämlich ein sprachlicher Spätentwickler. Es ist eben alles relativ. Auch das, was sich die Forscher unter Genies vorstellen. Die einen sagen, Genialität entspringe dem Zufall, die anderen behaupten, der Ursprung der Genialität sei Logik. Weiter greift die Schere nicht. Um bei Einstein zu bleiben: Er sah Genialität nicht in der Logik, sondern in der schöpferischen Intuition. Sein Gehirn saß also im Bauch. Deswegen konnten die Forscher, die sein Hirn in 240 Blöcke schnitten, das Geheimnis seiner Genialität nicht lüften. Aber mit Sicherheit war es die Gabe der Intuition. Er selbst nannte sie »ein Gottesgeschenk«.

Was ist Intuition?

Begreifen. Eine Idee. Eine Entscheidung aus dem Bauch heraus. Ein Geistesblitz, der aus dem Nichts auftaucht. Aus Ihrem Unterbewusstsein, das die Erkenntnis, das Wissen, die Lösung an Ihr Hirn schickt. Der Weg dazu nennen die Wissenschaftler Inkubation (lateinisch für Ausbrütung). Ihr Unterbewusstsein knobelt an einer Frage herum, findet die Lösung dann, wenn Sie ihm Zeit lassen und nicht grübeln. Dann irgendwann kommt die Intuition zum Zug.

Egal, ob Albert Einstein oder Sigmund Freud oder Bill Gates, Geniales wurde von ihnen nicht ergrübelt, sondern kam aus dem Bauch heraus. Plötzlich. Dann, wenn Körper, Geist und Seele entspannt waren.

Die Intuition und der Notizblock in allen Lebenslagen gehören zu den Kreativen. Denn die Intuition wohnt nicht am Schreibtisch. Eher unter der Dusche oder auf der Wiese, beim Auspacken eines fettigen Schweizer Käses am Kahlen Berg. Wo Bruckner das Leitmotiv für seine Neunte Symphonie kam.

Auch wer seine Intuition verloren hat, unter Stress begräbt, kann sie neu entdecken. Mit ein bisschen Übung. Und ein wenig Mut.

In drei Schritten zum Geistesblitz

Längst weiß die Forschung: Wer aus dem Bauch heraus entscheidet, ganz intuitiv, kommt schneller und zu einer besseren Lösung als derjenige, der nachgrübelt. Fragen Sie Ihren Bauch. Und wenn Sie Geduld aufbringen zu warten, werden Sie auch eine Antwort erhalten – in aller Regel dann, wenn Sie gerade mit etwas völlig anderem beschäftigt sind.

1. Schritt – Fragen ausdenken

Denken Sie sich ein bis drei möglichst konkrete Fragen aus. Beispielsweise: Sollte ich mich jobmäßig verändern? Nehme ich dafür auch weniger Geld in Kauf? Kann ich meiner Familie einen Umzug zumuten? Oder einfacher: Wie könnte der Titel meines Buches lauten? Was schenke ich meiner Frau zum silbernen Hochzeitstag? Psychologen raten: Nachdenken kann man über Alltägliches. Komplexe Entscheidungen sollte man nicht dem Verstand überlassen, sondern dem Unterbewussten, dem Bauch.

2. Schritt – Entspannen

Entspannen Sie sich durch ruhiges Atmen, Meditation oder laufend. Vielleicht machen Sie ein paar Minuten die Iamon-Übung von Seite 177ff. Und dann lassen Sie Ihre Fragen einige Male vor Ihrem inneren Auge vorbeiziehen.

3. Schritt – Vergessen

Nun vergessen Sie die Fragen. Überlassen sie einfach Ihrem Unterbewusstsein, das für Sie arbeiten wird. Seien Sie dabei nicht ungeduldig. Irgendwann, wenn Sie es gar nicht erwarten, kommt die Lösung. Natürlich nur in einem Augenblick, in dem Sie sehr entspannt sind. Wenn Ihre Endorphine hoch sind. Mir kommt's dann immer beim Laufen einfach so in den Kopf geschossen.

Mit der folgenden Intuitionsübung machen Sie sich erst einmal mit Ihrem Bauch vertraut.

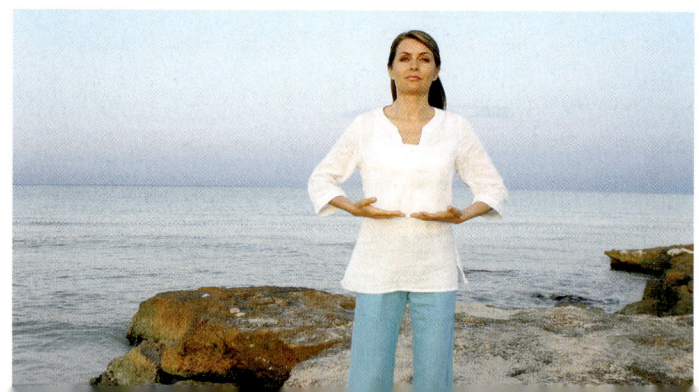

know-how

So spüren Sie Ihre Intuition

Intuition heißt auch Bauchgefühl. Warum? Weil man sie spürt. Richtig spürt. Im ganzen Körper, vor allem im Bauch. Jeder kennt die berühmten Schmetterlinge, die urplötzlich im Bauch wild herumschwirren. Und das nur, weil irgendein Mensch einen anblickt – nur, weil wir uns intuitiv sofort in genau diesen noch völlig fremden Menschen verliebt haben. Jeder kennt auch den Stein im Magen. Bleischwer sitzen Angst, Kummer und Sorgen im Bauch, drücken, schmerzen, brennen, schnüren uns die Luft ab. Auch das ist ein intuitives Gefühl. Es sagt uns: So geht's nicht weiter, du denkst und rennst in die völlig falsche Richtung. Bleib stehen, komm zur Ruhe, spür nach, lass dir von mir, deinem Bauch, deiner Intuition zeigen, wo der Ausweg – der leichte, schöne Weg – ist.

Und so funktioniert das intuitive Nachspüren

›› Nehmen Sie zum Üben irgendeine leichte, einfache Entscheidung, vor der Sie momentan stehen. Zum Beispiel: Soll ich lieber mit Maier oder mit Müller zum Mittagessen gehen? Oder: Soll ich nach Berlin lieber den Flieger oder den ICE nehmen?

›› Setzen Sie sich entspannt hin, atmen Sie dreimal tief durch und stellen Sie sich dann Alternative A so intensiv wie möglich vor. Spüren Sie, wie sich das in Ihrem Körper, in Ihrem Bauch anfühlt. Warm, weit, angenehm – oder verspannt sich was, drückt es, tut etwas weh? Machen Sie das Gleiche mit Alternative B. Wieder dreimal tief durchatmen, dann intensiv vorstellen und nachfühlen, wie sich diese Möglichkeit anfühlt. Sind beide wenig spürbar oder eher unangenehm, suchen Sie nach einer weiteren Alternative und wiederholen Sie das In-sich-Hineinhorchen, bis Sie eine deutlich angenehme Körperresonanz bekommen.

›› Gewöhnen Sie sich an, bei jeder Entscheidung Ihren Bauch zu befragen. Sie werden verblüfft sein, wie einfach das ist und wie gut Ihr Bauch Sie berät. Immer. Bald werden Sie auch wichtige Entscheidungen intuitiv richtig treffen können.

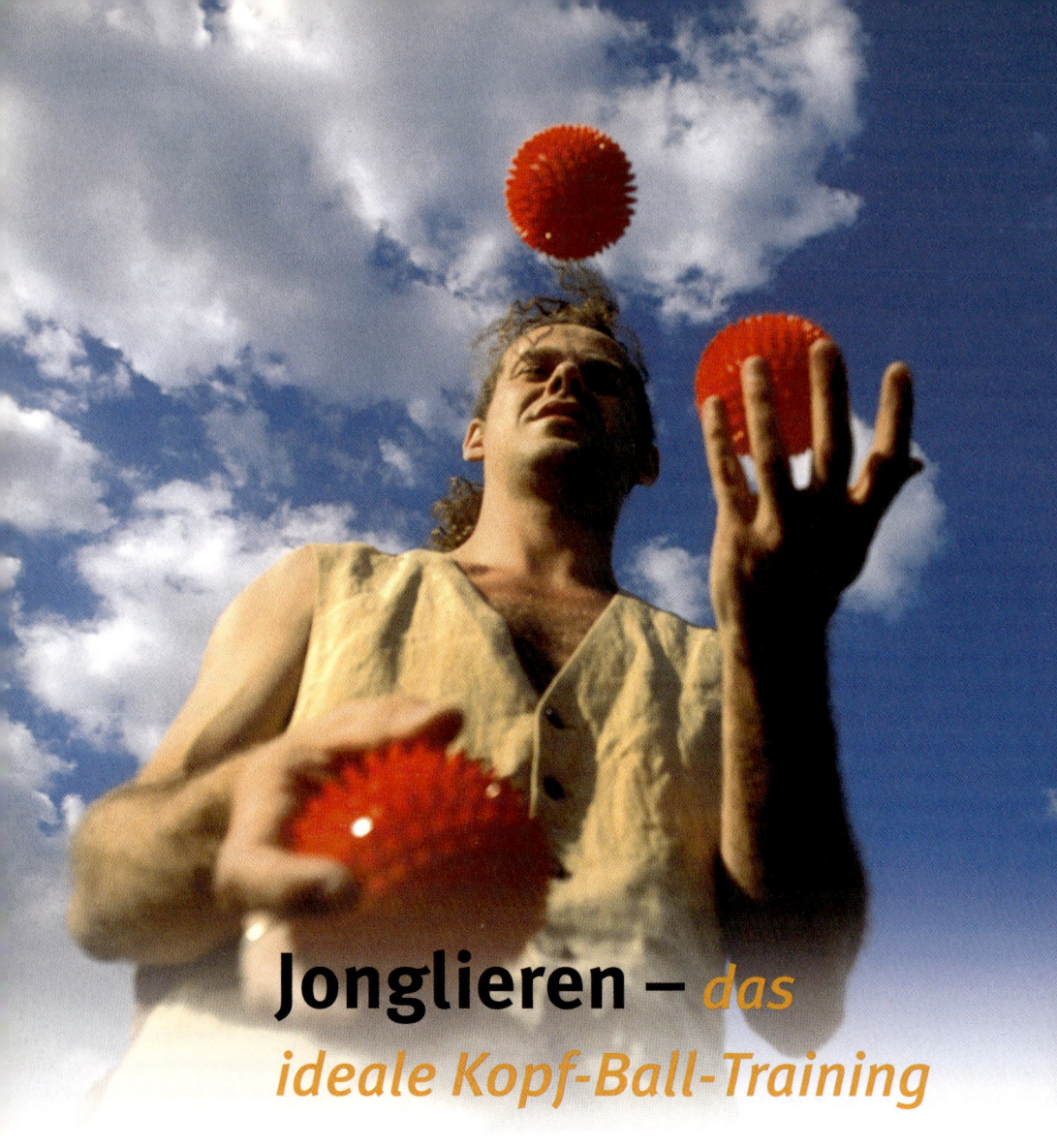

Jonglieren – *das ideale Kopf-Ball-Training*

es gibt Zusammenhänge, die haben wir noch nie verstanden. Zum Beispiel: Warum schwillt Popeye ausgerechnet der Unterarm, wenn er sich Dosenspinat einverleibt? Nicht minder seltsam erscheint die Geschichte der zwölf Probanden, die im Dienst der Wissenschaft jonglierten. Nach drei Monaten hatten sie größere Gehirne. Einfach dadurch, dass sie bunte Bälle warfen und fingen. Ganz konkret stellten Wissenschaftler der Universitäten Regensburg und Jena ein Wachstum der Gehirnregion fest, die die Wahrnehmung der Bewegung von Objekten im dreidimensionalen Raum steuert.

Objekte, dreidimensionaler Raum? Braucht man das? Ja. Interessanterweise lässt das nämlich die Ideen blitzen.

Die Entdeckung hielt übrigens auch einer Gegenprobe stand: Als die Probanden mit dem Jonglieren aufhörten, begannen ihre Gehirne prompt wieder zu schrumpfen.

Körpertraining = Gehirntraining

Die Studie bestätigt, was Gehirnspezialisten und Sportmediziner schon lange predigen: Bewegung steigert neben der körperlichen auch die mentale Fitness. Am meisten profitiert der Kopf von Bewegungsarten, die uns besondere Geschicklichkeit abverlangen: Jonglieren und Balancieren. Beides liefert Grundimpulse für die Steuerfunktion des Gehirns, die Koordination. Sie ist wichtig für alle körperlichen Aktivitäten. Sie ist neben Ausdauer, Kraft, Beweglichkeit und Schnelligkeit Bestandteil der sportlichen Kondition.

Was nicht bedeutet, dass der Spaß mit den Bällen oder Kegeln nur Sportlerhirnen nützt. Auch Manager schwören darauf. Und andere reine Kopfarbeiter, wie zum Beispiel der deutsche Gedächtnisweltmeister Gunther Karsten.

Fliegen die Bälle, fließen die Gedanken

Mittlerweile versuchen Gehirnforscher zu erklären, warum sich Jonglieren so wohltuend auf den tätigen Geist auswirkt. Man geht davon aus, dass jonglierende Anfänger hauptsächlich die linke, rationale Gehirnhälfte nutzen. Hat das Gehirn den Vorgang erkannt und verarbeitet, wird Jonglieren zur intuitiven Angelegenheit. Die rechte Gehirnhälfte kommt ins Spiel.

Beim Umschalten von der linken auf die rechte Gehirnhälfte schüttet das Gehirn Dopamin aus. Und dieser Nervenbotenstoff sorgt dafür, dass unsere Gedanken ungehindert weitergeleitet und verstärkt werden. Das fördert die Lernbereitschaft und die Kreativität. Einer von vielen Gründen, warum Jonglieren den Geist fit hält.

know-how

Köpfchenkunst Jonglieren

Ob Sie Bälle, Kegel oder Orangen werfen – fünf Minuten reichen. Gehirn und Geist profitieren davon, konkret:

›› Die Sprachleistung Kann sich durch regelmäßiges Jonglieren um bis zu 60 % verbessern. Jonglieren regt das Kleinhirn an, den Sitz des Sprachzentrums.

›› Die Merkfähigkeit Jonglieren hält die Muskeln schön locker. Und ein gelockerter Körper sendet mehr Informationen an das Gehirn.

›› Die Konzentration Jonglieren erfordert hohe Konzentration – sonst purzeln die Bälle auf den Boden.

›› Die Feinmotorik und Geschicklichkeit Wer die Bälle in der Luft halten will, muss präzise Bewegungen ausführen.

›› Die Reaktionsfähigkeit Der Jongleur muss auf die kleinste Abweichung der Bälle von der Flugbahn blitzschnell reagieren.

›› Die Seele Jonglieren verschafft Erfolgserlebnisse. Das stärkt das Selbstbewusstsein und die Selbstsicherheit. Gleichzeitig verringern sich Aggressionen und Frustrationen.

›› Der ganze Mensch Der harmonische Fluss der Jonglierbewegung beruhigt und wirkt ausgleichend. Jongleure sind entspannt und leiden weniger unter Stress.

Kleiner Jonglierkurs

So gelingt der erste Wurf

Haben Sie Lust bekommen, selbst zu jonglieren? Dann fangen Sie einfach damit an. Sofort.

Das Wurfmaterial

Was Sie brauchen

Drei ausrangierte Tennisbälle und ein paar Luftballons. Schlitzen Sie die Bälle auf und füllen Sie diese mit Wasser oder Sand. Nehmen Sie die Luftballons und schneiden Sie die Tüllen ab. Dann zwei bis drei Ballons über den Ball ziehen, damit Wasser oder Sand drinbleiben. Nun haben Sie griffige, träge Bälle. Die springen nicht in alle Richtungen davon, sobald sie aneinanderstoßen oder auf den Boden fallen. Sollten Sie Feuer fangen, können Sie sich Jonglierbälle kaufen. Gibt es in Sport- und Spielwarengeschäften.

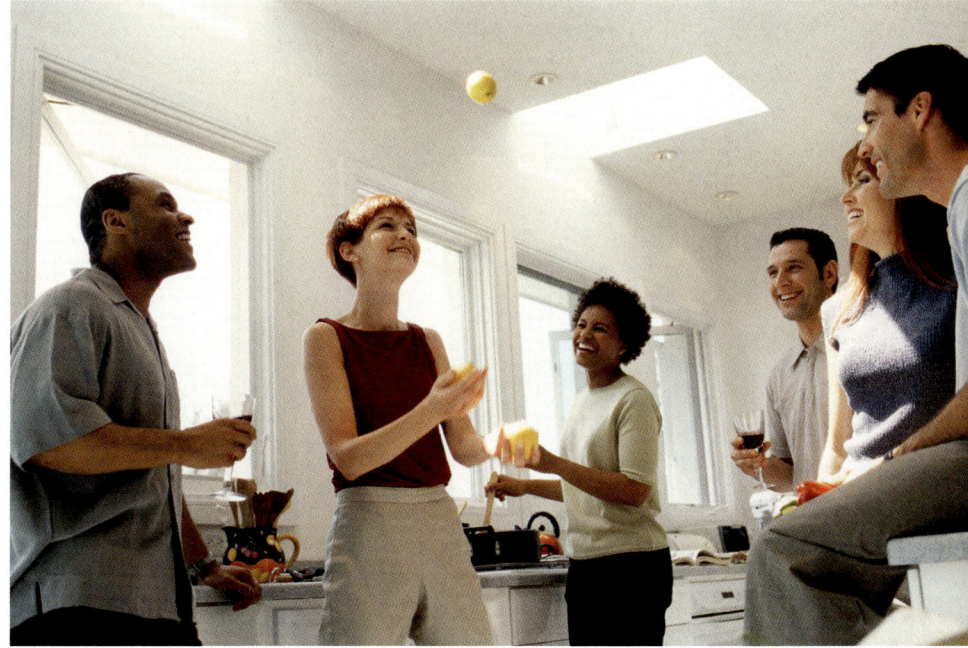

Und so geht's

Stellen Sie sich vor Ihr Bett, und zwar so, dass Sie mit den Beinen Tuchfühlung mit der Matratze haben. Nun erst einmal mit einem Ball werfen. Fällt er auf die Matratze, müssen Sie sich nicht bücken. Das macht Ihre Übungen effizienter.

Werfen Sie den Ball von einer Hand in die andere. Etwa 20-mal. Dann eine kurze Pause einlegen. Und die Übung wiederholen. Bis Sie sie beherrschen.

Darauf müssen Sie achten: Halten Sie die Unterarme waagerecht, als würden Sie ein Tablett darauf tragen. Konzentrieren Sie sich darauf, dass der Ball gleichmäßig fliegt, in zwei Dimensionen – hoch und zur Seite. Das heißt, er darf sich weder zu Ihnen hin- noch von Ihnen wegbewegen. Achten Sie darauf, dass Sie ihn immer gleich hoch werfen, ungefähr auf Stirnhöhe. So macht der Ball einen gleichmäßigen Bogen von links nach rechts und rechts nach links.

Das klappt schon ganz gut?

Dann versuchen Sie es mit zwei Bällen. Das heißt: Sie werfen einen Ball in die Luft. Sobald er in der Luft seinen Höhepunkt an der Stirn erreicht hat, werfen Sie den anderen hoch. Achten Sie darauf,

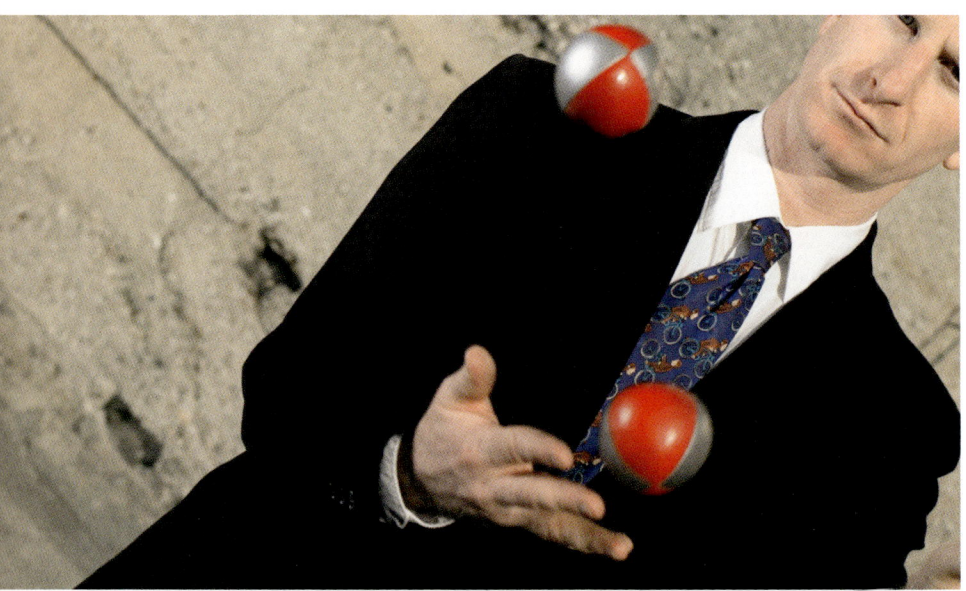

dass der Ball, den Sie von der linken zur rechten Hand werfen, denselben Bogen macht wie der, den Sie von rechts nach links werfen.

Was Sie nicht machen dürfen

Den linken Ball nach rechts übergeben, nachdem Sie den rechten hochgeworfen haben. Die Bälle sollen keinen Kreis beschreiben, sondern eine Kaskade. Die Übung heißt »Wurf, wurf, fang, fang« und nicht »wurf, gib, fang, wurf«.

Dreiballdurchbruch

Sind die Bewegungen gleichmäßig genug, kommt der dritte und letzte Schritt: die Kaskade. Die Hand mit zwei Bällen wirft einen Ball ab. Wenn der Ball auf dem Höhepunkt des Bogenwurfs ist, wirft die andere Hand und fängt den ersten Ball. Am Anfang hilft lautes Mitzählen. Nach drei oder vier Würfen stoppen: Ein Ball wird von einer Hand gefangen, die nun zwei Bälle festhält.

Wer immer wieder Anfang und den Schluss übt, erntet Erfolgserlebnisse. Langsam die Zahl der Würfe steigern – und in einem Jongliertagebuch notieren.

info

Schneller Erfolg

Statt der Bälle können Sie am Anfang auch Chiffontücher verwenden. Die bewegen sich wesentlich langsamer durch die Luft als die Bälle, und Sie verschaffen sich damit schneller ein Erfolgserlebnis. Mit den Tüchern beherrschen Sie die Kaskade bereits nach einem Tag. Versprochen.

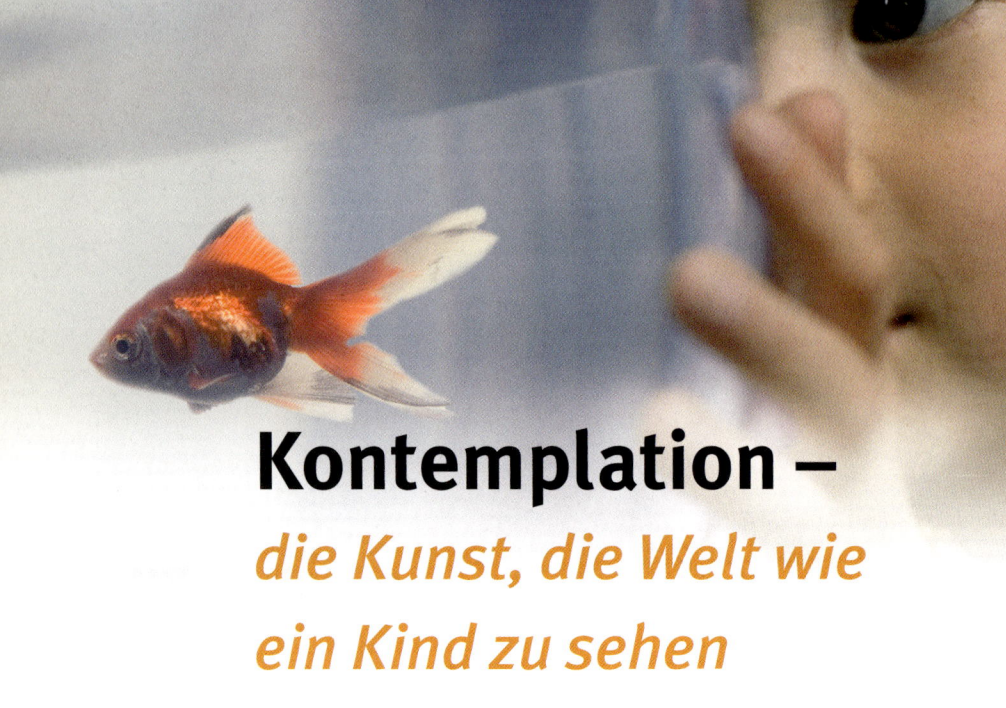

Kontemplation –

die Kunst, die Welt wie ein Kind zu sehen

Wissen Sie, wie das Gebäude aussieht, in dem Sie arbeiten? Könnten Sie es zeichnen? Eingang, Zahl der Fenster, Höhe, Dach. Machen Sie das mal. Und vergleichen Sie die Zeichnung mit der Wirklichkeit. Wissen Sie, wie Ihr Partner gestern aussah? Können Sie es zeichnen? Schuhe, Pullover, Hose – Gesichtsausdruck, Frisur?

Können nur wenige. Die meisten schenken den Dingen, die sie umgeben, die vertraut sind, keine Aufmerksamkeit. Da muss man schon in Dubai einen Falkner sehen, damit wir genau hingucken. Das Häubchen des Falken wird sich unvergesslich in unsere Gehirnschubladen versenken. Doch wie oft sind wir in Dubai …

Wir verlieren uns selbst

Je mehr wir uns auf gewohntem Terrain bewegen, desto weniger Informationen nehmen wir noch auf, desto mehr stumpft der Geist ab. Und wir mit ihm.

Der Teil unserer Welt, der uns am meisten vertraut ist, ist unser Ich. Mit ihm sind wir 24 Stunden am Tag zusammen. Morgens vor dem Spiegel, tagsüber am Schreibtisch, abends vor dem Fernseher. Auf unsere eigenen inneren Signale hören wir folglich am allerwenigsten. Das macht uns abgestumpft, unzufrieden, unglücklich, krank. Kann man ändern, sollte man auch tun. Und der Weg dazu führt über unsere Sinne. Versuchen Sie einmal, Altvertrautes so zu betrachten, als sähen Sie es zum allerersten Mal.

Einfach neugierig sein

Kontemplation ist die Kunst, einen Gegenstand so wahrzunehmen, wie ein Kind ihn sieht: neugierig, unbefangen, offen und empfänglich für die Wunder dieser Welt. Kinder richten den Fokus ihrer Aufmerksamkeit auf ein Objekt, egal, ob eine Schraube, die sie finden, oder einen Apfel – und vergessen alles ringsherum. Sie grübeln nicht über Vergangenes und Zukünftiges. Sie denken nicht nach, was sie mit dem Objekt anfangen könnten. Sie konzentrieren sich allein auf die Wahrnehmung des Apfels: seine glatte Schale, sein Farbenspiel, seine plastische Form. Sie lassen sich gefangen nehmen von seiner Ruhe und Unbeweglichkeit. Sie schärfen ihre Wahrnehmung. Und den Kopf.

So ähnlich wie Meditation

Kontemplation hat denselben Effekt wie Meditation. Mit dem Unterschied, dass Sie Ihre Konzentration nicht nach innen, sondern nach außen richten. Gehen Sie in einen ruhigen Raum und machen Sie die Tür hinter sich zu. Suchen Sie sich einen Gegenstand, zum Beispiel eine Tasse. Beginnen Sie, die Tasse zu betrachten. Und zwar so, als hätten Sie noch nie zuvor in Ihrem Leben eine Tasse gesehen. Mit der Neugierde eines kleinen Kindes. Versuchen Sie, die Form der Tasse zu erfassen, die Form des Henkels. Sehen Sie, wie das Licht auf dem Tassenrand reflektiert. Sehen Sie den Schatten, den die Tasse auf dem Tisch wirft. Ist die Tasse bemalt? Dann gucken Sie genau hin. Das fällt Ihnen am Anfang schwer? Dann schauen Sie in eine Kerze (siehe Kasten auf Seite 136) oder ein offenes Kaminfeuer. Beobachten Sie, wie sich die Flammen bewegen. Bald werden Sie alles um sich herum vergessen. Nicht nur die anderen Gegenstände im Raum. Sondern auch die Gedanken. Der

Kopf wird frei. Die Inkubation kann beginnen. Das Unbewusste arbeitet. Schenkt Ihnen bald einen Geistesblitz.

Der Weg ins Unterbewusstsein

Und wenn Sie sich eine Zeit lang in der kindlichen Kunst der Kontemplation üben, dann richten Sie irgendwann ganz automatisch Ihre kontemplative Aufmerksamkeit auf Ihre innere Stimme, entdecken die Botschaften aus Ihrem Unterbewusstsein – oder auf das, was Ihr Körper von Ihnen will. Mehr Ruhe, mehr Vitamin C, mehr Bewegung …

know-how

Gucken Sie wie ein Kind

Trainieren Sie Ihre Wahrnehmungsfähigkeit mit folgender Kontemplationsübung. Wenn Sie diese Übung täglich einige Minuten lang durchführen, gewinnen Sie Ruheinseln für Ihre Gedankenflut. Sie lernen, sich intuitiv in einen Gegenstand einzufühlen. Zünden Sie eine Kerze auf einem leeren Tisch an. Schauen Sie aus einem halben Meter Abstand eine Minute lang in die Flamme. Lassen Sie die Augen im Licht hin- und herwandern, aber behalten Sie die Flamme immer im Zentrum Ihres Sehens. Schließen Sie nun die Augen und versuchen Sie, die Flamme durch Ihre Lider weiterhin zu »sehen«. Halten Sie das Bild der brennenden Kerze mindestens eine weitere Minute lebendig – mit ihren warmen Strahlen, dem Docht mit dem glühenden Ende, dem Wachs, das auf der Oberfläche der Kerze schwimmt … Dehnen Sie nach ein paar Tagen die Übung auf kompliziertere Gegenstände aus: Ihr Radio, ein kleines Regal, ein Haus. Gelingt es Ihnen, nach dem Schließen der Augen alle Einzelheiten in Ihrem Bildgedächtnis lebendig zu halten? Erkennen Sie auf Ihrem Radio alle Knöpfe und Beschriftungen, die Bücher im Regal, die Fenster des Hauses und jede Unebenheit im Mauerwerk?

Konzentration –
Absage an das Multitasking

Wie steht es um Ihre Konzentration? Um das Verweilen im Augenblick – ohne ewig nörgelnde Männlein im Kopf? Mit allen Sinnen bei der Sache? Dass Sie noch nicht meditieren können, ahne ich. Sonst hätten Sie dieses Buch wahrscheinlich nicht gekauft. Meditation ist der Königsweg zu einem fitten Geist, zur höchsten Konzentration. Darum fangen wir unten an der Aufmerksamkeitsskala an: Wann haben Sie sich das letzte Mal eine Blume angeguckt? Ich meine, so richtig. Mit allen Ihren Sinnen. Mal dran geschnuppert. Die Blätter befühlt. In die Farbe eingetaucht. Lebensfreude getankt. Können Sie sich ganz und gar in ein Bild versenken? Abtauchen? Die Umgebung vergessen, die Alltagssorgen aussperren? Nicht einfach in unserer reizüberfluteten Welt.

Die Zahl der Menschen wächst, denen es beim besten Willen nicht mehr gelingt, längere Zeit bei einer Sache zu bleiben. In der Schule nennt man sie Zappelphilipp und füttert sie mit Ritalin. Und auch bei Erwachsenen diagnostizieren Psychologen immer häufiger das ADS. Das Aufmerksamkeitsdefizit-Syndrom.

Muss man denn alles auf einmal tun?

Konzentration? Nee. Alle machen »Multitasking«: blättern in einer Zeitschrift, schauen mit einem Auge zum Fernseher, sprechen mit dem Partner, knabbern Chips und trinken Bier, greifen zum Telefon, stellen die Waschmaschine an. Fernsehen und andere Medien haben ihr Angebot an unsere aufgeteilte Aufmerksamkeit angepasst. Den Serien und Shows kann man auch dann noch folgen, wenn man zwischenzeitlich minutenlang aussteigt – nicht nur in der Werbepause.

Geistreich ist das nicht. US-Forscher untersuchten, was effektiver ist: Multitasking oder eine Aufgabe nach der anderen erledigen. Zu diesem Zweck ließen sie Versuchspersonen nach beiden Strategien Aufgaben lösen und maßen die Leistung pro Zeiteinheit. Das eindeutige Ergebnis: Effektiver arbeitet, wer sich zunächst nur auf eine Aufgabe konzentriert und dann erst die zweite in Angriff nimmt.

Also: Lernen Sie wieder, sich auf ausschließlich ein Ding zu konzentrieren – und Sie gewinnen deutlich an Lebensqualität und Konzentration.

know-how

Aufmerksamkeitsdefizit – zehn Warnsignale

- Sich in Details verlieren – zum Beispiel beim Aufräumen an einem Schubfach hängenbleiben
- Nicht längere Zeit zuhören können, unruhig und abwesend wirken
- Hände und Füße nicht stillhalten können
- Keinen Überblick über seine Angelegenheiten haben (Geld, Termine)
- Schnell mal aus der Haut fahren – das Bedauern hinterher ist groß
- Sich leicht begeistern, aber sich genauso leicht wieder abwenden
- Sehr empfindlich für Stress und leicht ablenkbar sein
- Starke Stimmungsschwankungen
- Ständig zu wenig Zeit haben, aber sich in seinen Aufgaben verzetteln
- Oft zerstreut und vergesslich

Konzentration

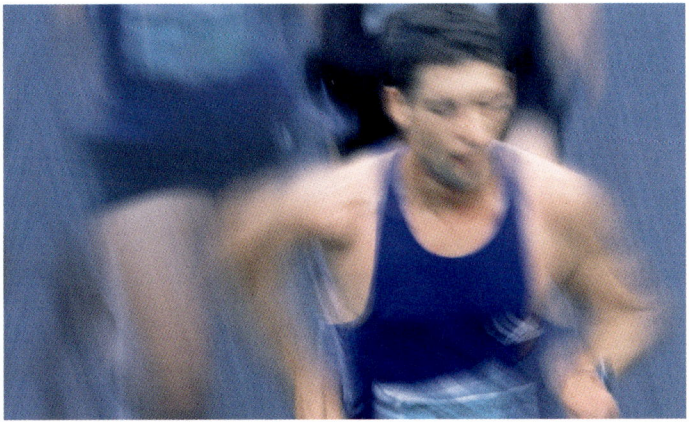

Höchstleistung erfordert Konzentration

Wenn Sie Höchstleistung vollbringen wollen – egal, ob im Sport, im Studium oder im Beruf –, benötigen Sie volle Konzentration. Solange das, was Sie tun, neu und spannend ist, hält Sie Begeisterung bei der Stange. Aber bleiben Sie auch während langatmiger Routinestrecken am Ball? Können Sie, wenn der Reiz des Neuen erlischt, Ihre Willenskraft mobilisieren?

Konzentration kann man trainieren. Hier effektive Übungen:

1. Aufsatz schreiben

Haben Sie in der Schule gemacht. Kann auch jetzt äußerst sinnvoll sein! Nehmen Sie sich eineinhalb Stunden Zeit. Schalten Sie alle potenziellen Ablenkungen aus (Fernseher, Radio, Handy). Nehmen Sie einige Blätter Papier und einen Stift – keinen Computer! Schreiben Sie einen kleinen Aufsatz oder Essay zu einem Thema, das Sie beschäftigt:
>> Was bedeutet für mich Erfolg?
>> Wie frei bin ich?
>> Wofür bin ich in dieser Welt verantwortlich?

Da wird etwas Wunderbares herauskommen … ohne Notendruck!

2. Einfach zuhören

Lauschen Sie einem Hörspiel (auf CD oder im Radio). Nicht beim Autofahren oder bei einer anderen Beschäftigung, sondern zu Hause, still sitzend, mit geschlossenen Augen. Sie werden feststellen, wie schwer es Ihnen fällt, bei der Handlung zu bleiben und Ihre Gedanken nicht abschweifen zu lassen. Es fällt uns schwer, nur zuzuhören. Aber man kann es wieder lernen.

3. Schach spielen

Spielen Sie Schach gegen den Computer. Lassen Sie sich durch die Geschwindigkeit seiner Züge nicht verleiten, ebenfalls schnell zu ziehen. Überlegen Sie bei jedem Zug in Ruhe und rechnen Sie alle Möglichkeiten durch. Spielen Sie so oft, bis Sie keine Partie mehr durch Flüchtigkeitsfehler verlieren. Sie wissen nicht, wo? Beispielsweise unter www.schach.de.

4. Tanz mit rohen Eiern für Hektiker

Neigen Sie dazu, unter Zeitdruck fahrig, schusselig und hektisch zu handeln? Dann entdecken Sie die Langsamkeit. Halten Sie ruckartig inne. Sagen Sie »Stopp!«. Visualisieren Sie ein großes rotes Stoppschild vor Ihrem inneren Auge. Bremsen Sie nun das Tempo Ihrer Körperbewegungen ab. Bewegen Sie sich langsam, wie in Zeitlupe. Setzen Sie betont zögernd einen Fuß vor den anderen.

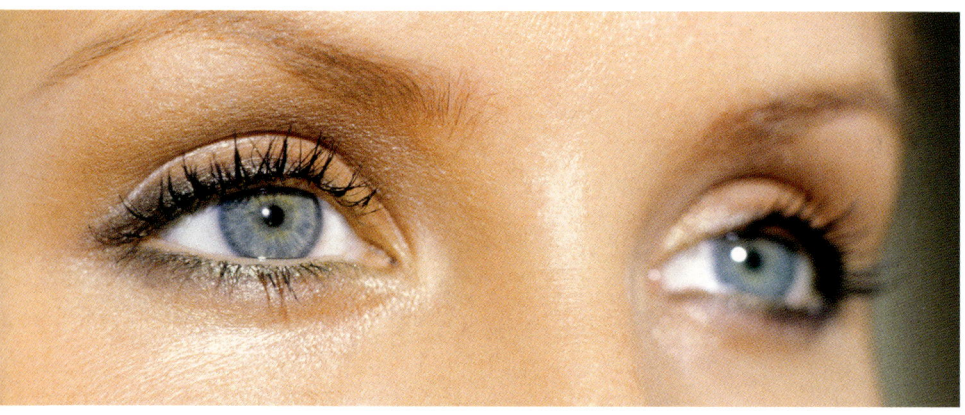

Greifen Sie mit der Hand so vorsichtig nach jedem Gegenstand, als handle es sich um ein rohes Ei. Sie werden merken: Nach weniger als einer Minute kehrt Ihre Aufmerksamkeit zurück. Das verringerte Tempo zwingt Sie, automatisierte Abläufe wieder ganz bewusst zu erleben.

5. Ausdauer trainiert den Kopf

Nordic Walking, Joggen, Radfahren und Schwimmen trainieren nicht nur die körperliche, sondern auch die geistige Ausdauer. Wer nach einem Vierteljahr Training statt zehn Minuten eine Stunde am Stück laufen kann, hat auch das Durchhaltevermögen des Kopfes auf das Sechsfache gesteigert.

know-how

Kurze Konzentrationsübungen für zwischendurch

» Kopfrechnen – addieren Sie beim Einkaufen blitzschnell die Preise aller Waren im Einkaufskorb zusammen.
» Nehmen Sie einen Zeitungsartikel und lesen Sie drei Sätze rückwärts.
» Klopfen Sie mit den Fingern der linken Hand im Marschtakt (4/4-Takt) auf den Tisch, mit den Fingern der rechten Hand gleichzeitig im Walzerrhythmus (3/4-Takt).
» Bilden Sie Zahlenreihen nach einem beliebigen Prinzip und rechnen Sie diese Reihe im Kopf so weit wie möglich fort. Beispiel Quadratzahlen: 1, 4, 9, 16, 15, 36, 49 ... Oder vergrößern Sie den Abstand zwischen zwei Zahlen immer um 1: 1, 2, 4, 7, 11, 16, 22, 29 ...
» Besitzen Sie eine Uhr mit Sekundenzeiger? Versuchen Sie, sich zwei Minuten lang allein auf die Bewegung des Zeigers zu konzentrieren, ohne laut mitzuzählen. Sobald Sie merken, dass Ihre Gedanken abschweifen – das Ganze noch einmal von vorn.

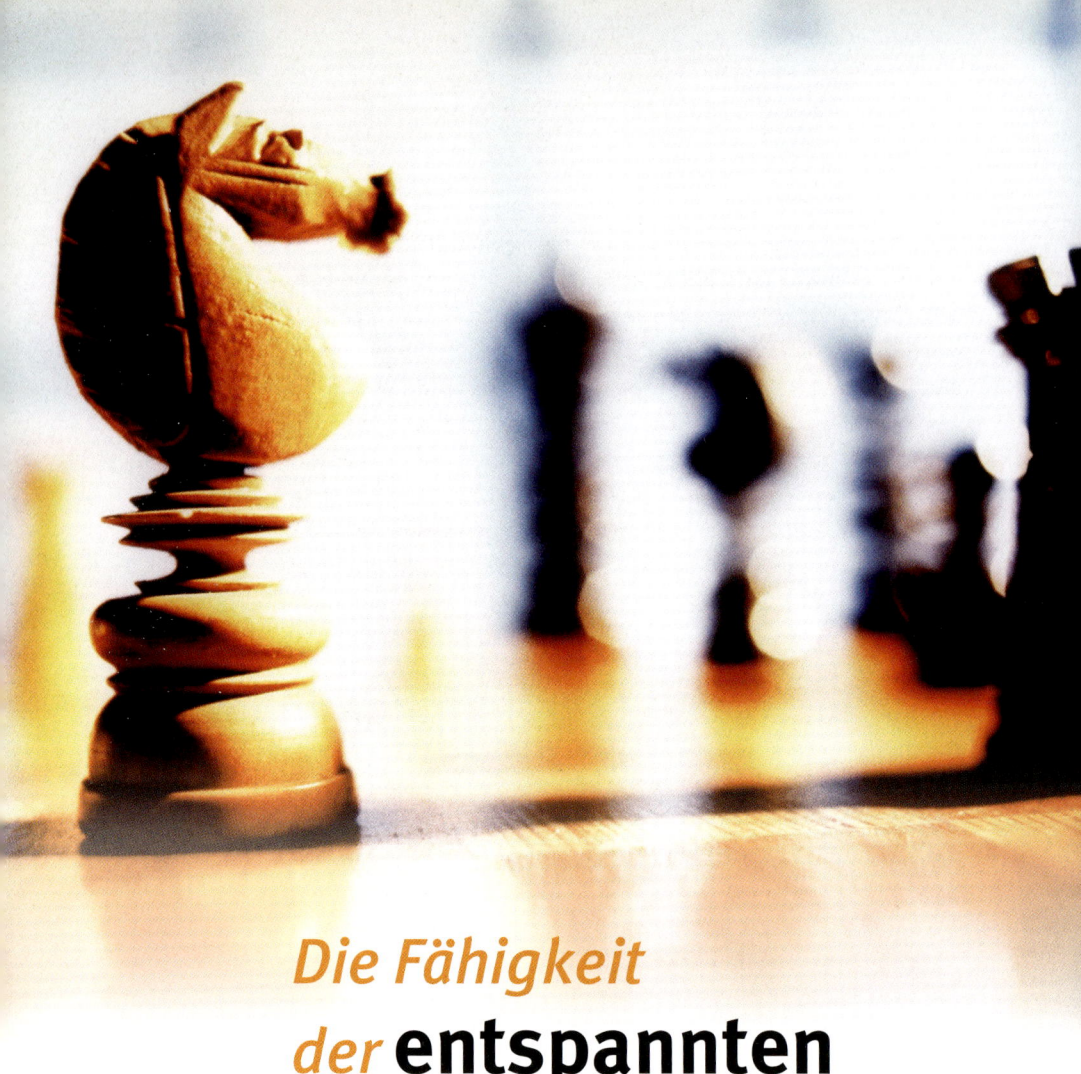

Die Fähigkeit
der entspannten Konzentration

Sie haben ein Exposé zu schreiben. Sie haben noch eine dreiviertel Stunde. Um Sie herum kocht und brummt es, die Sekretärin will Unterschriften, draußen wartet Ihre Frau und will das Spielzeug für Ihr Kind besprechen, das Telefon klingelt … Kann man in diesem Alltagschaos denn überhaupt bei der Sache bleiben? Kann man!

Mit der Iamon-Technik ab Seite 177 üben Sie die Fähigkeit der entspannten Konzentration. Ganz nebenbei. Das heißt nichts anderes als: Dann können Sie sich auf einen Gedanken länger als zwölf Sekunden konzentrieren. Können Sie jetzt nicht. Noch nicht. Aber in sechs Wochen. Wenn Sie Ihr Gehirn dafür neuronal bahnen. Auf einen Gedanken konzentrieren, ihn für längere Zeit festhalten. Wenn Sie das gelernt haben – und das lernen Sie durch Meditation, mit der Murmeltechnik –, dann können Sie, wenn Sie wollen, auch zwei Stunden eine freie Rede halten ohne Konzept.

Das geht tatsächlich. Ich kann vier Stunden frei reden und weiß vorher, ich werde den Faden nicht verlieren. Haben Sie auf die Formulierung geachtet? So bestreite ich meine Wettkämpfe! Ich weiß vorher, ich werde den Faden nicht verlieren. Auch nicht in 40 Stunden.

Das Geheimnis von Charisma

Die Fähigkeit der entspannten Konzentration heißt auch: Sie können Ihrem Gegenüber in die Augen sehen – einem Geschäftskollegen, einem Kunden oder wer auch immer das sei. Und lassen ihn nicht mehr los. Das kennt der nicht. Wenn es Ihr Feind ist, gewinnen Sie gegen ihn. Denn das kennt der nicht. Er bekommt Angst. Wenn es Ihr Freund ist, dankt der Ihnen das.

Wissen Sie, was der nämlich fühlt: »Der hört mir zu.« Normalerweise ist das ja anders. Sie schauen jemanden an, hören ihm zu, und Sie wissen genau, nach drei, vier Sekunden fangen Sie doch an, die Schreibtischschublade aufzuräumen, auf das Telefon zu klimpern. Sie haben nicht die Fähigkeit, bei ihm zu bleiben. Sie schweifen ab. Sie denken sonst etwas. Ich schaue die Leute an bei der Anamnese und ich lasse die nicht mehr los. Das habe ich geübt, 32 Jahre lang. Und die gehen raus und sagen: »Der hört mir zu.« Das war es.

Wenn Sie gewinnen wollen auf dieser Welt, brauchen Sie nur zuzuhören. Das gilt für jeden Beruf. Ob Schuhmacher oder Bankdirektor – wenn Sie zuhören, gewinnen Sie. Ein Wiener, Dr. Eggetsberger, sagt: »Die Fähigkeit, jemanden anzuschauen und ihn nicht loszulassen, interpretiert der andere als Charisma.«

Finde ich spannend – und achte jetzt immer darauf. Boris Becker zum Beispiel. In Interviews. Der zwinkert nicht, der schaut in die Kamera und ist da. Vielleicht ist das der Grund, warum man Herrn Becker nachsagt, er hätte Charisma.

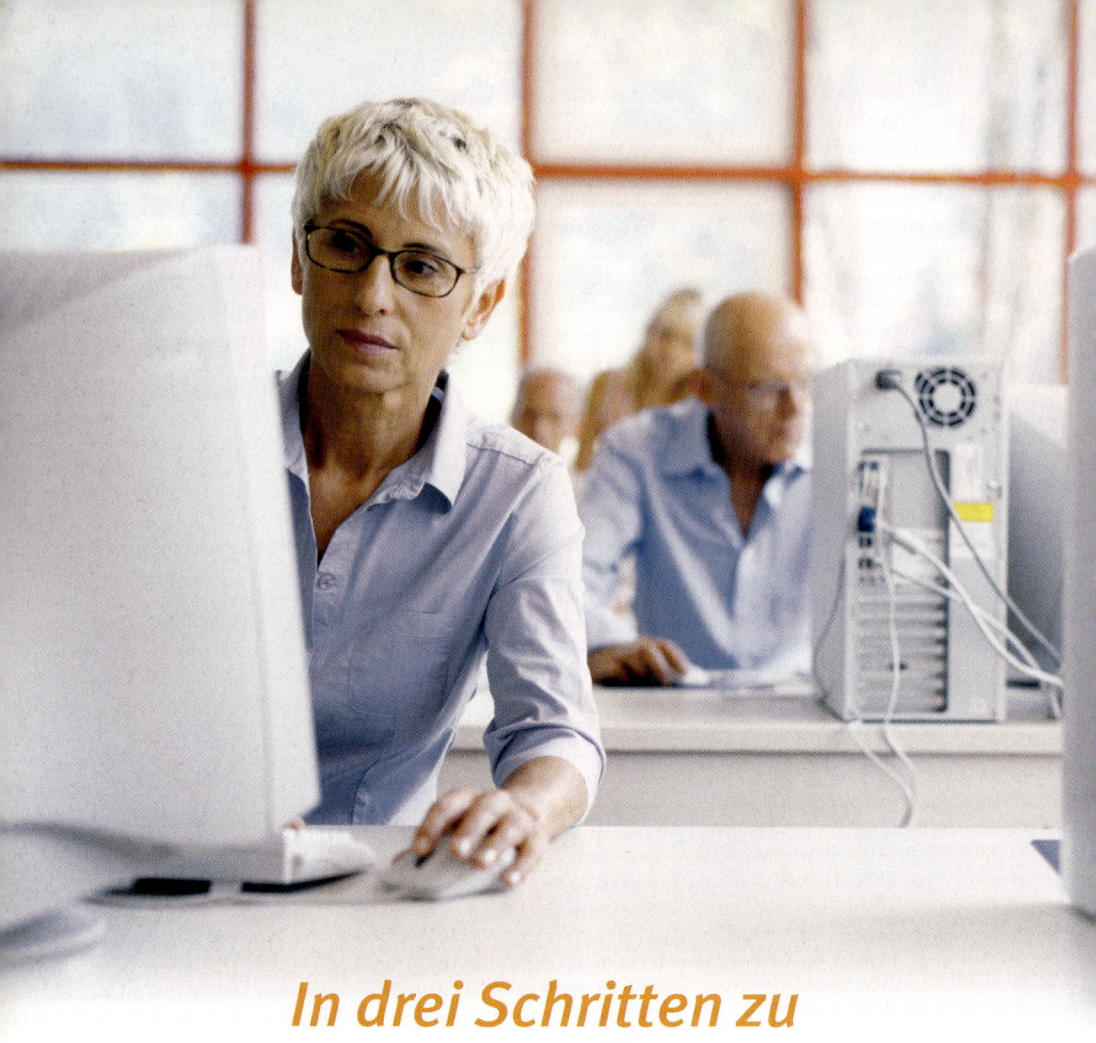

In drei Schritten zu
Kreativität

das Gehirn ist faul. Es mag das Bewährte. Es kann nicht alles und jeden ständig neu bewerten. Es lässt also nur gewisse Informationen durch. Am besten die, die es kennt. Und die, die es gerade braucht. Nicht gerade die optimale Basis für Kreativität, für Innovationen.

Da gibt es ein wunderbares Experiment, das Bas Kas in »Revolution im Kopf. Die Zukunft des Gehirns« beschreibt: Der britische Psychologe Richard Wisemann gab einer Gruppe von Testpersonen eine Zeitung. Und bat sie, die Fotos darin zu zählen. Die meisten zählten in zwei Minuten alle Fotos. Auf Seite zwei prangte ganz groß die Headline: »Hören Sie auf zu zählen. Es sind 43 Fotos in

Kreativität

dieser Zeitung!« Weiter hinten stand groß über eine halbe Seite: »Hören Sie auf zu zählen. Sagen Sie dem Versuchsleiter, dass Sie diesen Satz gelesen haben, und kassieren Sie dafür 100 Pfund!« Weder die eine noch die andere Botschaft hat auch nur einer der Zählenden gesehen. Das Gehirn beschäftigt sich also mit dem, was man ihm sagt zu tun. Und dabei kommt nix, aber auch gar nix Neues raus. Bas Kas in »Impulse«: »Wer das Unerwartete sehen will, muss Situationen neu bewerten, immer wieder. Er muss seine Umwelt auf Unerwartetes hin abklopfen. Ständig.«

Kreativität heißt: Es muss ein wunderbares Neuronennetz im Gehirn vorhanden sein. Viele, viele Datenautobahnen, die untereinander kommunizieren. Denn sobald Sie einen Gedanken fassen, bilden sich dort oben im Stübchen Koalitionen, die gemeinsam denken. Leider ist es meist etwas Ähnliches, was schon Dagewesenes: »Aha, es ist Frühling, der Baum ist grün.« Nur im Fall der Kreativität formieren und feuern die Grüppchen oben im Kopf so, dass etwas völlig Neues entsteht. Eine Melodie: »Veronika, der Lenz ist da ...«

Je vernetzter Ihr Gehirn ist, desto höher die Wahrscheinlichkeit, dass sich dort oben die Neuronen neu zusammenschließen. Dafür sorgt eine stimulierende Umwelt. Routine tötet Kreativität. Neugierde, Entdeckerlust fördert sie. Klar ist auch: Neues entsteht nicht aus dem Nichts. Wissen ansammeln, lernen heißt, neue neuronale Netze zu bilden. Nur das Wissen allein reicht nicht – man muss es neu kombinieren. Viele Gedanken, Ideen denken, sammeln und natürlich aussortieren – irgendwann ist wahrscheinlich etwas Geniales dabei.

Der Weg zur Kreativität

Stellen Sie sich vor, Sie sind ein Fischer, der in See sticht, um einen dicken Fisch zu fangen. Dazu brauchen Sie kein Glück. Sondern ein großes Boot, ein stabiles Netz, einen guten Köder und eine Portion Know-how. Das gilt genauso, wenn Sie nach Ideen fischen. Gut präpariert ist halb gefangen. Überlegen Sie sich ein Problem, an dem Sie schon seit längerer Zeit kauen. Suchen Sie die Lösung mit Hilfe der folgenden Techniken. Wetten, der rettende Einfall kommt – wenn nicht heute, dann morgen oder übermorgen. Aber wahrscheinlich, sobald Sie danebenzielen – und laufen gehen.

1. Schritt – schlau machen

Sie wollen in Ihrer Freizeit ohne Geldeinsatz eine Million Euro verdienen? Dann nutzen Sie alle Informationskanäle. Bemühen Sie Bücher, Internet – und andere Menschen. Lesen Sie Biografien über pfiffige Unternehmer (bloß keine Ratgeber »Wie werde ich Millionär?«). Interviewen Sie Freunde, Kollegen, Millionäre. Je mehr Sie wissen, desto besser sprudeln die Ideen. Kreativität braucht Stoff.

2. Schritt – Brainstorming

Nachdem Sie Stoff gesammelt haben, vernetzen Sie linke und rechte Gehirnhälfte und befragen Ihre Intuition (siehe Seite 124ff.). Nehmen Sie einen Zettel und einen Stift zur Hand und schreiben

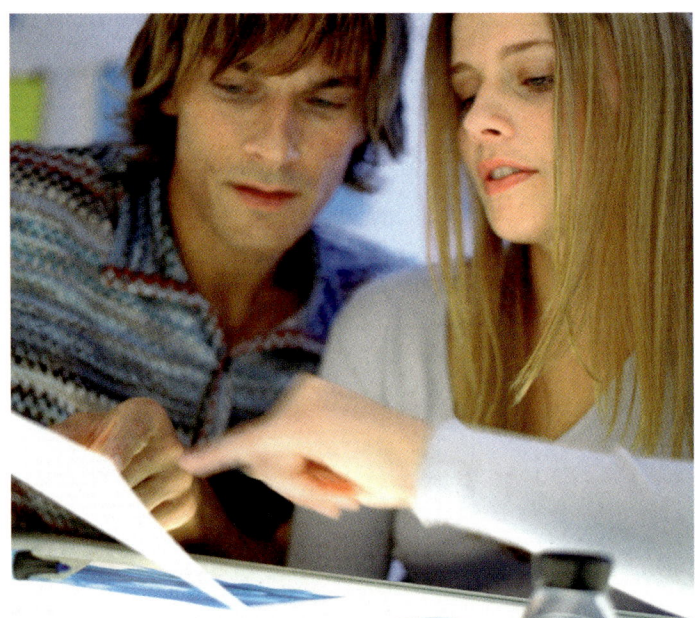

Sie alles auf, mit was Sie meinen, einen geschäftlichen Coup landen zu können. Wichtig: Schreiben Sie wirklich alles auf, auch die verrücktesten Ideen. Versuchen Sie nicht, möglichst gute Gedanken zu Papier zu bringen, sondern möglichst viele. Bei mir stand da mal vor vielen Jahren »Laufen« auf dem Zettel. Da ist natürlich auch viel Mist dabei. Aber den dürfen Sie dann ganz natürlich aussortieren.

know-how

Auch so kommen Sie auf gute Ideen

» Überlegen Sie sich zu bestimmten Gedanken und Informationen Unteraspekte. Zum Beispiel: Die Arbeitslosigkeit in Deutschland nimmt zu. Mögliche Unteraspekte: Export, Konjunktur, Wohlstand, Zuwanderungspolitik etc.
» Stellen Sie die Logik auf den Kopf. Berühmtes Beispiel: Bis ins späte Mittelalter glaubten die Menschen, dass sich die Sonne um die Erde dreht. Bis Nikolaus Kopernikus den Umkehrschluss wagte und behauptete: Die Erde dreht sich um die Sonne.
» Hinterfragen Sie Binsenweisheiten und sogenanntes unumstößliches Wissen. Zum Beispiel: Lange hielt man robuste Autokarosserien für den besten Schutz für die Insassen beim Crash. Heute werden Karosserien dagegen weich gebaut, die den Aufprall verzögern.
» Übertragen Sie Gedanken und Ideen auf eine andere Ebene. Zum Beispiel: das Prinzip des Schlauchboots auf die Möbelbranche übertragen. Resultat: aufblasbare Sofas und Sessel.
» Versuchen Sie, das Gute im Schlechten, das Nützliche im Unnützen zu entdecken. Bekanntes erfolgreiches Beispiel: Abfallrecycling.
» Werden Sie zum Avantgardisten. Das heißt: Denken Sie einen Schritt voraus. Suchen Sie die Trends von morgen.

3. Schritt – Inkubation

Nun lassen Sie Ihr Unterbewusstsein arbeiten. Legen Sie Zettel, Stifte, Materialien auf die Seite – und tun Sie etwas ganz anderes. Gehen Sie spazieren. Besuchen Sie ein Café. Hören Sie Musik. Ich gehe laufen. Oben das System abschalten und den Bauch arbeiten lassen. Irgendwann kommt die Idee. Und zwar von selbst.

Tipp: Nehmen Sie sich Ihr Brainstorming-Protokoll immer mal wieder vor. Kurz durchlesen, eventuell ergänzen. Sie werden staunen: So mancher vermeintlich unsinnige Gedanke erweist sich auf den zweiten Blick als wichtige Brücke auf Ihrem Lösungsweg. Den Sie am besten laufend antreten.

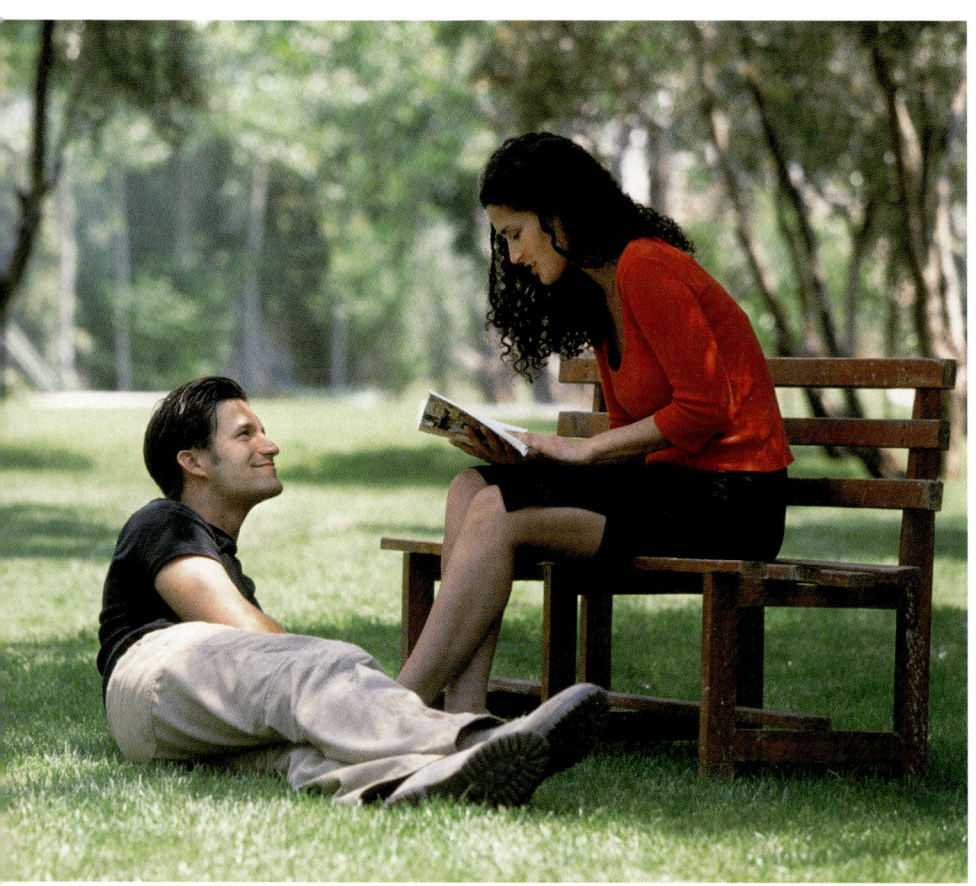

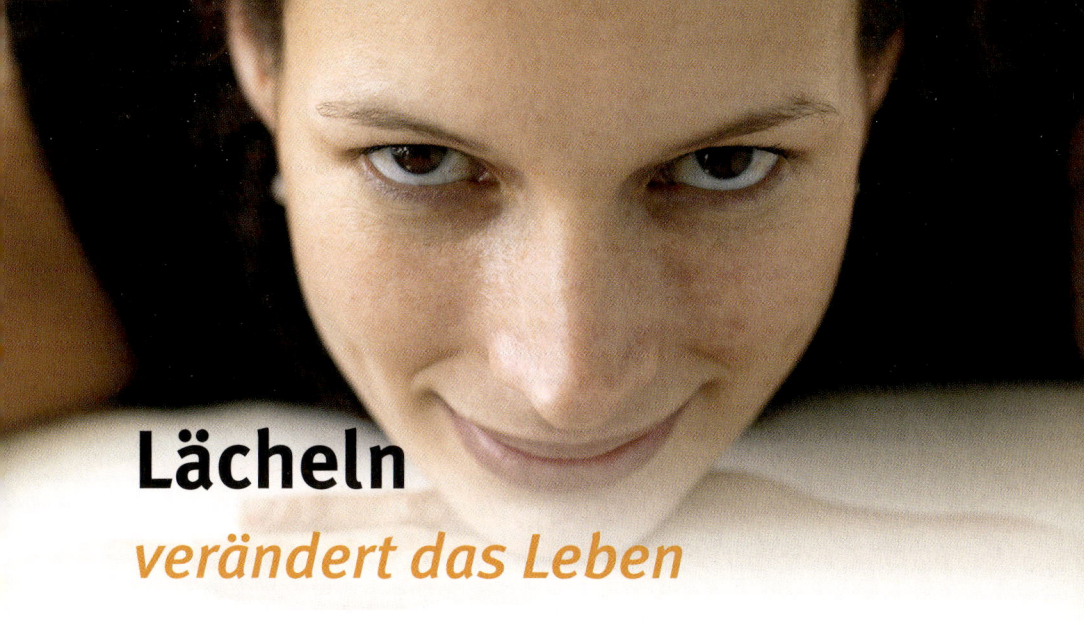

Lächeln
verändert das Leben

Sie haben sicher auch Sargnägel. Menschen, die Sie zum Kochen bringen. Die Sargnägel in meinem Leben heißen Pharmareferenten. Leute mit schwarzem Köfferchen, die meine Praxis betreten und mir was verkaufen wollen. Dagegen habe ich nichts. Ich bin ein lieber Mensch. Nur: Die haben ein Verkaufsgespräch, das dauert zehn Minuten – und meine Praxis ist groß. In meine Praxis kommen im Schnitt zehn dieser Sargnägel täglich. Und irgendwann habe ich mir ausrechnen lassen: 10 x 10 = über eineinhalb Stunden. Da ging mir auf: Die stehlen mir ja mein Leben. Ich habe doch auch eine Familie neben Hobby und Beruf, ich will auch mal heim, und da klauen die mir eineinhalb Stunden.

Das habe ich denen gesagt: »Sie sind mir sympathisch, aber passen Sie mal auf, zehn mal zehn sind eineinhalb Stunden. Sie stehlen mir doch mein Leben.« Sagen die: »Herr Doktor, Sie haben mein volles Verständnis, aber Sie sollten das neue xy unbedingt deswegen anwenden, weil wir … bla, bla, 9 Minuten 50 Sekunden.« Die hören nicht auf. Die sind geschult, nicht aufzuhören. Die müssen Geld verdienen. Auch die haben zwei Kinder. Die können Sie nicht stoppen.

Habe ich geglaubt. Bisher. Bis eine kleine geniale Idee (geboren natürlich beim Laufen) mein Leben veränderte. Heute läuft das so ab: So ein Sargnagel kommt rein, ich schaue hin und denke mir: »Was du denkst, ist mir wurscht – aber ich denke froh und heiter, Glück ist mein Begleiter.« Und weil der Satz wirklich herrlich blöd ist, muss ich jedesmal grinsen.

Beim ersten Mal erschrickt der Sargnagel. Meint, er hätte Eigelb auf der Krawatte oder irgend so was. Beim zweiten Mal denkt er sich: »Ja, so ein netter Doktor.«

Wissen Sie, kein Mensch ist dumm. Die kennen ihre Rolle ganz genau. Nur: Die sind es nicht gewöhnt, angelächelt zu werden. Und darum passiert etwas Faszinierendes. Ich sage jetzt lächelnd dem gleichen Menschen: »Sie sind mir sympathisch ... zehn mal zehn Minuten ... eineinhalb Stunden, Sie stehlen mir doch mein Leben.« Wissen Sie, was dieser gleiche Mensch jetzt sagt? Der erste Satz ist identisch. »Herr Doktor, Sie haben mein volles Verständnis« – und jetzt, Achtung, neu: »Ich lege das Präparatemuster da hin, Sie unterschreiben, ich bin schon wieder draußen. Zehn Sekunden!«, hat er gesagt – und schon war er weg.

Zehn Sekunden. Das kann ich mir erlauben. Zehn mal zehn Sekunden. Die habe ich.

So habe ich über eineinhalb Stunden Leben täglich gewonnen. Aus dem Nichts.

Zielen Sie einfach daneben

Wie ich das gemacht habe? Mit einem echten Lächeln. Das ist der Unterschied. Echt! Das Lächeln muss echt sein! Freilich: Wie wollen Sie echt lächeln, wenn Sie am Ischias leiden, Schulden bei der Bank haben, den Kerl nicht leiden können? Das können Sie nicht. Sie machen immer den gleichen Fehler: Sie zielen ins Schwarze. »Ich muss jetzt lächeln« – und schon ist es vorbei. Vergessen Sie das. Sie müssen danebenzielen. Etwas anderes tun. »Ich denke froh und heiter, Glück ist mein Begleiter.« Ein genialer Satz. Dann lachen Sie unwillkürlich, und das ist echt und das zählt. Und plötzlich sind Sie in der Seele des Gegenübers. Und das tut, was Sie wollen.

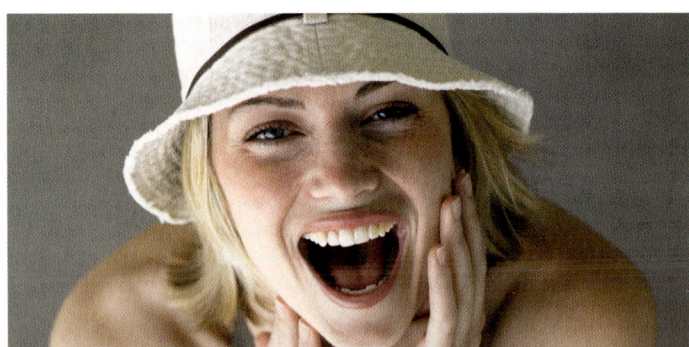

Der Trick für Hartgesottene

Sie denken sich: »Der Dr. Strunz, der hat ein schönes Leben. Der hat ja keine Ahnung vom Geschäftsleben. In meinem Leben gibt es Sargnägel, da würde ihm das Lächeln auf den Lippen gefrieren.«

Für Sie habe ich diesen Satz weiterentwickelt. Mit Turboeffekt. Das geht dann so: »Ich denke froh und heiter, Glück ist mein Begleiter – du Arsch!« Das klappt immer. Können Sie Gift darauf nehmen. Daran gewöhnt man sich nicht, man wird immer plötzlich lachen müssen. Und genau das ist das Geheimnis. Sie lachen plötzlich. Kein Mensch versteht es.

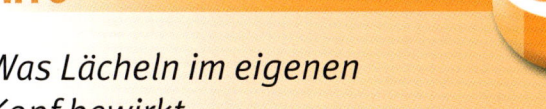

info

Was Lächeln im eigenen Kopf bewirkt

Wissen Sie, wie der beste Therapeut heißt? Lächeln. Sagt zum Beispiel der kalifornische Mimikforscher Prof. Paul Ekman. Beginnen Sie den Tag damit – dann sind Sie heiter bis in die Nacht. Die Lachmuskeln um Mund und Augen locken im Gehirn die Emotion namens Freude. Ist Wissenschaft. Das misst Prof. Ekman im EEG. Ein echtes Lächeln löst übrigens auch bei Ihrem Gegenüber Freude aus. Aber nur ein echtes. Können Sie ein echtes von einem falschen Lächeln unterscheiden? Machen Sie mal den Test. Hier werden Sie 20-mal angelächelt – nicht immer echt: www.bbc.co.uk/science/humanbody/mind/surveys/smiles/ Übrigens: Männer erkennen häufiger als Frauen, ob es sich um ein echtes Lächeln handelt, fand der Psychologieprofessor Richard Wiseman heraus, der 15 000 Testpersonen Fotos zeigte, auf denen Männer und Frauen falsch oder echt in die Kamera lachen. Sein Fazit: »Männer entdecken ihre intuitive Seite.« Und noch ein Ergebnis der Studie: Das falsche Lächeln eines Mannes ist schwerer zu entlarven.

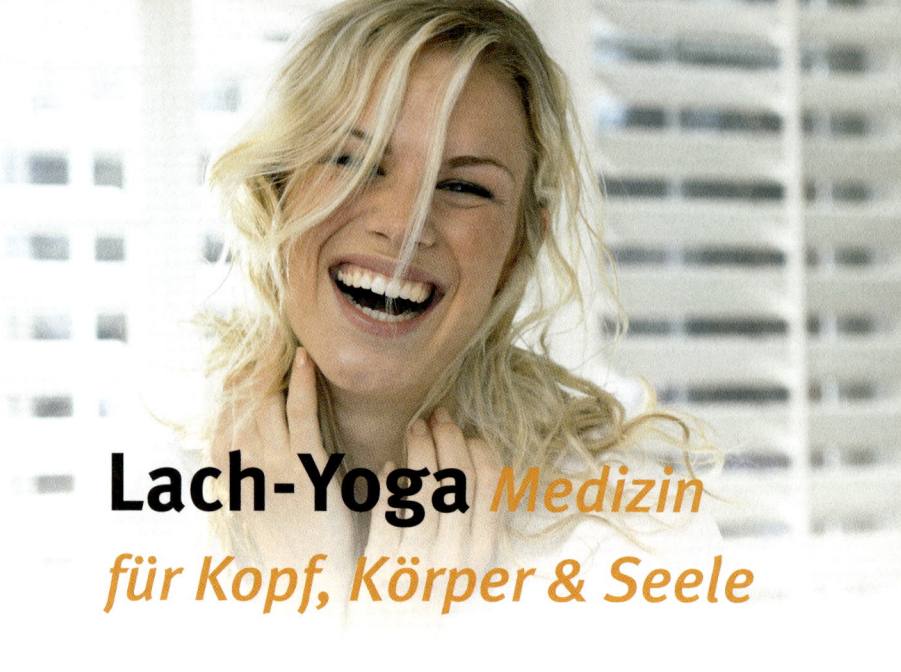

Lach-Yoga *Medizin für Kopf, Körper & Seele*

lso ich würde, wenn das ginge, mich jeden Tag zehn Mal selbst kitzeln. Denn Lachen ist genial. Es ist Medizin fürs Herz, macht glücklich, kreativ und hilft auch noch beim Erinnern. Selbstkitzeln? Macht mein Hirn leider nicht mit. Ihres auch nicht. Geht nicht. Wissen wir, dass wir uns nicht selbst kitzeln können. Nur bewiesen musste das eben noch werden. Das taten jüngst britische Forscher mit einem Kitzelroboter. Ich sage ja, der englische Humor ist nicht zu übertreffen – nicht mal in der Forschung. Die britischen Forscher stellten also wissenschaftlich untermauert fest: Kitzelt einen der Roboter, lacht man. Kitzelt man sich selbst, lacht man nicht. Weil das Gehirn, genauer das Cerebellum, weiß, dass man sich selbst kitzeln will. Und das findet es eben nicht lustig. Darum braucht eigentlich jeder einen Kitzelroboter. Oder einen Witz?

Wirklich witzig?

Kennen Sie den lustigsten Witz der Welt? Von Wissenschaftlern aufgespürt! Ein Jahr lang haben weltweit zwei Millionen Menschen auf der Internetseite LaughLab aus 40 000 Witzen den komischsten ausgewählt. Initiator des Witzwettbewerbs: der englische Psychologe Richard Wiseman von der Universität Hertfordshire. Den lustigsten Witz der Welt möchte ich Ihnen nicht vorenthalten:

Lach-Yoga

»Zwei Jäger sind im Wald unterwegs, als einer von ihnen zusammenbricht. Er scheint nicht mehr zu atmen, und seine Augen sind glasig. Der andere Jäger holt schnell sein Handy hervor und wählt den Notruf: ›Mein Freund ist tot‹, stößt er hervor, ›was soll ich tun?‹ Er bekommt den Rat: ›Beruhigen Sie sich. Versichern Sie sich als Erstes, dass er wirklich tot ist.‹ Einen Moment ist es still, dann ertönt ein Schuss. Zurück am Telefon, fragt der Jäger: ›Okay, was jetzt?‹«

Wenn Sie jetzt überhaupt gelacht haben, dann haben Sie nur kurz gelacht – und das bringt nicht so viel.

Hoho haha

Witze sind Geschmackssache, schwer zu merken, gehen aus und wirken nur kurzfristig. Darum entstehen überall auf der Welt Lachclubs. Wo man sich zum gemeinsamen Lachen trifft – Lach-Yoga macht. Lach-Yoga ist eine Kombination aus Lachen und den Atemübungen aus den Pranayamas des Hatha-Yoga. Eine fröhliche und laute »Sofortmeditation«, die Kräfte mobilisiert, körperliche und

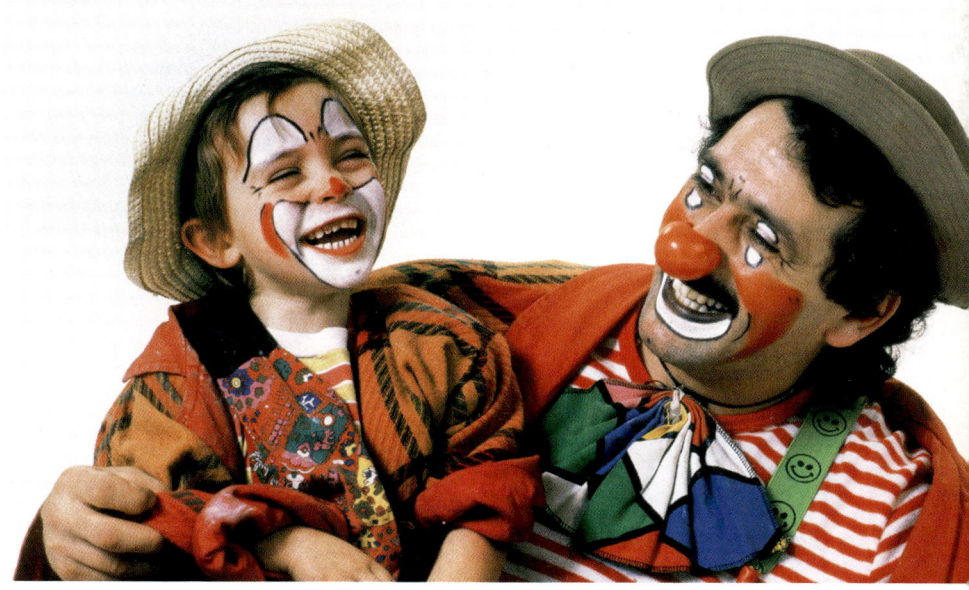

seelische Gesundheit fördert und mentale Energien freisetzt. Lachend findet man leichter Zugang zu Kreativität und Intuition. Man entwickelt Humor, Kontaktfreude und Toleranz anderen Menschen gegenüber. Lachen stärkt messbar die Abwehrkräfte und erhöht die Lebensfreude – ohne Nebenwirkungen.

know-how

Lach-Yoga

Es gibt sogar einen Hoho-haha-Verband der deutschen Lach-Yogatherapeuten (www.hoho-haha.de). Und die empfehlen: »Eine Viertelstunde tägliches Lachtraining reicht aus, um unserem Körper und Geist all die positiven Vorzüge des Lachens zu geben.« Im Internet finden Sie einen Lachtherapeuten, einen Lachclub in Ihrer Nähe – und zehn Lachübungen. Hier drei zum sofort Ausprobieren, am besten in lustiger Freundesrunde:

Das Löwenlachen: Mund und Augen weit aufreißen, Zunge so weit wie möglich zum Kinn herausstrecken. Statt zu brüllen, aus dem Bauch lachen – Hände wie die Pranken des Löwen seitlich neben die Ohren aufstellen. Mit gespreizten, leicht angewinkelten Fingern winken. Diese Übung ist auch eine Hals-Chakra-Übung.

Das Nikolauslachen: Beide Hände unterhalb des Nabels vor dem Bauch verschränken, Bauch mit einem Hohlkreuz weit herausstrecken. Den Bauch rhythmisch von unten her mit den Händen schütteln und mit einem tiefen Ho Ho Ho lachen.

Das Schaukellachen: Im Schneider- oder im Lotussitz hinsetzen und Arme hinter dem Kopf verschränken. Oberkörper langsam wie ein Pendel von links nach rechts hin- und herwiegen. Am Ende jeder Pendelbewegung ein kräftiges Ha ausstoßen. Pendelfrequenz langsam steigern. So kommt allmählich ein anrollendes Ha ... ha ... ha ... ha ... ha ...

Lernen – *nur mit Lust!*

Im Fernsehen gibt es neben den echten und operierten Schönen, den Reichen und Erfolgreichen diesen ganz anderen Typus von Star: Marcel Reich-Ranicki, Rangar Yogeschwar, Gesine Schwan, Maybrit Illner. Die sogenannten Intelligenzbestien. Das sind Leute, die man bewundert und gleichzeitig fürchtet. Weil sie so gescheit sind. Und man sich neben ihnen so klein und unbedeutend vorkommt.

Was haben uns Intelligenzbestien voraus?

Optimale Gene? Eine elitäre Schulbildung? Kann schon sein. Aber noch viel entscheidender ist: Diese Menschen haben offensichtlich großen Spaß am Lernen. Sie lesen täglich mehrere Zeitungen, sie gucken im Fernsehen die politischen und kulturellen Sendungen, sie lesen Sachbücher und unterhalten sich nicht nur vor der Kamera mit interessanten Leuten. »Mein Hobby«, sagen sie einhellig, »ist mein Beruf.«

Ein kluger Lehrer sagte mal: Die Aufgabe der Schule bestehe weniger darin, Mathe und Latein zu lehren. Sondern darin, die Lust am Lernen zu wecken. Am lebenslangen Lernen. Aber das gelingt leider nur selten. Die meisten Menschen verbinden mit der Schule mehr Last als Lust. Langeweile, öde Paukerei und Lehrer, die sich beim Ausfragen so sensibel verhalten wie ein Bronx-Cop beim Verhör.

Lerngift Stress

Der berühmte Stressforscher Frederic Vester erklärte die Lernmisere in der Schule an einem Beispiel aus der Tierwelt. Legt man im Tierpark den Antilopen einen bunten gestreiften Ball ins Gehege, laufen die Tiere weg, sobald sie ihn sehen. Aus natürlichem Fluchtreflex,

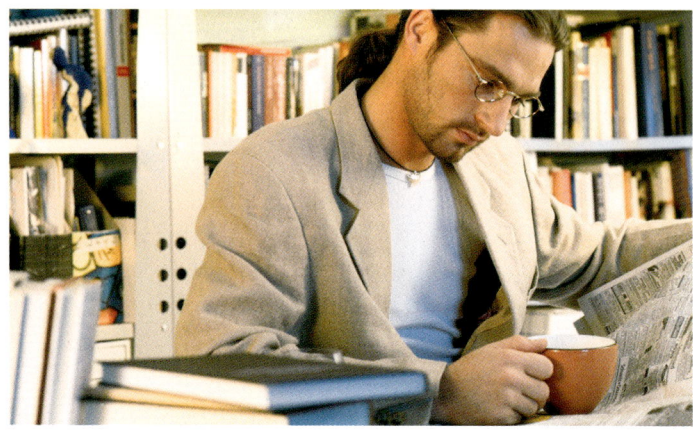

dem alle Lebewesen folgen, wenn sie auf unbekannte Dinge stoßen. Menschen, meint Vester, entwickeln ein ähnliches Verhalten, wenn sie in Lehrbüchern unverständlichen Sätzen wie dem folgenden begegnen: »Zur Vermeidung dilatorischer Formenkompromisse fordert eine optimalisierte Umweltpolitik die Institutionalisierung rationaler Zielfindungsprozesse, die operational definierbar sind …« Das Gehirn signalisiert: unbekannt, feindlich – Vorsicht! Und solchen Sätzen begegnet man nicht nur in Lehrbüchern, in der Zeitung, der Fachliteratur, Gehirnbüchern … Der Körper setzt ein Überlebensprogramm in Gang, das bedeutet: bloß nicht nachdenken – fliehen. Er schüttet die Stresshormone Adrenalin und Noradrenalin aus. Die vermindern die Schaltfähigkeit der Synapsen an den Nervenzellen im Gehirn. Sie blockieren den Kopf. Da helfen dann auch kein Pauken und kein Druck. Im Gegenteil. Der Stress wird dadurch nur größer, und der Denkapparat reagiert mit einem Totalausfall.

So wird Lernen zum Vergnügen

Learning by entertaining

Verbannen Sie den strengen Lehrer aus Ihrer Erinnerung. Auch den in Ihrem Kopf, der sagt: »Du solltest mal ein kluges Buch lesen, eine neue Sprache lernen, dein Allgemeinwissen verbessern.« Gehen Sie nach dem Lustprinzip vor. Verbinden Sie Lernen mit Unterhaltung und Entspannung. Zwingen Sie sich nicht zum Studium Ihnen unbekannter Themen in anspruchsvollen Büchern. Lesen Sie Frank Schätzings »Der Schwarm«, wenn Sie etwas über Tsunamis wissen wollen. Jules Verne ist eine wunderbare Lektion in Naturwissenschaften. Lesen Sie interessante Biografien über tolle Menschen, spannende Wirtschaftskrimis von John Grisham und Politthriller von Frederik Forsyth, fesselnde Science-Fiction-Romane von Michael Crichton, Medizinschinken von Noah Gordon, Historienromane von Umberto Eco oder Ken Follet oder Religionsgeschichte von Dan Brown. Und seien Sie ehrlich. Sie haben keine Ahnung von Physik? Dann müssen Sie sich auch nicht schämen, wenn Sie sich Ihr Wissen aus Sachbüchern und Sendungen für Kinder und Jugendliche holen. Macht TV-Moderatorin Sandra Maischberger übrigens auch. Die Sendung mit der Maus, sagte sie mal, habe sie erst mit 30 für sich entdeckt.

Learning by watching, listening ...

Als Kleinkind konnten Sie keine Bücher lesen – und Sie haben trotzdem viel gelernt. Einfach, indem Sie wahrgenommen haben – mit allen Sinnen. Nutzen Sie diese angeborene Fähigkeit und lernen Sie, wenn möglich, am Objekt oder vor Ort. Unternehmen Sie Kulturreisen, besuchen Sie Ausstellungen und Museen. Sie wollen zum Beispiel Französisch lernen? Dann gehen Sie französisch essen, gucken Sie französische Filme im Original, hören Sie französische Chansons. Neurologischer Hintergrund: Je mehr Sinne Sie am Lernen beteiligen, desto mehr Möglichkeiten bereiten Sie dem Gehirn, das Gelernte im Langzeitgedächtnis abzuspeichern.

Learning by doing

Der ehemalige US-Finanzminister Michael Bloomberg sagte einmal in einem Interview: »Als ich mein Amt angetreten habe, hatte ich von der Materie keine Ahnung. Man kann alles lernen, wenn es der Job erfordert.« Wie wahr. Wie viele Menschen waren in der Schule Nieten – und wurden später erfolgreiche Geschäftsleute, Ärzte, Professoren. Wissen Sie, warum? Weil Machen ungeheuerlich motiviert. Probieren Sie's aus: Basteln und bauen Sie, schreiben Sie Aufsätze und Artikel, bewerben Sie sich für Praktika. Und schreien Sie immer »Hier!«, wenn Sie neuen Herausforderungen begegnen.

Learning by playing

Frederic Vester schreibt: »Ein spielerisch-assoziatives Erlernen der Wirklichkeit ist die effizienteste Art zu lernen. Weil es die Möglichkeiten unseres Denkapparats voll nutzt.« Und: Weil Spielen das Gegenteil von Stress ist. Wie Sie den Tipp umsetzen können? Mit unzähligen alten und neuen Wissensspielen, die es auf dem Markt gibt. Neben Kreuzworträtseln, Monopoly und Quizspielen bietet der Medienmarkt interessante Simulationsspiele auf CD-ROM, mit denen Sie Ihr Wissen aufpeppen können.

know-how

Machen Sie es sich bequem

Die alten Griechen hatten die seltsame Angewohnheit, ihre Kinder im Freien zu unterrichten. Ausgerechnet die kultivierten alten Griechen! Das Volk der großen Denker und Philosophen. Das Volk, das prachtvolle Tempel und Theater baute. Warum baute es dann keine Schulen?

Die Antwort findet man in jedem Altgriechischlexikon. »Scholä«, das altgriechische Wort für »Schule«, bedeutet in der wörtlichen Übersetzung »Muße«. Warum ich Ihnen das erzähle? Weil ich ein blödes Gerücht in Frage stellen will: dass Lernen was mit Disziplin und Selbstbeherrschung zu tun hat. Sprich: mit Zwang und Qual. Und weil ich das Erfolgsgeheimnis der kleinen und der großen Lerngenies kenne: Sie lernen, wo sie sich am meisten wohlfühlen. Die einen auf der Couch oder im Bett, die anderen auf einem Liegestuhl im Garten, in einem Ledersessel vor dem Kamin oder im Korbstuhl eines gemütlichen Cafés. Oder wie ich: mit dem Knopf im Ohr beim Laufen oder Radfahren.

Lesen *kann jeder – von wegen*

Lesen haben Sie gelernt. Ja. Ich auch. In der ersten und zweiten Grundschulklasse. Dann stehen Diktate auf dem Lehrplan, Aufsätze, später Gedichte und Textanalysen. Aber kein »Lesen für Fortgeschrittene«. Und so wühlen sich die meisten Menschen mühsam durch Berge von Faxen, Memos, Zeitungsartikeln und Fachbüchern – mit einem Know-how, das sie einer bunt bedruckten Schulfibel verdanken, auf der »Elemelemule, der Kasperle geht in die Schule« steht.

Und da mag bei dem ein oder anderen das Gefühl aufkommen, mit dem Mofaführerschein einen Starfighter navigieren zu müssen.

Und dieses Gefühl verdoppelt sich. Genauso wie sich die weltweit verfügbaren Informationen in den nächsten zwei Jahren verdoppeln. Zum Fürchten! Ein Infotsunami! Wer da überleben will, braucht einen großen, großen Papierkorb. Und ein paar clevere Strategien, um die Spreu vom Weizen zu trennen. Kann man nämlich lernen, wie man intelligent liest.

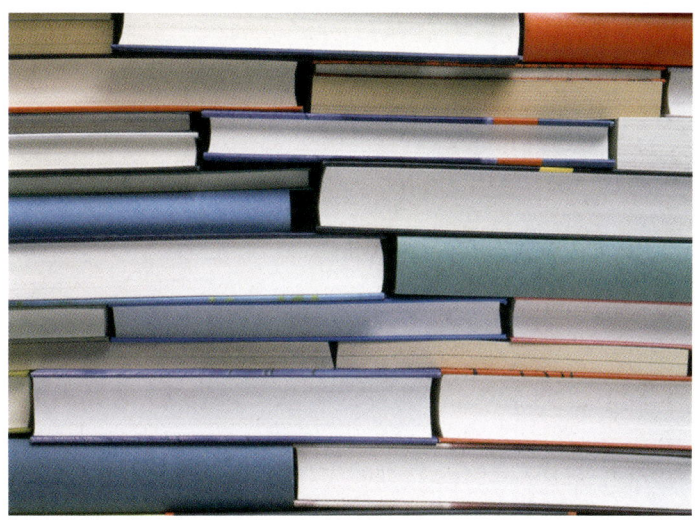

lauter intelligenzhäppchen

Effektiv lesen heißt selektieren

Die Kunst des schnellen Lesens beginnt schon vor dem Lesen. Mit der Entscheidung, was man liest. Sie müssen Wichtiges aus Unwichtigem herausfiltern. Was auf den ersten Blick unwichtig ist, fliegt sofort weg. Nicht lange überlegen. Der Bauch, die Intuition, hat immer recht. Gilt für Zeitungen, Bücher, den Poststapel oder E-Mail-Account.

» Bevor Sie lesen, versuchen Sie, so viele Vorabinformationen wie möglich zu sammeln. Orientieren Sie sich bei Zeitungs- und Onlineartikeln an Titeln, Untertiteln, Zwischentiteln, Bildzeilen. Zum Beispiel verrät eine Kurzzusammenfassung im Inhaltsverzeichnis den Kern des Artikels in der Zeitschrift.

» Wenn Sie gezielt suchen, sollten Sie erst mal nach Stichwörtern Ausschau halten. In Büchern finden Sie sie im Register. Sie recherchieren im Netz? Dann aktivieren Sie die Suchmaschine und geben Sie das gewünschte Stichwort ein.

So selektieren Sie im Text

» Machen Sie sich zuerst klar, was Sie wissen wollen. Begegnen Sie dem Autor wie ein Moderator mit gezielten Fragen. Damit installieren Sie eine automatische Selektionsschere in Ihrem Kopf.

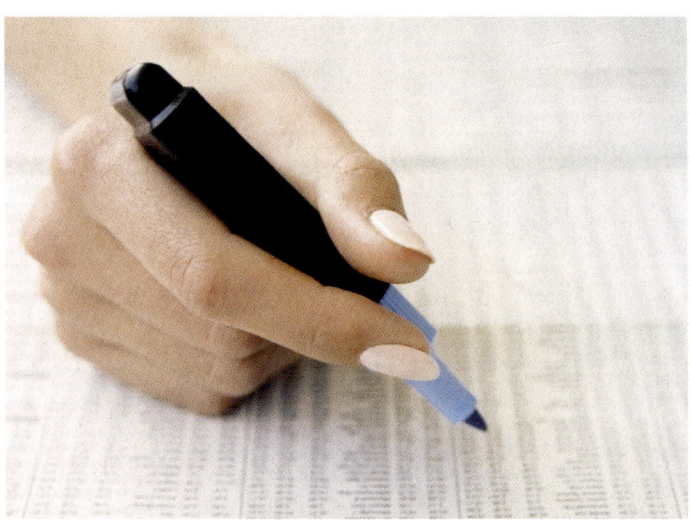

» Lesen Sie quer. Das kostet Sie zwar ein wenig mehr Zeit, wenn Sie den Text anschließend doch komplett lesen. Dafür sparen Sie viel, wenn Sie merken, dass der Text nicht hält, was er auf den ersten Blick erhoffen lässt. Und Sie erhaschen sofort die Stellen, die wichtig sind. Das sind in der Regel 20 %.

» Suchen Sie gezielt nach Reizwörtern. In einem Artikel über Vaterschaftstests wären das zum Beispiel: »Erzeuger«, »Gutachten«, »Jugendzentrale«. Alles Begriffe, die Ihnen einiges über den Inhalt des Textes verraten. Diese Stichwörter markieren Sie sich sofort, im ersten Durchgang.

» Versuchen Sie nicht wie in der Schule, Wort für Wort zu lesen, sondern nehmen Sie immer Wortgruppen ins Visier. Also: »genetischer Fingerabdruck« oder »Erbe hinterlassen« oder »Unterhalt gewähren«. Dafür überlesen Sie überflüssige rhetorische Wendungen wie »dazu muss man unter der Berücksichtigung der vorangegangenen Aspekte sagen ...«.

» Orientieren Sie sich an der Struktur des Textes. Die meisten Texte folgen dem klassischen Aufbau Einleitung, Hauptteil, Schluss. Einleitungen können Sie in der Regel überfliegen. Dem Hauptteil schenken Sie mehr Aufmerksamkeit – da kommt der Autor meist auf den Punkt. Den letzten Absatz verfolgen Sie mit Adleraugen, am besten lesen Sie ihn zuerst. Da findet sich oft ein Fazit oder eine kurze Zusammenfassung.

know-how

Gründlich und schnell ist kein Widerspruch

Gewöhnen Sie sich an, konzentriert und zügig zu lesen. Nicht mittendrin stoppen und immer wieder nach oben springen. So verlieren Sie sich nicht in Details, die Sie den inhaltlichen Tenor des Textes vergessen lassen. Variieren Sie das Lesetempo. Geben Sie Gas, wenn es Ihnen der Autor leicht macht. Und schalten Sie in den ersten Gang, wenn der Text schwierig wird.

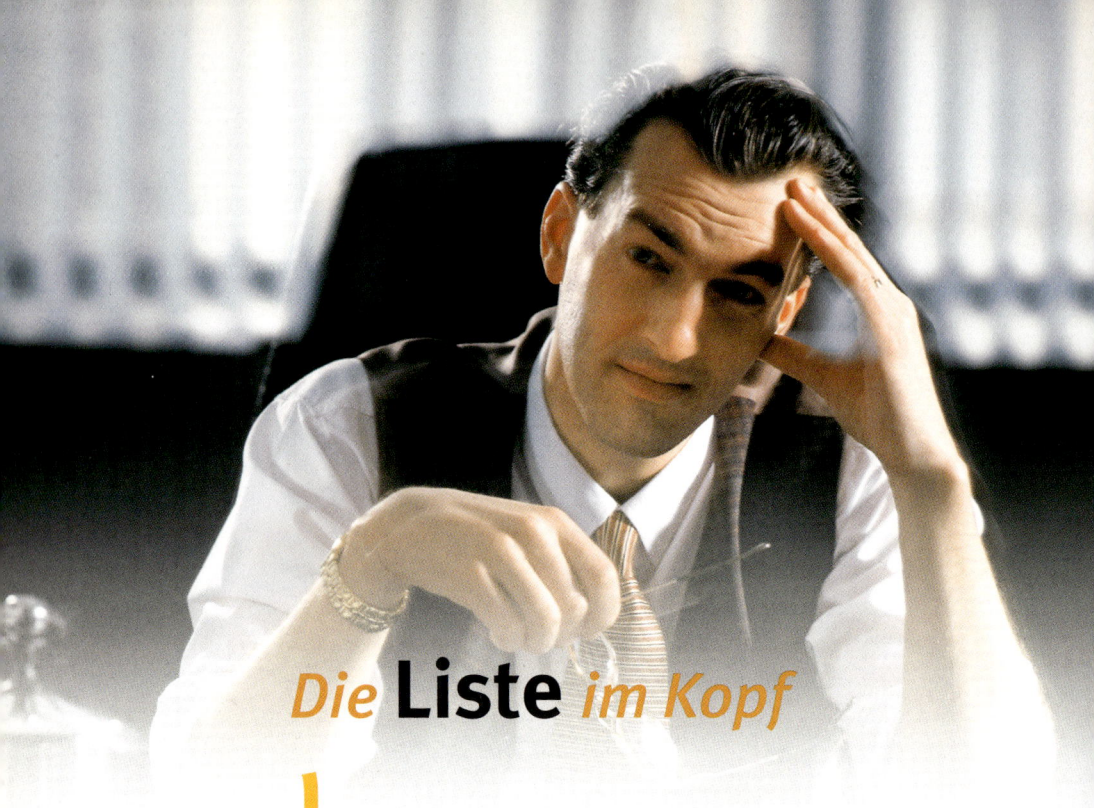

Die **Liste** *im Kopf*

bisher haben Sie Notizbücher und lose Zettel benutzt – für alles, was Sie im Alltag besorgen und erledigen müssen. Werfen Sie diese Krücken von sich und benutzen Sie Ihren Kopf. Geht ganz einfach mit der sogenannten Loci-Technik. Loci kommt von lateinisch locus (Ort). Das heißt: Sie verbinden die Begriffe, die Sie sich merken wollen, mit Orten in Ihrer Umgebung. Die gehen Sie, wenn Sie sich erinnern wollen, im Geist durch und verhelfen so Ihrem Gedächtnis auf die Sprünge. Gehirntraining pur – für jeden Tag. Fertigen Sie sich morgens im Kopf Ihre To-do-Liste an.

Die To-do-Liste vor Ort

Prägen Sie sich acht, neun, zehn oder mehr Gegenstände oder Orte in Ihrem Büro ein. Zum Beispiel: die Tür, die Schreibtischplatte, den Boden, den Computerbildschirm, die Tastatur, eine Lampe, den Drucker, das Fensterbrett und die Heizung.

Jetzt basteln Sie sich Bilder aus diesen Orten und Schlüsselbegriffen für Ihre aktuelle To-do-Liste. Immer daran denken: Je plastischer und origineller Sie sich die Bilder ausmalen, desto leichter können Sie sie behalten.

Also: Die Tür ist ein riesiger Briefumschlag (Sie müssen zur Post). Ihr Schreibtisch ist eine riesige Knäckebrotscheibe, von der Sie ein Stück abgebissen haben (Sie müssen zum Zahnarzt). Die Latten Ihres Parkettbodens sind Rollbahnen, auf denen Flugzeuge starten und landen (Geschäftsreise buchen!). Auf dem Computerbildschirm erscheint ein Porträt von Ihrer Oma (der müssen Sie noch zum Geburtstag gratulieren), auf der Tastatur stellen Sie sich Ihre Kinder vor, wie sie von einer Taste zur anderen hüpfen (vom Fußballtraining abholen). Die Lampe ist eine Höhensonne, unter der Sie sich aalen (im Haus fehlt Sonnenmilch). Ihr Drucker gibt den Geist auf, und Sie treiben ihn mit einem Pedaldynamo per Muskelkraft an (Fahrrad muss zur Reparatur). Auf dem Fensterbrett steht ein Blumenkasten mit gelben Geranien (Sie müssen noch zum Gärtner) …

Die Liste für unterwegs

Sie wollen sich unterwegs, zum Beispiel beim Einkaufen, erinnern? Dann wenden Sie die Loci-Technik mit Ihrem Körper an. Das heißt: Statt Regal, Tischplatte etc. prägen Sie sich Augen, Nase, Ohren, Knie, Füße etc. ein. Lassen Sie in Ihrer Fantasie Olivenöl aus Ihren Ohren quellen, gehen Sie mit Tomaten auf den Augen durch den Supermarkt, lassen Sie Spargelspitzen aus Ihren Hosentaschen lugen. Und stellen Sie sich auf dem Boden ausgestreuten Zucker vor, der unter Ihren Füßen knirscht.

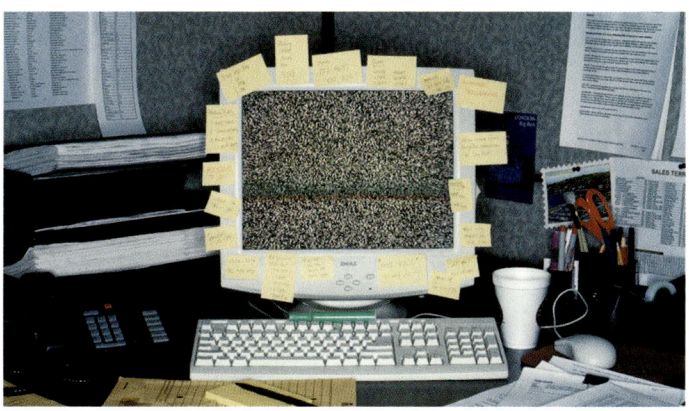

Listige Übung

Nehmen Sie sich Zeit für eine kleine Runde Gehirnjogging. Sie können auch gleich testen, wie fit Ihr Kopf ist – wie viel Sie sich merken können. Machen Sie folgende kleine Übung: Holen Sie sich ein Blatt Papier und Bleistift. Nun merken Sie sich folgende 20 Begriffe – ganz ohne Methode:

- Reifen
- Landkarte
- Katze
- Zange
- Balkon
- Ziege
- Kissen
- Felsen
- Pflaster
- Uhr
- Lampe
- Schuh
- Weißheitszahn
- Stoppschild
- Manuskript
- Mohrrübe
- Internet
- Kleiderhaken
- Auster
- Telefon

Und nun decken Sie die Liste zu. Nehmen sich das Blatt Papier und den Stift. Und schreiben die Begriffe in der richtigen Reihenfolge auf das Blatt.

Auswertung

Und? Richtig? Etwa 60 % schaffen das. Aber die kennen alle einen Merktrick. Mein Lieblingsmerktrick ist: mit den Wörtern eine Geschichte erfinden. Das trainiert auch die Kreativität. Mist, Reifen platt. Schnell auf die Landkarte nach dem nächsten Dorf gucken, dort läuft mir eine schwarze Katze über den Weg. Und der hängt eine Zange am Schwanz. Von einem Balkon aus streckt mir eine Ziege, die gemütlich auf einem Kissen liegt, die Zunge raus …

Mit so einer Geschichte können Sie sich die Liste auch ohne Spickzettel merken. Gleich mal ausprobieren … Schreiben Sie die Geschichte im Kopf zu Ende, und dann Begriffe aufschreiben.

Wie gut können Sie lügen?

true or false?« »Wahr oder unwahr?« Haben Sie schon mal eine dieser dummen Sendungen gesehen, in denen Beziehungsprobleme für die voyeuristischen Bedürfnisse gelangweilter Menschen ausgeschlachtet werden? So ähnlich geht's da zu: Das Schluchzen des Mädchens mit dem Nasenring geht im Gejohle des Publikums unter. Die Moderatorin entlarvte per Lügendetektor den Seitensprung ihres Freundes: »Lüge« prangt auf dem großen Studiobildschirm.

Das neue Bild der Lüge

So weit ist es gekommen mit dem Lügendetektor, auf den einst amerikanische Polizisten und FBI-Beamten wie auf die Bibel geschworen haben: Er dient als massenmediale Jahrmarktsattraktion der Volksbelustigung. Die deutsche Justiz hat ihn nie zugelassen. Und mittlerweile bezweifeln sogar US-Wissenschaftler seine Zuverlässigkeit. Was kaum jemanden stört. Schließlich gibt es heute ein Gerät, das die Lüge nicht mehr als Kurvendiagramm liefert. Sondern als impressionistisches Computerbild mit vielen bunten Flecken. Den sogenannten Magnetresonanztomografen. Mit ihm scannt man das Gehirn und macht die Aktivität der verschiedenen Hirnregionen sichtbar. Sieht die Lüge als Neuronenfeuerwerk aufblinken.

Lügen haben kurze Beine ...

Es gibt besonders begabte Menschen, die Lügernnasen wachsen sehen, während andere guten Glaubens nicken. Lügen kann man theoretisch mit dem bloßen Auge erkennen. Lügend verändert jeder Mensch seine Mimik, Körpersprache, Körperhaltung und

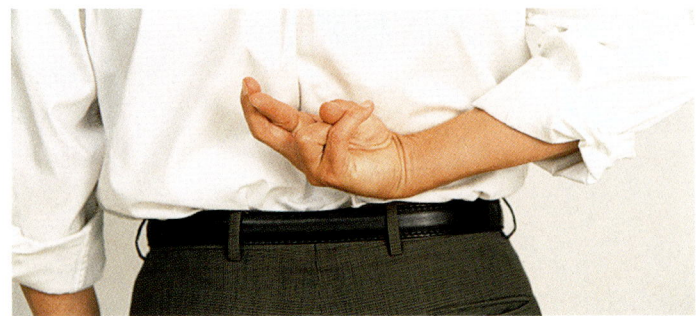

Stimme. Er steigert Puls und Atemfrequenz – beides misst im Übrigen der alte Lügendetektor. Nur: Herzrasen und eine verdruckste Körperhaltung entwickelt der Mensch auch, wenn er schüchtern oder verliebt ist. Nicht nur, wenn er lügt. Als hundertprozentig zuverlässige Beweise im Prozess der Wahrheitsfindung taugen solche Lügensymptome also nicht. Auch aus der Augenbewegung kann man eine Lüge ablesen. Wandern die Augen von der Mitte nach rechts, konstruiert man einen Satz – eine Lüge; wandern sie nach oben rechts, einen Wunsch. Wandern sie von der Mitte nach links, dann wühlt man in der Erinnerung. Nur: Beim Linkshänder ist das genau andersherum.

... denn das passiert im Kopf

Verräterischer sind da schon die Vorgänge, die sich während des Lügens im Gehirn abspielen. Im Tomografenscan unterscheiden sie sich deutlich von denen im Zustand der Wahrhaftigkeit. So stellte der US-Forscher Daniel Langlebens von der Pennsylvania School of Medicine in Philadelphia eine auffällige Aktivität in der präfrontalen Großhirnrinde fest. Die Region gilt im Gehirn als hemmende Instanz, die aktiv wird, wenn man etwas verschweigt oder leugnet. Und wenn man etwas erfindet? Dann erkennt man das daran, dass die Amygdala, der Mandelkern, die Gefühlsregion, stumm bleibt. Das hat ein Psychologenteam der Universität Bielefeld in einem Experiment ermittelt: Die Gefühle kommen nur dann ins Spiel, wenn man die Geschichte auch wirklich erlebt hat, die man gerade erzählt.

Lügen ist gesund

Die neuen Befunde über die Lüge und die damit verbundene Regsamkeit im Gehirn bestätigen, was Anthropologen schon lange vermuten: Lügen ist eine beachtliche intellektuelle Leistung. Die Evolutionsforscher glauben, dass die Fähigkeit zu lügen zu den wichtigsten Eigenschaften gehört, die den Menschen vom Affen unterscheiden. Im Lauf der Jahrtausende ist der Mensch dem evolutionären Druck ausgesetzt gewesen, immer raffinierter zu schwindeln, um überleben zu können. So zeichnet sich im Lager der Geistesforscher gerade eine Trendwende ab. Die Lüge gilt nicht länger allein als verabscheuungswürdige Strategie der Schwachen und Schlechten. Sondern auch als Tugend der Klugen und Cleveren. Manchmal ist Lügen ethisch nicht nur vertretbar, sondern auch notwendig. Wer würde es schon gutheißen, wenn ein Partygast einer fülligen Dame – aufrichtig – eine Nulldiät empfehlen würde. Das sieht auch der Philosoph und Erziehungswissenschaftler David Nyberg von der University of New York so: »Ohne Täuschung und Irreführung wäre unser komplexes Beziehungsleben völlig undenkbar.«

know-how

Das Münchhausen-Spiel

Ob Sie's glauben oder nicht: Den legendären Baron Münchhausen gab es wirklich. Er lebte in einem Schloss bei Bremen, wo er mit Leidenschaft große Feste gab. Da erzählte er dann seine berühmten Geschichten, von denen er übrigens die wenigsten erfunden hatte. Die meisten hatte er irgendwo aufgeschnappt. Aber: Er konnte sie so lebendig erzählen, als hätte er sie mit jeder Faser seines Körpers durchlebt. Genau das ist bei dem Münchhausen-Spiel gefragt. Jeder Spieler erzählt drei Geschichten, eine wahre und zwei erfundene. Die anderen müssen raten, wann er gelogen hat und wann nicht. Gewonnen hat derjenige, der seine Lügen am besten verkauft.

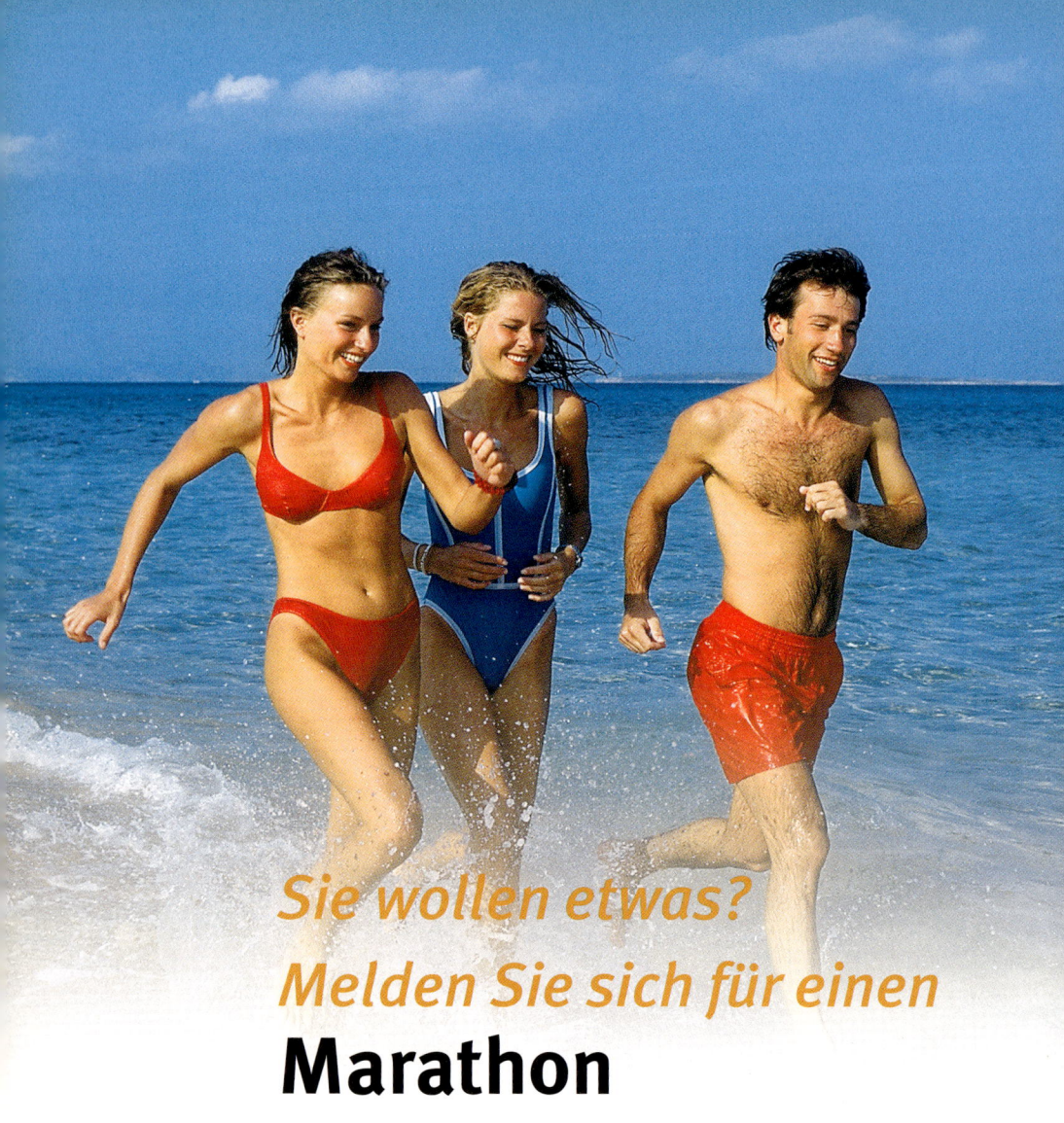

Sie wollen etwas?
Melden Sie sich für einen
Marathon

Sie wollen etwas erreichen im Leben? Dann zielen Sie nicht ins Schwarze, zielen Sie daneben. In Johannesburg will der Zoo Charly das Rauchen abgewöhnen. Der Schimpanse ist Kettenraucher. Hat das Rauchen von den Besuchern abgeguckt und ist nikotinsüchtig. Der arme Kerl. Da bin ich schier ratlos. Ich empfehle dem Raucher, der mit dem Rauchen aufhören will, nämlich: Geh nicht zur Verhaltenstherapie, kau keinen Nikotinkaugummi, mach kein Antiraucherseminar. Melde dich doch einfach beim nächsten Marathon an. Am besten in New York oder Hawaii. (Da sind Affen noch nicht zugelassen.) So hört man dann einfach zu rauchen auf. Denkt nicht viel darüber nach. Sondern hört einfach auf. Das tut man ganz automatisch. Im Übrigen passiert noch mehr: Sie werden zielstrebig, willensstark, ausdauernd und ein bisschen härter gegen sich selbst. Passiert einfach, wenn Sie sich auf den Wettkampf vorbereiten. So 60 Kilometer die Woche trainieren. Und Sie wachsen ein Stückchen über sich hinaus, sobald Sie die Ziellinie durchqueren. Nichts ist eine bessere Schulung für das Selbstbewusstsein.

Gezielt danebenzielen

Das kann man auch, wenn der Babywunsch nicht in Erfüllung geht, man den Job wechseln will, die Diät nicht funktioniert oder man auf der Suche nach der Erfolgsspur im Leben ist.

Zielstrebig und erfolgreich

Hans-Carsten Hansen, Personalchef bei BASF, charakterisierte im *Spiegel* einen Marathon folgendermaßen: »Die brauchen Durchhaltevermögen, müssen sich realistische Etappenziele stecken, strategisch denken, den Wettbewerb einschätzen und Biss auf der Durststrecke beweisen.« Alles, was auch ein Mitarbeiter in einem Unternehmen braucht.

Nur eines sollten Sie niemals tun: das in einer Bewerbung in den Vordergrund stellen. Denn man könnte Sie für einen Einzelkämpfer halten, dem Teamgeist fehlt. Geben Sie einfach noch einen Mannschaftssport an. Und wenn Sie Bestzeiten laufen, so drei Stunden, dann behalten Sie das lieber für sich. Denn das sieht so mancher Personalchef folgendermaßen: ein überehrgeiziger Eigenbrödler, der viel zu viel trainiert, oft allein ist, stur sein eigenes Ziel verfolgt. Wer will das schon in seinem Unternehmen haben. Also: Schreiben Sie »4:20« in Ihre Bewerbung.

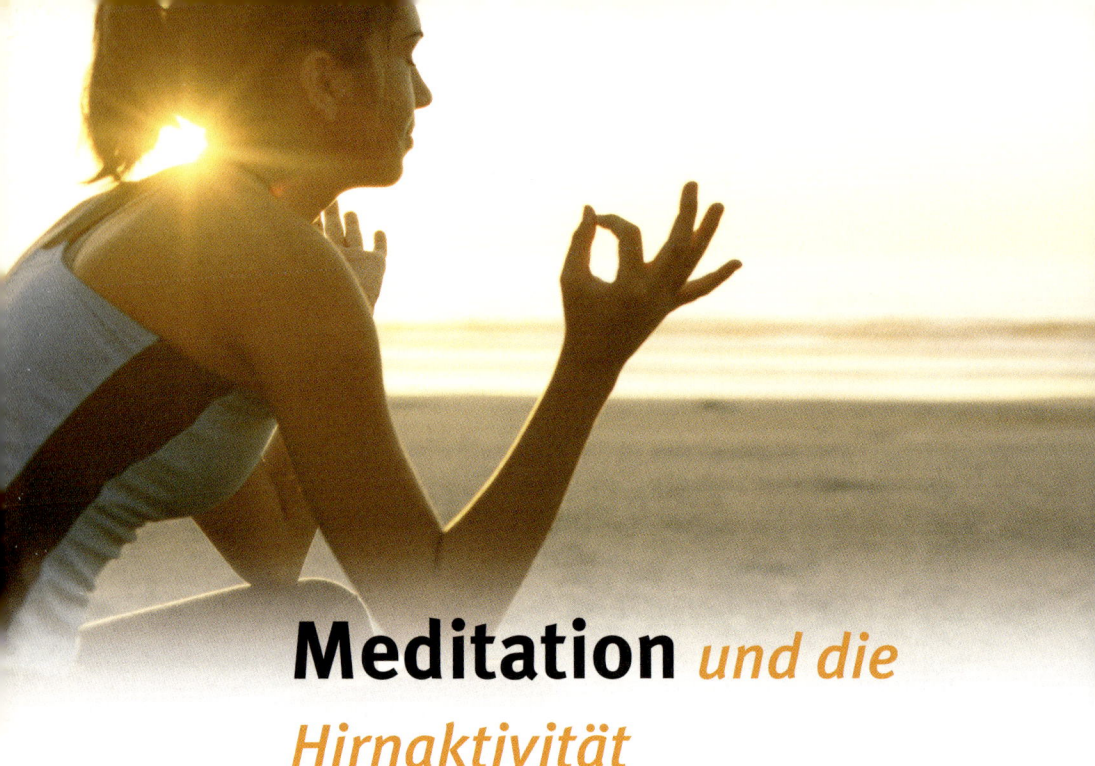

Meditation *und die Hirnaktivität*

Mönche in der Magnetröhre«, las ich mal in der *Süddeutschen Zeitung*. Ein Beitrag von Ulrich Kraft über ein Experiment im Hirnforschungslabor von Richard Davidson in der University of Wisconsin in Madison. Der Dalai Lama selbst schickte acht tibetische Mönche in die USA in den Magnetresonanztomografen des Neuroforschers. Der die Neurophysiologie der Erleuchtung aufklären möchte. Was Buddhisten seit 2500 Jahren wissen, wird heute zur Botschaft der Wissenschaft: Meditation verändert das Gehirn grundlegend – und mit ihm den Menschen.

Meditation macht glücklich ...

Das entdeckte der US-Forscher Davidson schon vor Jahren. Er verglich damals die Gehirnaktivitäten eines indischen Abts mit der von 150 Nichtbuddhisten. Und fand heraus: Die Aktivität des linken Stirnhirns, des Frontalcortex, ist viel höher. Und was heißt das? Ganz einfach: Heiterkeit, Ausgeglichenheit, Optimismus. Die Grundstimmung meditierender Menschen ist Glück. Und das, so lautet die wohl fröhlichste Botschaft, lässt sich trainieren wie ein Muskel oder wie ein Musikinstrument. Glück kann man also selbst machen. Jeder!

... und verändert das Bewusstsein

Nun nahm Davidson die acht Mönche noch etwas genauer ins Neurovisier: Er untersuchte, was sich in ihrem Gehirn abspielt, wenn sie die Meditationsform »vorbehaltloses Mitgefühl« praktizieren. Wenn Liebe und Mitleid durch den Körper fluten. Und da fand er Erstaunliches: Die Mönchgehirne leisten Schwerstarbeit. Messbar in Gamma-Wellen. Delta-Wellen heißt Tiefschlaf, Alpha-Wellen heißt entspannt, aber wach. Und Gamma-Wellen tauchen nur ganz kurz auf, wenn man sich extrem auf etwas konzentriert. Kann der Normalmensch nur für Sekunden, in winzigen Teilen des Gehirns. Und der Mönch in der Röhre zeigte im Augenblick der Versenkung Gamma-Wellen-Tsunamis über das ganze Hirn. Was heißt das? Im Moment tiefster Entspannung entsteht höchste Aufmerksamkeit. Und: Gamma-Wellen sind im Gehirn die Steuerfrequenz, die Wahrnehmen und Bewusstseinszustände herstellen. Die dafür sorgen, dass Sie die Botschaften haarig, laut, schnell im Kopf zum Hund machen – und zum Anlass für Streicheln – oder Kampf oder Flucht. Wenn alle Nervenzellen im Gehirn synchron Gamma

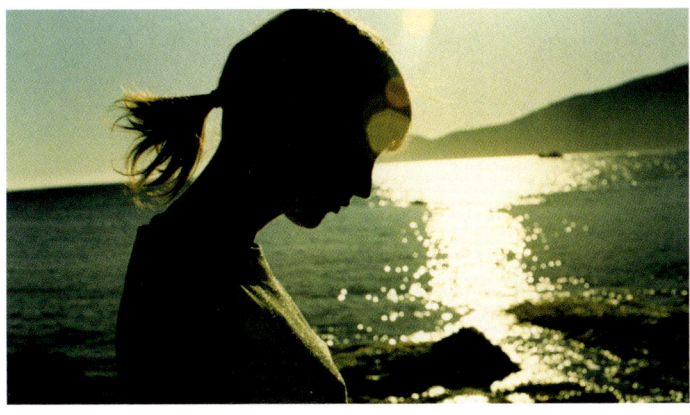

schwingen, dann wird alles eins, man denkt nicht, spürt seinen Körper nicht mehr ... ist erleuchtet.

Die Forscher ziehen den Schluss: Kein Mensch muss bleiben, wie er ist. Bewusstsein und Persönlichkeit lassen sich durch Meditation gezielt beeinflussen. Probieren Sie es aus. Gleich jetzt.

know-how

Drei-Minuten-Morgenmeditation

Nehmen Sie sich morgens nach dem Aufstehen drei Minuten Zeit.

›› Stellen Sie einen leisen Wecker oder wählen Sie ein etwa dreiminütiges ruhiges Musikstück zur Untermalung (aber CD-Player nur ganz, ganz leise stellen!). Setzen Sie sich in einen Raum, in dem Sie ungestört sein können, auf einen Stuhl.

›› Beine leicht auseinanderstellen, die Hände nach oben geöffnet locker auf die Oberschenkel legen. Richten Sie Ihren Rücken gerade auf. Man kann sich dazu vorstellen, dass der Kopf am Scheitel durch ein unsichtbares Band ganz sanft nach oben gezogen wird.

›› Jetzt setzen Sie ein leichtes Lächeln auf und schließen Ihre Augen. Atmen Sie ruhig und tief bis weit in den Unterbauch. Dem Fluss des Atems, diesem ewigen Ein- und Ausströmen von Lebensenergie, nachspüren. Und sonst nichts. Einfach dasitzen und atmen. Und lächeln.

›› Aufziehenden Gedanken und Gefühlen keine weitere Beachtung schenken, sie kommen und gehen lassen – lächeln und atmen. Atem werden. Atem sein.

›› Nach drei Minuten die Hände langsam vors Gesicht heben, sanft darüberstreichen und die Augen öffnen. Begrüßen Sie jetzt mit offenem Blick und Ihrem Lächeln den neuen Tag. Später können Sie die Meditationszeit auch ausdehnen auf 5, 10, 20 oder 30 Minuten.

Per **Murmeltechnik** in den Minutentiefschlaf

nun bekommen Sie eine Technik fürs Leben an die Hand. Sie lernen, sofort wenige Minuten maximal zu entspannen und sich dadurch wieder zu erholen. Diese Technik können Sie auch am Schreibtisch einsetzen. Zwei Minuten hat man doch mal – oder drei. Mittendrin. Einfach so. Das mache ich auch, und diese Methode werden Sie jetzt lernen.

Also weiter: Die Gebrauchsanweisung dieser Technik ist denkbar einfach. Die besteht aus vier Kommandos. Die kann man sich merken. Die Kommandos heißen:

> » **Sitz still!**
> » **Schließ die Augen!**
> » **Wiederhole!**
> » **Weise ab!**
> Das ist alles.

»Sitz still!« muss ich Ihnen nicht erklären. »Schließ die Augen!« muss ich Ihnen auch nicht erklären.

»Wiederhole!«, das erkläre ich Ihnen.

Wiederhole!

Es gibt einen physiologischen Reflex, der ist in den menschlichen Kopf eingebaut. Dazu sollte man Folgendes wissen. In den 1950er Jahren hat man Hochinteressantes bei der Ratte entdeckt: Da oben ist ein Zentrum, wenn man da mit einer Nadel hineinsticht und ein bisschen Strom daraufgibt, macht es »plopp«, und die Ratte ist im Tiefschlaf.

Und Sie haben exakt das gleiche Zentrum. Es ist drei Millimeter

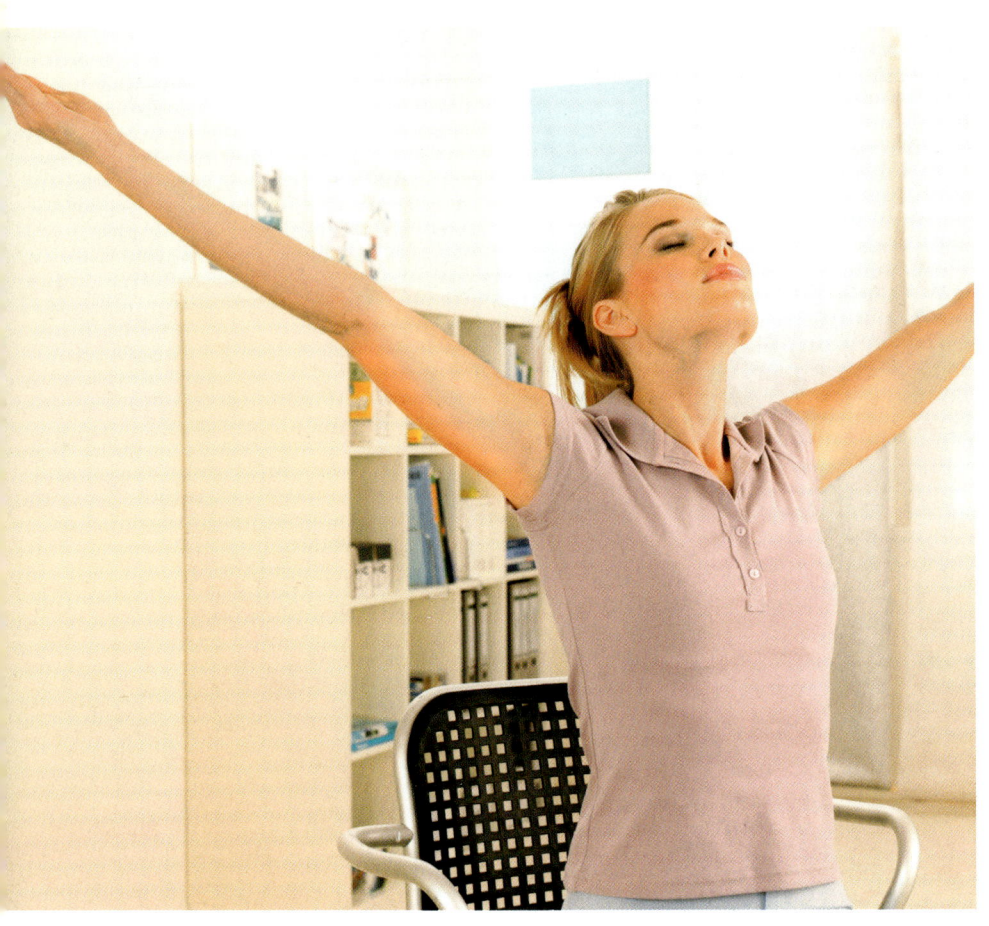

groß. Nur mit der Nadel da reinstechen, das sollte man vielleicht nicht machen.

Es gibt einen anderen Weg. Sie können dieses Zentrum ansprechen, nicht mit Strom, sondern mit »Wiederhole!«. Und es ist völlig egal, was Sie wiederholen.

Ich bin aufgewachsen mit zwei Brüdern, und wir drei durften im sechsten Lebensjahr jeder drei Instrumente lernen, und jeder von uns dreien durfte jedes der Instrumente täglich je eine Stunde üben. Das durften wir drei zwölf Jahre lang.

Wenn Sie das Wort »durften« einer preußischen Mama bitte richtig interpretieren. Was ich sagen will: Ich werde Musik nicht mehr los. Mein Hirn dröhnt vor Musik, jetzt gerade, im Moment.

Ich habe ständig Melodien im Kopf, immerfort. Ich wiederhole die auch. Zum Beispiel im Wettkampf. Sehen Sie, ich wiederhole Musik. Wie die Schamanen trommeln.

Wenn Sie Musiker sind, tun Sie es auch. Wenn Sie es nicht sind, wiederholen Sie eben Sprache.

Man kann Sätze wiederholen …

Wiederholen Sie Sätze: »Heute ist ein schöner Tag.« Wiederholen Sie Wörter: »Heute, heute, heute« oder Silben: »Heu, heu, heu«. Egal. Das Dumme an der Geschichte ist nur: Sie können es nicht. Ich will Sie nicht beleidigen, aber Sie können das nicht. Sie können nicht wiederholen: »Heute ist ein schöner Tag.«

Das schaffen Sie nicht. Soll ich es Ihnen beweisen? Passen Sie auf: »Heute ist ein schöner Tag. Heute ist ein schöner Tag. Heute ist ein schöner Tag.« »Wieso denn heute? Was war denn eigentlich gestern? Heute ist ein schöner Tag. Ist überhaupt kein schöner Tag. Ich habe mich vorhin geärgert.« Merken Sie etwas? Sie schweifen ganz schnell ab.

Kein Mensch, niemand von Ihnen, kann sich länger als zwölf Sekunden auf diesen einen blöden Satz konzentrieren.

Das können Sie nicht. In der Regel nur drei Sekunden, dann sind Sie schon weg. Sie assoziieren irgendetwas. Sie müssen aber weg von den Gedanken. Deswegen heißt das letzte Kommando: »Weise ab!« Weise die störenden Gedanken ab, die unausweichlich immer kommen.

Autogenes Training und die fehlenden Ohrwaschl

Prof. Schultz war in den 1930er Jahren ein Genie. Der hat völlig richtig erkannt: Ihre Krankheit heißt »fehlende Entspannung«. Und Prof. Schultz wollte den Menschen entspannen. Er wusste, mit Wiederholung schafft man das. Und was macht er als guter deutscher Professor? Er zielt direkt ins Schwarze!

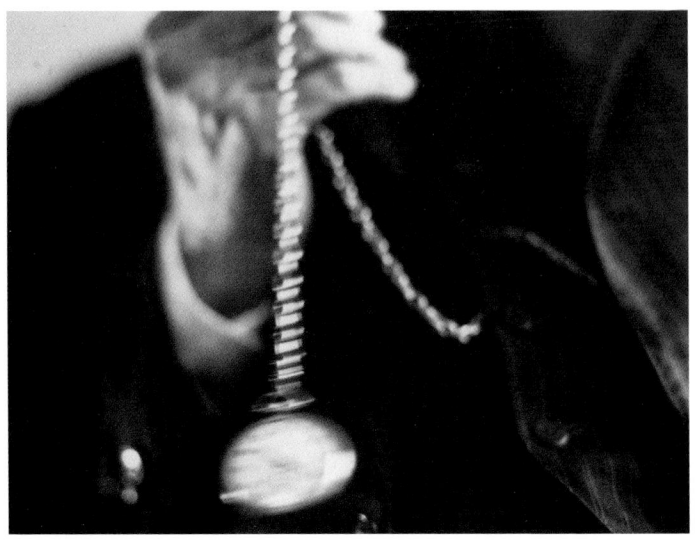

Das heißt, der lässt Sie völlig richtig wiederholen: »*Entspanne dich, entspanne dich.*« Er wusste aber, dass das nicht reicht – und hat als deutscher Professor eine Wissenschaft daraus gemacht. Er koppelte das »Entspanne dich« mit »Schwere- und Wärmegefühl«.

Der lässt Sie also wiederholen: »Der rechte Arm wird schwer, und der linke Arm wird schwer, das linke Bein wird schwer, und das rechte Bein wird schwer.« Beim rechten Bein fange ich immer das Denken an. Da denke ich mir immer: »Und mein Ohrwaschl? Denkt der an mein Ohrwaschl? Ich wette, der vergisst mein Ohrwaschl!« Dann nehme ich das Buch vom Schultz und lese nach. Da fehlt wirklich das Ohrwaschl, und das regt mich furchtbar auf. Da fehlen auch andere wichtige Organe des Menschen. Die hat er einfach nicht aufgeführt. Das regt mich auf, und darum funktioniert autogenes Training bei mir nicht. Und bei Ihnen funktioniert es auch aus einem anderen Grund nicht. Weil Sie nämlich das Original nicht lesen. Da steht: »Nach dieser meiner Methode müssen Sie täglich 20 Minuten üben, und das ein halbes Jahr – bevor Sie auch nur mitbekommen, ahnen, was ich eigentlich will.« Das sagt die Volkshochschule nicht. Die Methode funktioniert, aber erst nach einem halben Jahr und wenn man täglich übt. Hätte Prof. Schultz gewusst: »Wenn du etwas Wichtiges im Leben willst, ziele nicht ins Schwarze, sondern ziele daneben«, hätte er das gewusst, dann würden Sie nicht ein halbes Jahr brauchen, sondern Sie könnten es nach 10, 12, 14 Minuten.

Nur, was heißt das, dieses »Danebenzielen«?

Ja, das müssen Sie jedes Mal neu bedenken. Dieses »Danebenzielen« heißt in diesem Zusammenhang: Wiederholen Sie bitte nicht sinnvolle Sachen – linker Arm wird schwer, rechter Arm wird schwer. Das ist ja ganz sinnvoll. Führt ja auch irgendwann ins Ziel. Irgendwann! Nein, wiederholen Sie Unsinn – und schon sind Sie am Ziel.

Unsinn ist das Zauberwort

Was ist denn Unsinn? Ja nun, Unsinn ist zum Beispiel Abrakadabra. Wäre das Unsinn? Ja, bei mir nicht mehr. Da wackeln zwei Kinder daheim rum, seither ist Abrakadabra besetzt. »Besetzt« heißt das Wort. Mit Bildern besetzt. Das heißt, ich sehe sofort vor dem geistigen Auge ein schwarzes Zaubermännchen mit Hut. Und darum wirkt Abrakadabra bei mir nicht. Wenn ich Ihnen ein Unsinnswort vorschlagen würde, wäre das vielleicht besetzt bei dem einen oder anderen, und es würde nicht wirken. Darum werden von transzendentalen Organisationen Wörter verkauft, Unsinn verkauft, heißen Mantras, die man nicht weitersagen darf, sonst wirken sie nicht mehr.

Machen wir gemeinsam Unsinn

Ich schlage Ihnen vor: Wiederholen Sie doch einfach das Wort »Triathlon«.

Versuchen Sie es mal: »Triathlon, Triathlon, Triathlon, Triathlon, Triathlon, Triathlon«. Beim sechsten Mal bricht Ihnen die Zunge ab. Garantiert. Dann entschärfen Sie das Wort. Sagen Sie nicht

»Triathlon«, sondern nehmen Sie die Konsonanten heraus – dann bleibt übrig: »Ialon«. Also gut – »*Ialon, Ialon, Ialon, Ialon, Ialon*« … Bei »L« macht der Deutsche hin und her mit der Zunge; viel zu viel Energie verplempert, wollen wir nicht.

Ersetzen Sie das »L« durch ein »M« wie Mama. »Mama, Mama, Mama, Mama«. Mama ist nämlich kein Zufall – spart dem Baby jede Menge Energie …

Dann bleibt übrig: »Iamon«. »*Iamon, Iamon, Iamon, Iamon, Iamon, Iamon*«.

Das geht leicht. Das geht mühelos, das geht ganz geschmeidig, und dazu fällt Ihnen wirklich nichts ein. »Iamon« ist absoluter Schwachsinn – und genau das ist der Witz. Schwachsinn wiederholen heißt der Trick.

»Iamon« wiederholen. Und das machen Sie jetzt einfach mal. Hinsetzen, Augen zumachen. Und murmeln. »Iamon, Iamon, Iamon, Iamon, Iamon, Iamon«. Sie verschleifen das Wort wie eine Schlange, die sich in den Schwanz beißt. »Iamon, Iamon, Iamon, Iamon, Iamon«. Sie können die ganze Sache beschleunigen, wollen wir ja, wenn Sie sich vor dem geistigen Auge eine Schiefertafel vorstellen – jetzt –, und jetzt kommt jemand mit der Kreide und schreibt darauf: »I-a-m-o-n«, und ab jetzt lesen Sie das Wort gleichzeitig zum innerlichen Murmeln. »Iamon, Iamon, Iamon, Iamon, Iamon, Iamon«.

Der Körper ist im Tiefschlaf

Liebe Leser, was Sie da eben begonnen haben, ist die effektivste Methode der Entspannung. Die führt direkt in den Tiefschlaf. In 12 bis 14 Minuten ist der Durchschnittsmensch da, wo er hinsoll, nämlich im Tiefschlaf. Der Körper ist im Tiefschlaf. Das ist der Unterschied zu heute Nacht.

Heute Nacht erleben Sie genau das Gleiche, nur Sie erleben es nicht. Sie sind nicht bewusst dabei, Sie können es nicht kontrollieren. Nur im kontrollierten Tiefschlaf können Sie dasitzen und sagen: »Jetzt ist Schluss. Das Telefon klingelt, ich höre auf.«

Sie können es regulieren. Sie sind nämlich da oben im Kopf noch da, einigermaßen zumindest. Nicht ganz, aber einigermaßen, und Sie können kontrollieren, und der Körper ist im Tiefschlaf. Das dauert etwa 12 bis 14 Minuten, und Sie haben es geschafft.

Woher weiß man, dass man im Tiefschlaf ankommt?

»Hoo«, sagen Sie. »Wie kommt der dazu, das zu behaupten. Ich bin ein Spätstarter. Ich brauche 20 Minuten.« Oder: »Ich bin schon immer fix gewesen, ich brauche acht Minuten.«

Woher weiß ich überhaupt, jetzt bin ich im Tiefschlaf? Sehr gute Frage. Macht es da »Klingeling, Endstation, Tiefschlaf, aussteigen« oder so ähnlich? Tiefschlaf, dieses Gefühl muss man niemandem erklären. Ich kenne vier Gefühle – ich nenne das archetypische Gefühle –, die man keinem Menschen erklären muss. Ein Beispiel ist der Orgasmus.

Sie müssen keinem Menschen Orgasmus erklären. Sie wissen, was das ist, und so ist das auch mit dem Tiefschlaf. Das ist mindestens so gut wie Orgasmus. Das wissen Sie bloß nicht.

Ich nenne dieses Gefühl die Sensation des fehlenden Körpergefühls. Ich habe einfach noch kein vernünftiges Wort dafür.

Die Sensation des fehlenden Körpergefühls

Lassen Sie mich erklären: Wenn Sie jetzt über diesem Buch sitzen, da haben Sie Rückmeldungen von Ihren Fingern, von Ihren Fußsohlen, von Ihrem Po, von Ihrem Rücken. Sie spüren da ein bisschen was. Sie kriegen da elektrische Ströme, und die gehen ins Gehirn. Das nenne ich Rückmeldungen. Im Zustand Tiefschlaf, zwölf Minuten von hier, fehlt das. Sie kriegen plötzlich keine Rückmeldungen mehr. Das ist sagenhaft! Ich weiß noch genau, wie ich das das erste Mal gemacht habe, da hat mich kein Mensch vorgewarnt – ich warne Sie hiermit.

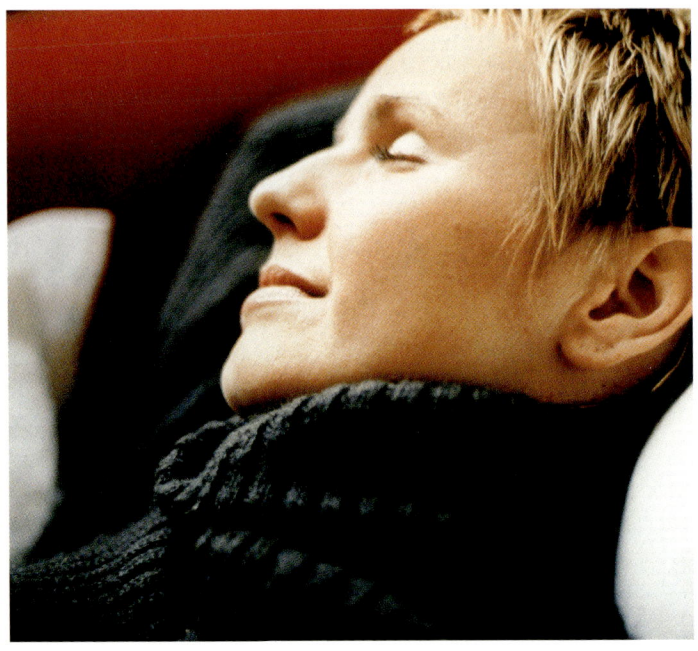

Nach drei Minuten, das weiß ich ganz genau – bin ich tödlich erschrocken. Ich habe registriert, mein linker Arm fehlt. Also, ich bin ja nicht ganz blöd, ich weiß doch, was ein Arm ist. Der war weg. Der ist weg. Da kamen einfach keine elektrischen Ströme mehr an, und dann ist der für Sie nicht existent. Er ist einfach nicht da. Und dann hat der rechte Arm gefehlt. Und dann hat der ganze Körper gefehlt, und in dem Moment wurde mir schlagartig klar, worum es hier geht, und dann war ich ziemlich happy. Das ist ein Gefühl, wenn Sie nicht mehr da sind, schwerelos, fliegend, und ich weiß heute: Alle Märchen, die Sie hören von den verschiedensten Völkern dieser Welt mit »der Mensch kann fliegen«, die beruhen genau darauf. Die waren weiter, die kannten dieses Gefühl. Die wissen genau, was man unter Fliegen versteht. Das ist Fliegen. Da brauche ich kein Motorflugzeug oder so. Der Mensch kann fliegen. Das ist genau dieses Gefühl. Das ist sensationell. Wer das einmal gespürt hat, wird das immer wieder spüren wollen. Das ist genau wie mit dem Orgasmus.

Fehlendes Körpergefühl ... Jetzt haben Sie vielleicht eine Ahnung, warum man unter Hypnose operieren kann, ohne dass der Mensch was fühlt ...

Das müssen Sie erst mal üben

Kennen Sie von früher: Wer was können will, muss üben. Den kontrollierten Tiefschlaf müssen Sie üben, sechs Wochen lang, jeden Tag. Da erschrecken Sie gleich wieder: »Ach, jetzt soll ich schon wieder …, mein Terminkalender …« Da kann ich Sie beruhigen, das können Sie üben ohne Zeitverlust. Das mache ich nämlich auch. Einfach vor dem Einschlafen. Sie legen sich hin, das linke Ohrwaschl berührt das Federkissen, und in dem Moment geht es bei mir los. Völlig automatisch: »Iamon, Iamon …«. Machen Sie das. Da haben Sie keinen Zeitverlust. Sie werden darüber einschlafen. Übrigens eine hervorragende Einschlafübung.

Sie werden darüber einschlafen. Das macht auch nichts. Sie werden zwar das Gefühl des Fliegens noch nicht erleben, das dauert

know-how

Drei Reflexe ändern das Leben

Erstens Laufen. Da müssen Sie sich vier Wochen darum kümmern. Täglich 30 Minuten laufen. Und dann gehört es wie das Atmen zum Leben. Sie haben Ihren ersten Reflex. Den zweiten Reflex kriegen Sie automatisch. Der Mensch isst automatisch richtig, wenn er nur zehnmal mehr Sauerstoff durch den Körper pumpt. Wenn er läuft. Das weckt die somatische Intelligenz. Die körperliche Intelligenz, die einem erzählt, was man braucht. Und der dritte Reflex ist die Fähigkeit, immer, wenn man will, binnen zehn Sekunden in den kontrollierten Tiefschlaf zu fallen. Sie können es auch Meditation nennen oder Trance oder Selbsthypnose. Wie Sie wollen. Wenn Sie einen Funken Neugierde in sich haben, werden Sie es gleich ausprobieren. Und wenn Sie ein normaler Mensch sind mit genügend Magnesium und innerlicher Entspannung, dann kommen Sie nach 12 bis 14 Minuten da hin, und wer das einmal gefühlt hat, wird es immer wieder haben wollen. Das ist der dritte Reflex.

zwölf Minuten, und Sie sind ja vorher eingeschlafen. Aber das macht nichts. Durch diese Übung bahnt sich bei Ihnen etwas an – neuronal. Da oben im Gehirn. Das heißt, Sie werden lernen, bei einem Gedanken länger zu bleiben als drei Sekunden.

Sie lernen im Schlaf

Wenn Sie das üben wie Autofahren, kann man lernen, länger bei diesem »Iamon« zu bleiben – 14 Sekunden, 30 Sekunden, 1 Minute. Ohne abzuschweifen. Und wenn Sie das gebahnt haben – man braucht sechs Wochen –, wird auf einmal die Eintrittszeit kürzer.

Plötzlich brauchen Sie nicht mehr zwölf Minuten, was ja sehr unpraktisch ist, sondern plötzlich brauchen Sie nur noch fünf Minuten oder drei Minuten oder zwei Minuten oder eine oder zehn Sekunden oder fünf Sekunden. Wupps, und Sie sind weg.

Nach sechs Wochen lohnt es sich – vor dem Besuch ...

Ja, und dann wird es schön. Dann erst, also heute in sechs Wochen, lohnt sich das. Beispiel: Es ist abends 19 Uhr, und Sie erwarten einen Gast. Sie haben zehn Minuten Zeit und müssen sich zwölf Minuten wegmurmeln – was soll denn das? Aber wenn Sie nur noch

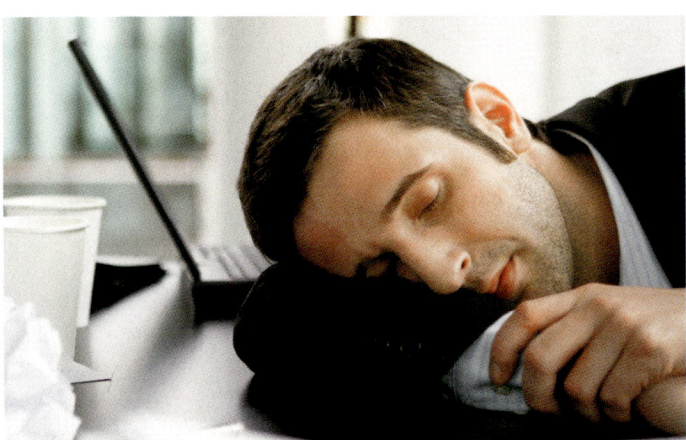

Murmeltechnik

zehn Sekunden brauchen, ja, dann kann man die zehn Minuten sehr gut ausnutzen. »Wupp« ist man weg. Völlig entspannt und relaxed. Die Eintrittszeit wird verkürzt auf ein Minimum. Wie gesagt, bei mir sind es fünf Sekunden. Deswegen benutze ich das auch im Wettkampf. Und zwischen zwei Patienten. Fünf Sekunden brauche ich, dann bin ich weg, 55 Sekunden erhole ich mich, und den nächsten Patienten strahle ich wieder an.

Sie müssen das üben, sechs Wochen lang, das gebe ich ja zu, um die Eintrittszeit zu verkürzen. Sie müssen nicht, aber dann lohnt es sich – und dann können Sie es wirklich. Dann können Sie nach Sizilien fahren. Am Stück. Freilich sollten Sie etwa alle drei Stunden für fünf Minuten am Straßenrand tiefschlafen. Mit dieser Technik haben Sie eine Möglichkeit der optimalen sofortigen Regeneration. Zack!

... beim Wettkampf

Darum kommen Sportler zu mir. Was glauben Sie wohl, was Sportler für ein Hauptproblem haben? Das Problem haben wir alle. Was glauben Sie, was das ist? Das ist genau auch Ihr Problem, Sie sind auch Leistungssportler. Sie haben doch kein Arbeitsproblem. Sie arbeiten doch gerne, das sind Sie doch gewohnt seit ewigen Jahren. Sie haben das Gegenteil, Sie haben ein Regenerationsproblem. Der Sportler hat kein Trainingsproblem, das macht der nämlich gerne. Der hat ein Regenerationsproblem. Der will nämlich morgen wieder acht Stunden und übermorgen wieder acht Stunden trainieren. Und das macht der Körper nicht mit. Darum kriegen die Sportler gepredigt: »Geht in die Sauna, lasst euch massieren ...«

Nur ist das eben nur eine 20-prozentige Erholung. Das hat mit Erholung nicht viel zu tun. Die lernen bei mir 100 % Erholung, Tiefschlaf, und dann können sie morgen wieder acht Stunden und wieder acht Stunden und wieder ... und werden immer besser.

... im ganz normalen Arbeitsleben

Das ist Ihr Problem. Sie arbeiten 12, 14 Stunden und morgen wieder und wieder und am Samstag auch, und irgendwann sind Sie ausgebrannt. Sie haben ein Regenerationsproblem, nicht ein Ar-

lauter intelligenzhäppchen

beitsproblem. Sie arbeiten gerne, das ist Ihr Leben. Ist vielleicht ein Fehler, aber da kann man ja lange darüber reden.

Mit der Murmeltechnik können Sie aufholen. Können Sie sich auf Gleichgewicht oder sogar auf Überschuss bringen. Mit dieser Technik kommen Sie auf mehr Erholzeit als sonst. Mit dieser Technik lernen Sie noch zwei andere Sachen, die sind einfach entscheidend. Entscheidend für jeden Menschen, der fühlen will. Sie kriegen Ihr Kortisol runter, Ihr zweites Stresshormon, und Sie lernen die Fähigkeit der entspannten Konzentration.

know-how

Schnell in den Tiefschlaf

Kurzschlaf funktioniert überall und in jeder Position. Man muss sich dazu nicht hinlegen. Praktisch, weil man ja selten ein Bett in der Nähe hat, wenn man dringend eine Erholungspause braucht: im Büro, auf dem Autobahnparkplatz, in der U-Bahn oder im Flugzeug.

Sie wollen den bettunabhängigen Kurzschlaf trainieren? So einfach geht's:

>> In ein ruhiges Zimmer gehen, Tür zu, Handy aus und Wecker auf 15 Minuten stellen. Bequem auf einen Stuhl setzen, die Arme auf einen Tisch vor Ihnen legen, Kopf bequem darauf platzieren, Augen zu, und los geht's: Iamon, Iamon, Iamon, Iamon, Iamon …

>> Die Gedanken schweifen ab? Kein Problem. Lassen Sie sie einfach ziehen und kehren Sie immer wieder zu Iamon, Iamon, Iamon zurück. Mit Iamon einatmen, mit Iamon ausatmen. Iamon einatmen, Iamon ausatmen. Iamon einatmen, Iamon ausatmen … und plötzlich schläft Ihr Körper tief und fest, und Ihr Geist ist dennoch hellwach.

>> Warten Sie nicht auf dieses sensationelle Gefühl des Fliegens, genießen Sie nur Ihre ruhige, tiefe Entspannung, getragen vom ruhig dahinplätschernden Fluss des Iamon. Es geschieht einfach.

Musik *machen oder hören ist Brainfood de luxe*

anthropologen gehen neuerdings nicht mehr davon aus, dass sich der Mensch durch die Ausbildung seiner linken, rationalen Gehirnhälfte vom Affen zum denkenden Wesen gewandelt hat. Vielmehr haben die Strukturveränderungen in der rechten Gehirnhälfte unserer Vorfahren zur Entwicklung von Sprache und Denken beigetragen. Dort, wo die Emotionen und die Musikalität sitzen. Nur so konnte der Mensch sein Grunzen in Jahrmillionen zur Sprache entwickeln. Mit anderen Worten – und das ist wirklich sensationell: Die Musikalität gehört zur Urmasse, aus dem das Fundament der menschlichen Intelligenz gebaut ist. Das ist keine Spekulation. Wie positiv sich Musikalität im sprachlichen Lernprozess auswirkt, wies schon vor einigen Jahren eine Forschergruppe der Chinese University of Hongkong in einer Studie nach. Die Wissenschaftler ließen Musiker und Nichtmusiker Wörter einer Fremdsprache lernen. Ergebnis: Die Musiker schlugen die Nichtmusiker um Längen. Als ich das gelesen habe, war ich meiner Mutter für die Drei-Instrumente-Qual doch noch ein bisschen dankbar.

Der Mozart-Effekt

Die Überzeugung, dass Musizieren den Geist fördert, ist wahrscheinlich so alt wie die Menschheit selbst. Schon im Mittelalter gehörte der Musikunterricht so selbstverständlich zur Ausbildung eines Hofzöglings wie Fechten und Reiten. Noch heute zählt das Klavier zum Standardinventar in jedem guten Haus, das etwas auf sich hält. Und die Weltliteratur erzählt gerne von großen Geistern, die neben ihren intellektuellen Fähigkeiten mit bemerkenswerter

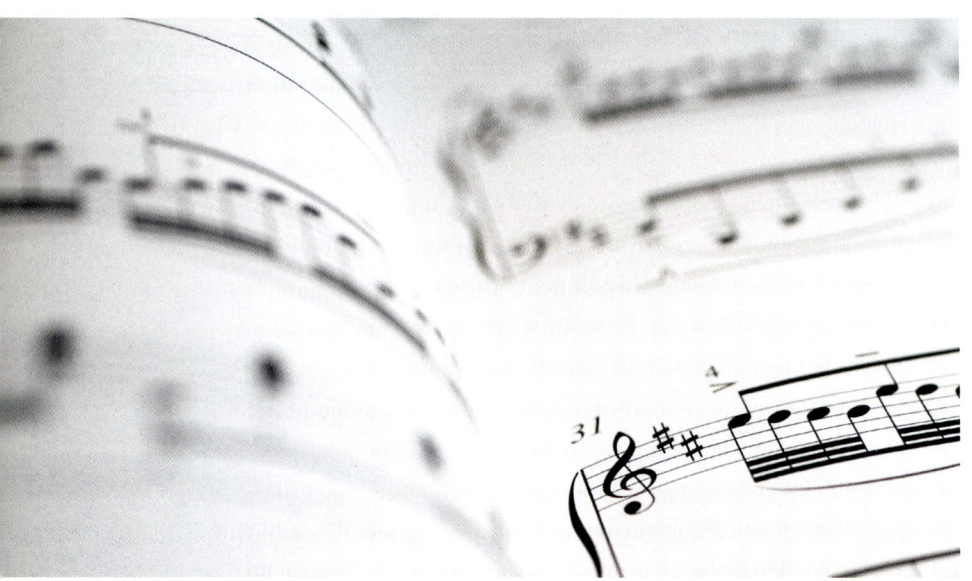

Musikalität brillierten. Albert Einstein und Sherlock Holmes spielten leidenschaftlich Geige. Und Leonardo da Vinci widmete sich der Musik, bevor er sich der Malerei und der Ingenieurskunst zuwandte.

Übrigens: Auch die passive Beschäftigung mit Musik macht schlau. Erstmalig haben dies zwei US-Forscher 1993 behauptet, die einige Collegestudenten zehn Minuten mit Klaviermusik von Mozart berieselten. Anschließend verbesserte sich angeblich das räumliche und zeitliche Denken der Probanden. Das Experiment wurde später als der sogenannte Mozart-Effekt berühmt. Und berüchtigt. Weil die Kritiker bezweifeln, dass der Mozart-Effekt ausschließlich mit Mozart funktioniert. Einig sind sich Experten allerdings darüber, dass Musik tatsächlich eine kleine Wunderpille sein kann. Eine, die nicht nur dem Geist hilft. Sondern auch dem Körper und der Seele.

Warum Wohlklänge wohltun

Musik lässt die Seele sprechen. Sie drückt aus, was man mit Worten nicht beschreiben kann: Verliebtheit, Trauer, Melancholie.

Musik

Auch eine selbstgebrannte CD im Liebesbrief kann mehr als tausend Worte sagen.

Musik lässt die Neuronen tanzen. Wer bewusst Musik hört, fordert seinen Kopf. Wie US-Forscher herausfanden, aktiviert das Gehirn dabei gleich mehrere Areale. Welche? Das hängt vom Musikstück ab. Das Gehirn verarbeitet Musik immer auf neue Weise – sogar wenn man ein Stück zweimal hintereinander hört. Jeder kennt dieses Phänomen: die CD, die einem erst beim dritten Hören gefällt. Und beim vierten Hören wahre Freude auslöst.

Musizieren verbessert die Intelligenz. Das bestätigt eine dreijährige Studie der Universität Paderborn, bei der musizierende Kinder mit nichtmusizierenden verglichen wurden. Der Griff in die Saiten oder Tasten stellt höchste Anforderungen an das Gehör und die Feinmotorik. Dazu müssen Musiker ein abstraktes Notenbild in Klänge übersetzen. Da raucht der Kopf.

Musik lässt das Vergessen vergessen. Alzheimerpatienten gelingt der Blick in die Vergangenheit, wenn man ihnen Musik vorspielt, mit der sie alte Erinnerungen verbinden.

Musik weckt die Kreativität. Musik wirkt gleichermaßen auf Verstand und Gefühl. So verbindet sie die linke, logische und die rechte, intuitive Gehirnhälfte. Das hilft vor allem bei der Suche nach kreativen Einfällen.

Musik tröstet. Wer Musik macht, wird mit negativen Gefühlen leichter fertig. Eric Clapton verarbeitete seinen Kummer um den Tod seines kleinen Sohnes in einem Song. Andere zertrümmern ihre Gitarre. Oder glauben Sie, einer wie Billy Idol dürfte noch frei herumlaufen, würde er seine Aggressionen nicht auf der Bühne kompensieren?

Musik entspannt. Sie kann Beklemmungen lösen und Schlaflosigkeit mildern. Kanadische Forscher entwickelten eine spezielle »Gehirnmusik«, die dieselben Hirnwellenmuster erzeugt, wie sie durch Meditation hervorgerufen werden.

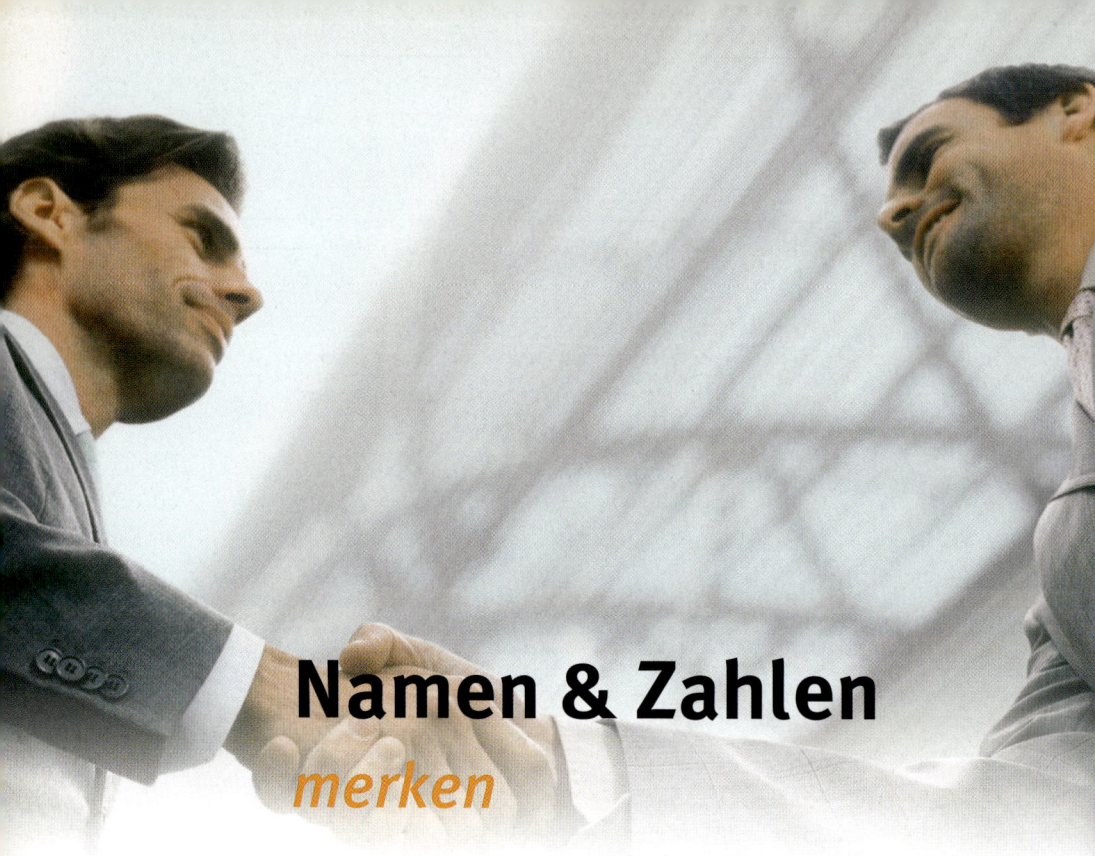

Namen & Zahlen
merken

Kennen Sie »Das Dings« von Eugen Roth?
*»Ein Mensch, der sich von Gott und Welt
Mit einem anderen unterhält,
muss dabei leider rasch erlahmen:
Vergessen hat er seinen Namen!
»Wer war's denn gleich, Sie wissen doch …
der Dings, na ja, wie hieß er noch,
der damals gegen Osten ging
in Dings gewesen mit dem Dings?«*

Eigentlich ziemlich überflüssig: sich Namen von Leuten zu merken, denen man vorgestellt wird. Denn man kann sie ja schließlich fragen. So lange, bis man den Namen eben kennt. Nur: Das macht keinen guten Eindruck. Privat und im Job. Menschen mit schlechtem Namensgedächtnis wirken desinteressiert und arrogant. Sie sagen zu Frau Mittermaier »Hallo, Frau Hintermaier«. Und Frau Mittermaier denkt sich: »Oberd…«. Solche Peinlichkeiten lassen sich vermeiden. Mit ein paar simplen Tricks, wie sie auch Klaus Kolb empfiehlt (siehe das Interview auf Seite 110ff.).

Die Namen-Merk-Strategie

1. Namen erfassen Prägen Sie sich den Namen während der Begrüßung genau ein. Wiederholen Sie ihn, um sicherzugehen, dass Sie ihn auch richtig verstanden haben.

2. Person einprägen Jetzt machen Sie etwas Small Talk und versuchen sich die Person einzuprägen. Halten Sie sich an unveränderliche Wesensmerkmale (Aussehen, Körpergröße, Körperbau, Gestik, Mimik, Ticks) – damit Sie die Person wiedererkennen, wenn sie andere Kleidung, Schmuck, Frisur trägt.

3. Gesicht einprägen Sehen Sie genau hin und versuchen Sie, sich möglichst viele Charakteristika einzuprägen. Beispielsweise: Ist das Gesicht schmal oder breit? Ist die Haut straff, rosig, mit Sommer-

know-how

Sammeln Sie Visitenkarten

Die Kärtchen sind unersetzliche Helfer, wenn Sie sich Namen merken wollen. Visitenkarten sagen Ihnen:
» Den korrekten Namen der Person, in der richtigen Schreibweise. Sie memorieren die nuschelnde Frau Resenberger als Frau Resenberger und nicht versehentlich als Frau Wesengerber.
» Titel, Adresse, Beruf und andere Informationen zur Person, die für das Memorieren hilfreich sein können. Außerdem liefern diese Daten wichtige Anknüpfungspunkte für ein Gespräch. »Ach, Sie wohnen am schönen Bodensee. Kann man da jetzt schon baden?«
Tipp: Notieren Sie auf der Rückseite der Karte die wichtigsten Eigenschaften der Person. Und lassen Sie die Karte später nicht einfach in einer Schreibtischschublade verschwinden. Archivieren Sie sie in einem Ablagesystem oder übertragen Sie die wichtigsten Informationen in eine Computerdatei.

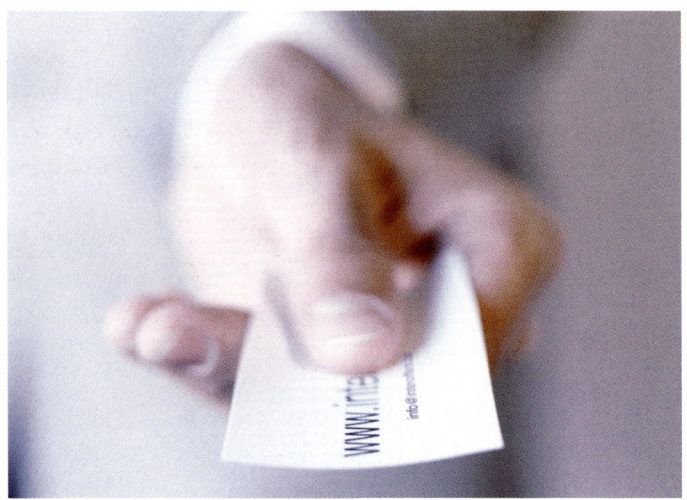

sprossen oder Narben übersät oder faltig? Sind die Augenbrauen dünn, buschig oder zusammengewachsen? Stehen die Augen eng oder weit auseinander? Ist die Nase groß oder stupsig klein? Sind die Lippen voll oder schmal? Ist das Kinn spitz, rund oder eckig?

4. Kreativ werden, ein Bild basteln Verknüpfen Sie die memorierte Person mit einem Bild, das Sie an ihren Namen erinnert. Haben Sie es mit deutschen Namen zu tun, ist die Sache einfach: Eine Frau Bergmann stellen Sie sich mit einem Pickel und einem Bergarbeiterhelm vor. Den Herrn Deutlmoser stellen Sie in den Wald und lassen ihn mit dem Zeigefinger auf das Moos deuten. Schwieriger wird es mit ausländischen Namen. Da müssen Sie lautmalerisch assoziieren. Eine Frau Jovovic stellen Sie sich vor, wie sie mit einem Jojo spielt. Einen Chinesen namens Zuh (gesprochen Tschu) lassen Sie mit löchrigen Schuhen über die chinesische Mauer laufen.

Die Zahlen-Merk-Strategie

Klar, Sie können Hausnummern, Telefonnummern und Termindaten auf einem Zettel notieren oder im Handy speichern. Aber was machen Sie unterwegs, wenn der Handyakku leer ist? Oder Sie haben Ihr Notizbuch vergessen? Die Geheimzahl Ihrer Kreditkarte sollten Sie ausschließlich in Ihrem Kopf aufbewahren, und das geht ganz einfach. Indem Sie sich viele schräge Bilder oder Bildgeschichten ausdenken. Das macht großen Spaß. Und diese Bilder können Sie sich viel leichter merken als abstrakte Zahlenreihen. Das ist der Trick. Ja, auch von Gedächtnisweltmeister Klaus Kolb (siehe Interview Seite 110ff.).

Zahlen merken – Bilder aktivieren

Prägen Sie sich für jede Zahl von eins bis zehn je ein Bild ein, das Sie mit der Ziffer in Verbindung bringen können.

- 0 ist ein Ei oder eine Rakete (wegen der Null beim Countdown).
- 1 ist eine Kerze oder ein Pokal (kriegt immer nur der Erste in einem Wettkampf).
- 2 ist ein Schwan oder Zwillinge.
- 3 ist ein Dreizack, ein Dreieck oder Dreirad.
- 4 ist ein Klee oder Kreuz.
- 5 ist eine Hand (hat fünf Finger) oder ein Wagen (das fünfte Rad am Wagen).
- 6 ist ein Elefant (Elefantenrüssel) oder ein Lottogewinn (sechs Richtige).
- 7 ist ein Wimpel oder ein Zwerg (Schneewittchen und die sieben Zwerge).
- 8 ist eine Sanduhr oder ein Tintenfisch (hat acht Arme).
- 9 ist eine Schlange oder ein Kegel.

Für kurze Zahlen Bilder kreieren

Jetzt versuchen Sie sich Zahlen mit Hilfe dieses Bilderreigens zu merken. Fangen Sie mit kleinen Zahlen an.

Eine Kreditkartennummer, die »890« lautet, können Sie sich leicht merken. Stellen Sie sich einen Tintenfisch in einer Bowlingbahn vor, der ein Ei auf die Bahn wirft. Schwieriger wird es mit der Postleitzahl von Osterode, »37513«. Folgender Vorschlag: Auf einem Dreirad sitzt ein Zwerg, der in der Hand eine brennende Kerze hält, auf die ein Dreieck geklebt ist.

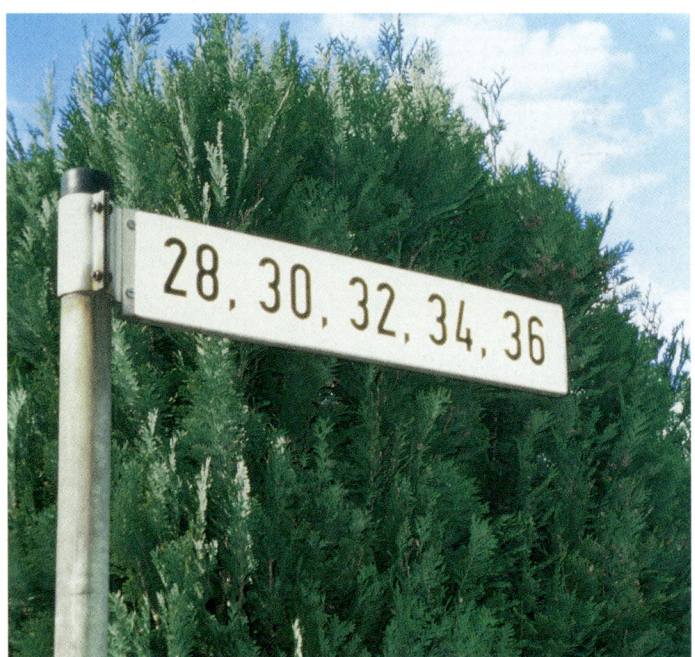

Für lange Zahlen Geschichten erfinden

Jetzt wird es schwieriger: 1789 ist das Jahr der Französischen Revolution. Könnte man sich mit folgender Geschichte merken: Wallace & Gromit düsen mit einer Rakete zum Mond. Dort angekommen, stecken sie einen Wimpel mit der britischen Fahne in den Sand. Damit sie nicht vergessen, wie lange der Sauerstoff in ihren Raumanzügen reicht, haben sie eine Sanduhr dabei. Und weil es auf dem Mond sehr langweilig ist, vertreiben sie sich die Zeit mit einer Runde Kegeln.

Nase *mehr einsetzen*

Sie treffen auf einen neuen Menschen – dann schnuppern Sie. Schnuppern Sie wirklich. Einfach die Nase in die Nähe stecken – und höflichkeitshalber fragen: Was ist das für ein Duft, den Sie da benutzen? Die Ein-unbekannter-Mensch-Moleküle dringen zu den 40 Millionen Nervenzellen der Riechschleimhaut. Die schicken Impulse weiter ins limbische System. Dorthin, wo Ihre Gefühle verwaltet werden. Und prompt wird der Geruch bewertet. Kann man den Menschen riechen – oder eben nicht. Da kriecht gleich ein Gefühl hoch, ein fröhliches Kribbeln im Bauch oder auch ein Schauer über den Rücken. Sie wissen sofort, dass Sie jemanden nicht riechen können. Aber warum das so ist, das sagt Ihnen vielleicht ein bisschen später die Hirnrinde, der Ort, wo Ihnen etwas bewusst wird. Ich verlasse mich gerne auf meine Nase. Der Geruchssinn ist nämlich mein einziger Sinn, der direkt ein Gefühl auslöst, ohne dass sich der Denkapparat mit seinen logischen und unlogischen Argumentationen einschaltet.

Wann haben Sie das letzte Mal an etwas gerochen? Tun Sie das künftig an ganz vielen Dingen. Am Apfel, den Sie essen, am Hals Ihres Partners, am grünen Blatt, das Sie zwischen den Fingern zerreiben. Am Glas Wein, das Sie trinken. Sensibilisieren Sie Ihre Nase einfach wieder – und lesen Sie noch mal »Das Parfum« von Patrick Süskind.

Dufte Arbeit!
Schnuppern Sie sich voran

Wo kommt nur dieser Spruch her: »Das ist dufte!«? Genau, etwas weckt ziemlich schnell ein gutes Gefühl. Diesen Effekt, dass Duft Gefühle weckt, können Sie auch nutzen, um die Lust an der Arbeit zu intensivieren – und dabei die Nervennetze im Gehirn auf ungewöhnliche Weise aktivieren. Probieren Sie es aus. Was riechen Sie denn gerne? Zitrusdüfte, die aktivieren. Vanille beruhigt. Kombinieren Sie die Düfte doch einfach mit Arbeitsschritten. Zitrus, wenn Sie an einem Konzept arbeiten. Vanille, wenn Sie mit Kunden telefonieren.

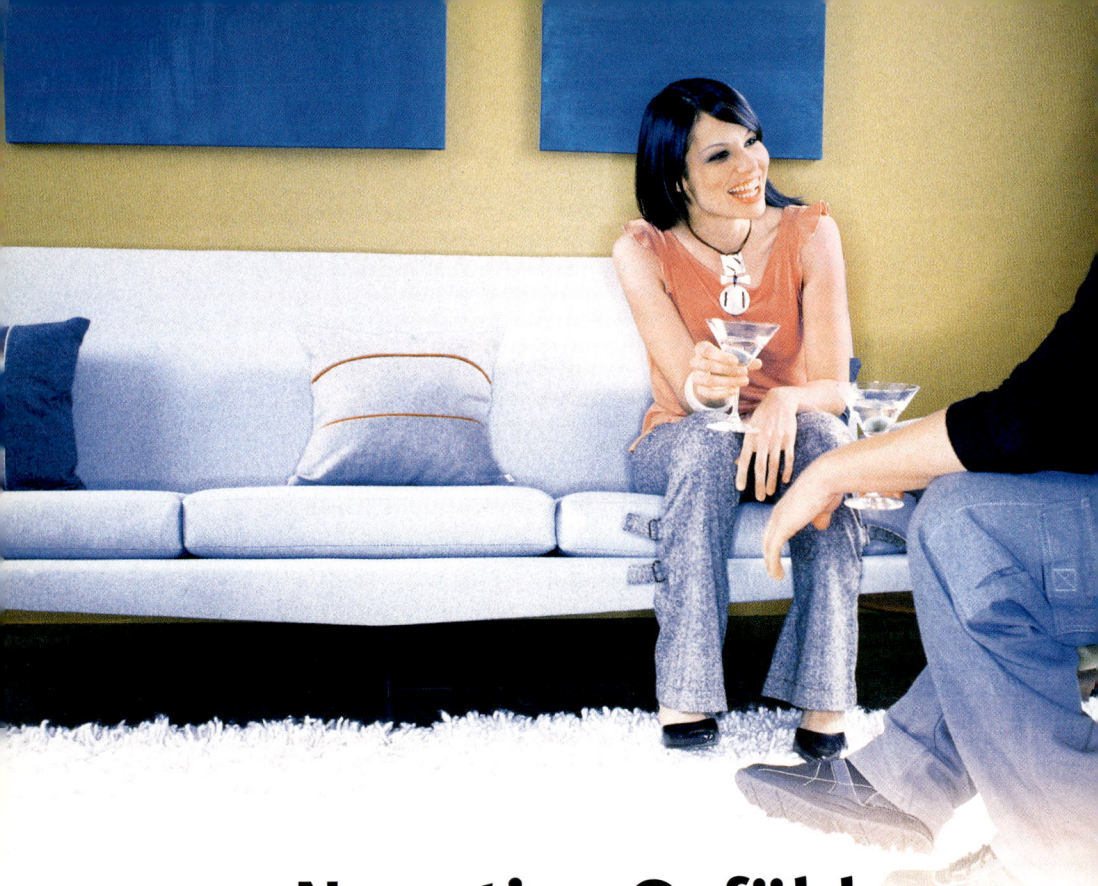

Negative Gefühle
umprogrammieren

d ie neuronalen Netze unseres emotionalen Gedächtnisses bilden sich schon im Mutterleib aus. Infantile Amnesie sagte Freud dazu, dass wir uns nicht an Ereignisse aus unserer frühesten Kindheit erinnern können. Das liegt daran, dass die Verdrahtungen unserer Netzwerke im Kleinkindgehirn noch nicht vollkommen sind, Erinnerungen nicht so konkret abgespeichert werden wie im Erwachsenenalter. Das unbewusste Gedächtnis speichert die Erfahrung, und die Erinnerungen beeinflussen uns, obwohl wir keinen Zugriff darauf haben. Darum hat mancher Mensch eine vermeintlich unbegründete Angst vor dem Alleinsein, vor der Dunkelheit, vor Gewitter, vor Wasser … Als Kind hat er eine schlechte Erfahrung gemacht – und die später nie durch eine gute ersetzt.

Negative Gefühle

Machen Sie sich ein neues Netz

Eine alte Erfahrung kann man nicht löschen. Da kann nicht rumradiert werden. Das Netz ist da. Was man aber machen kann: in dem Bereich eine neue emotionale Erfahrung machen, ein neues neuronales Netz bilden, das das alte korrigiert.

Beispiel Sport. Als Kind wurden Sie gehänselt, weil Sie über den Barren plumpsten, nicht schnell genug liefen, kaum weit kamen beim Sprung. Sagt Ihnen heute jemand, Sie sollen Sport treiben, nun, da feuert Ihr Netzwerk da oben alles andere als Wohlgefühl. Im Gegenteil: Sie spüren heute noch die blauen Flecken und die Scham. Was tun? Ganz langsam die Erfolgsleiter nach oben krabbeln. Die alten Gefühle »Sport tut meiner Seele weh« ersetzen durch neue Emotionen: Sport schenkt mir Freude. Langsam anfangen. Mit einer Minute, sofort. Jetzt gleich, im Wohnzimmer. Trippeln. Spüren, dass das guttut. Und morgen machen Sie ein bisschen mehr. In spätestens einem halben Jahr sind Sie dann bei den wertvollen 30 Minuten täglich.

Ähnlich funktioniert das mit anderen negativen Gefühlen und Ängsten. Ganz langsam und stetig mit einem Schritt gegen die Angst ein neues Gefühl erzeugen, das das alte ersetzt. Funktioniert bei Neid, Missgunst, Wut …

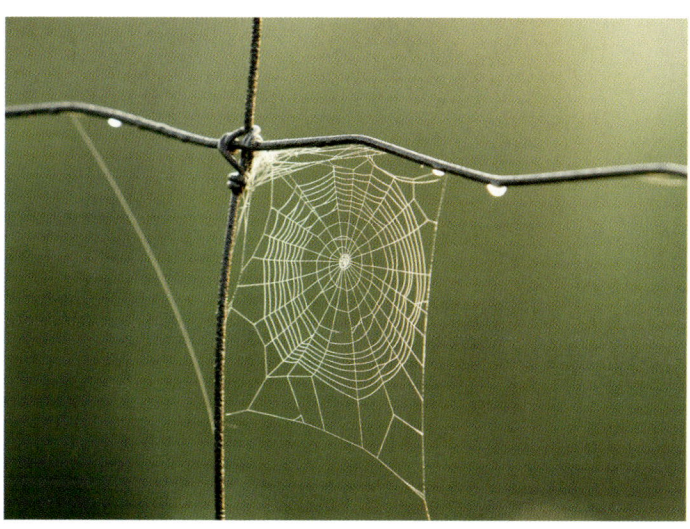

lauter intelligenzhäppchen 195

Neurobics –

ganz schön bescheuert, aber effektiv

Was wäre die klassische Komödie ohne den obligatorischen alten Trottel, der morgens in der Mülltonne nach frischen Socken sucht? Zweifellos: Der Typ ist eine lustige Figur. Aber auch eine, die Angst macht. Denn irgendwann wird jeder selbst alt sein. Alt und verblödet. Und dann lachen die anderen. Ein unausweichliches Schicksal? Eben nicht. Dank der Forschung landen manchmal auch alte Mären, wo Opa seine ausgedienten Hüte lagert: im Keller.

Wenn Sie die ersten Seiten dieses Buches gelesen haben, dann wissen Sie: Die Mär vom geistigen Verfall, der mit zunehmendem Alter unaufhaltsam fortschreitet, ist heute widerlegt. Trotz der Tatsache, dass das Demenzrisiko mit dem Älterwerden steigt. Nur: Das hat nicht – wie früher angenommen – mit biologischen Ursachen zu tun. Sondern mehr mit Vernachlässigung. In der Regel benutzt der erwachsene Mensch sein Gehirn nur zu einem Bruchteil so intensiv wie ein Kind oder ein Jugendlicher. Weil er irgendwann genug weiß, um zu überleben. Er hört auf zu lernen. An die Stelle von Neugierde tritt Routine. Und das Gehirn baut ab.

Die Zukunft gehört Geist-Gym

Ein lascher Muskel liebt Autos, Busse, Rolltreppen und Parkplätze direkt vor der Haustür. Der starke Muskel liebt den Widerstand. Genauso verhält es sich mit dem Gehirn. Um fit zu bleiben, braucht es Herausforderungen, die der Alltag im Leben der meisten Menschen nicht mehr bietet. Neurologen haben dieses Problem schon lange erkannt und empfehlen Denksportaufgaben, Rechenübungen, Kreuzworträtsel und Schach. Das ist alles schön und gut. Allerdings »stimulieren Logikaufgaben nur einen kleinen Teil des Gehirns, sie nehmen zusätzliche Zeit in Anspruch, die niemand hat«, sagt der US-Neurobiologe Lawrence Katz. Sein Rezept ist anders. Er empfiehlt Übungen, die kindliche Offenheit und Neugierde wecken. Katz nennt sie »Neurobics«. Sie lassen sich mühelos in den Alltag einbauen und fordern die Aktivität und das Zusammenspiel der verschiedenen Gehirnregionen. Das sollten Sie ruhig mal ausprobieren.

Spielen Sie Blinde Kuh

Das geht auch ohne ein Tuch zum Augenverbinden und Mitspieler. Sie tun einfach, was Sie täglich tun – nur mit geschlossenen Augen. Fühlen Sie morgens unter der Dusche, wo Waschlappen und Seife liegen. Versuchen Sie, blind zu frühstücken, und ertasten Sie anschließend das Türschloss Ihres Autos.

Variation: Statt zu tasten, hören, riechen und spüren Sie, was Sie nicht sehen können. Geht am besten, wenn Sie mit geschlossenen Augen U-Bahn fahren und versuchen, die Stationen zu erraten. Kurz vor der Station »Schumannstraße« quietschen die Gleise. Hält die Bahn am »Regerplatz«, dringt der Geruch der Pommesbude auf dem Bahnsteig in Ihre Nase. Und am Hauptbahnhof hören Sie die Lautsprecher in der großen Halle.

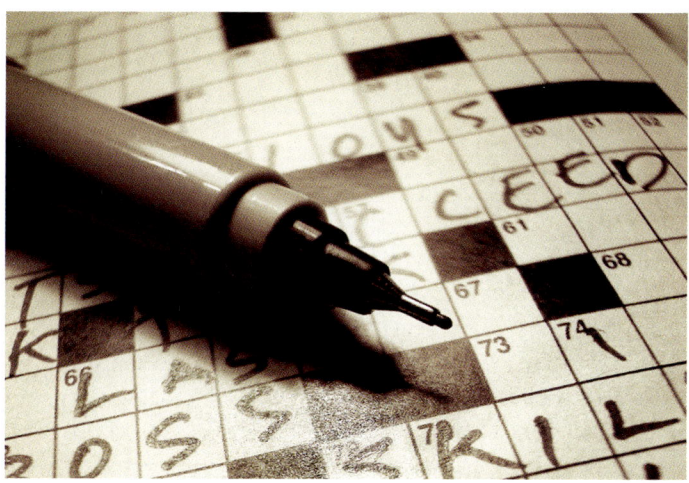

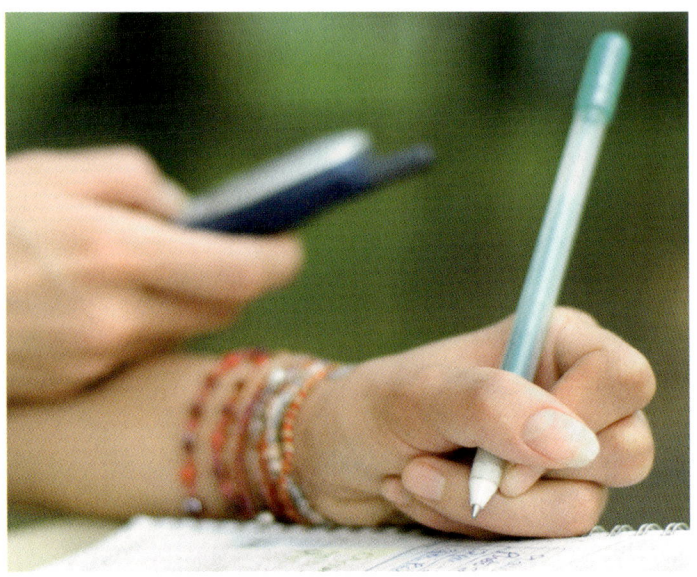

Machen Sie alles mal mit links (oder rechts)

Kommt darauf an, ob Sie Links- oder Rechtshänder sind. Hauptsache, Sie versuchen es mit der verkehrten Hand: Zähneputzen, Zeichnen und Schreiben, Gitarre spielen, einen Artikel aus der Zeitung ausschneiden. Nein, Rasieren bitte nicht!

Seien Sie Alice im Wunderland

Entdecken Sie immer wieder die Welt aufs Neue. Dazu brauchen Sie weder eine Zauberpforte noch ein Flugticket. Es genügt schon, wenn Sie eingefahrene Pfade verlassen: den Weg zur Arbeit, zum Supermarkt, zum besten Freund. Verlassen Sie eine Autobahnstrecke, die Sie oft fahren, eine Ausfahrt früher und legen Sie den Rest über Land zurück. Biegen Sie von der Wanderroute ab und wagen

Sie sich querfeldein. Erschließen Sie in Ihrer Stadt Viertel, die Sie noch nicht kennen.

Bringen Sie Ihre Ordnung durcheinander

Beginnen Sie am besten mit der gewohnten Ordnung an Ihrem Arbeitsplatz. Stellen Sie die Gegenstände auf Ihrem Schreibtisch einfach um. So, dass Sie immer im Leeren landen, wenn Sie nach dem Locher oder dem Telefon greifen. Genauso machen Sie es mit dem Kleider- oder Küchenschrank. Einfach alles umräumen.

Wechseln Sie die Perspektive

Wie viele Stammplätze gibt es in Ihrem Alltag: den Bankplatz neben der Musikbox in Ihrer Stammkneipe, den blauen Stuhl am Esstisch, den Eckplatz neben der Tür am Konferenztisch, den Liegeplatz unter der Fichte im Freibad? Entwurzeln Sie sich und spielen Sie die »Reise nach Jerusalem«: Nehmen Sie da Platz, wo Sie der Zufall hintreibt – und staunen Sie.

Spielen Sie

Betrachten Sie das Leben mit seinen unendlichen Möglichkeiten als riesige Spielzeugkiste, deren Inhalt Sie nur zu einem winzigen Bruchteil kennen. Was haben Sie noch nie gemacht: Rollerbladen, ein Instrument gespielt, einen Aktzeichenkurs absolviert, einen Hummer gegessen, ein Buch von Hermann Hesse gelesen, mit einem Ballon gefahren, nach China gereist, ein Walross gestreichelt, in einem Fluss geangelt, ein Ballkleid getragen? Einfach tun. Wichtig: Sie dürfen – wie ein Kind – oberflächlich und sprunghaft sein. Wenn Sie keine Lust mehr haben, einfach aufhören und was Neues ausprobieren. Es geht nicht darum, dass Sie etwas durchziehen, sondern dass Sie Ihr Gehirn neuen Herausforderungen stellen.

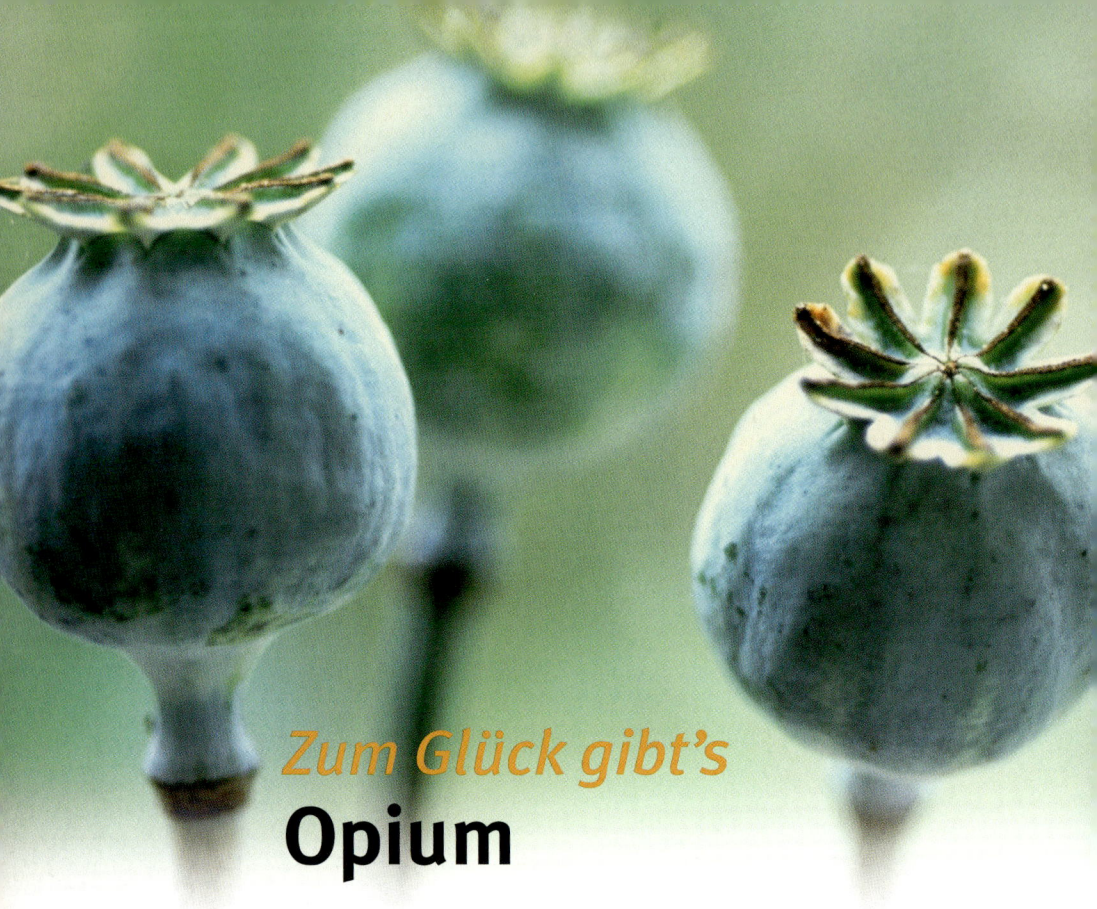

Zum Glück gibt's Opium

ritzt man die ausgewachsene unreife Samenkapsel des Schlafmohns an, fließt Milchsaft heraus, der durch Trocknen zu Opium wird. Enthält die Wirkstoffe Morphin und Codein. Seit etwa 6000 Jahren nutzt der Mensch die berauschende, beruhigende und schmerzstillende Wirkung von Opium. Opiumraucher flohen aus dem Alltag in einen Dämmerzustand zwischen Schlafen und Wachen, mit erotischen Traumbildern. Hippokrates verschrieb den getrockneten Mohnsaft Schlaflosen, Fieberkranken und von Durchfall Geplagten. Und weil nichts so stark gegen Schmerzen hilft, gab man Opium (oder später das aus Opium gewonnene Morphin) verwundeten Soldaten, damit sie sich recht schnell wieder ins Gefecht schlugen. Homer und andere Denker berichten von seiner euphorisierenden, träumelockenden Wirkung. Mütter stellten damit ihre Babys ruhig. Nervenärzte behandelten damit Melancholie und Hysterie. Ziemlich erfolgreich. Erst als die künstlichen Antidepressiva mehr Geld versprachen, vergaßen die Ärzte (bis auf einige Naturheilbeflissene) diese Wirkung der Opiumtinktur.

Opium ist im Grunde ein wunderbares Mittel. Würde es nicht so süchtig machen. Mein Opium macht mich nur glücklich, nur ein bisschen süchtig. Ich mache mir mein Opium selbst.

Die Opiate des Körpers

Jahrtausende nachdem man Opium entdeckt hatte, etwa vor 30 Jahren, stellten die Forscher fest: Der Mensch hat Andockstellen, also Rezeptoren, für Opium oder Morphin an den Nervenzellen. Die sind wahrscheinlich nicht für die Mohnpflanze gemacht, sondern für Stoffe, die der Körper selbst herstellt. Die fanden die Forscher dann auch. Körpereigene Botenstoffe, die an den Morphiumrezeptoren der Nervenzellen andocken und dort ihre Wirkung entfalten. Man taufte sie Endomorphine, kürzer Endorphine. Diese Botenstoffe wirken wie Opium: Sie hemmen den Schmerz, lösen Angst, beruhigen, fördern den Schlaf, vertreiben Depressionen, machen glücklich bis euphorisch. Ganz ohne Nebenwirkungen. Weil wir nicht nur im Gehirn Rezeptoren für Endorphine haben, sondern auch im Nervengeflecht des Darms, wirken sie auch dort beruhigend. Sprich: gegen Durchfall. Übrigens: Süchtig machen die körpereigenen Opiate nicht, weil die Botenstoffe immer gleich nach der Kontaktierung des Rezeptors abgebaut werden. Das gilt natürlich nur, wenn man die körpereigene Endorphinproduktion wohl dosiert. Das tun Triathleten nicht.

Die Botenstoffe der guten Ideen

Endorphine machen auch kreativ. Ohne Endorphine kommen Ihnen einfach keine guten Ideen. Inspiration heißt nämlich: Endorphine hoch. Nur wenn Ihr Endorphinspiegel oben ist, kommt Ihnen die faszinierende Idee, an der es sich lohnt zu arbeiten.

Auch Erleuchtung heißt: Endorphine hoch. Also in der Phase, in der nach langer Suche endlich der Einfall, die Lösung für ein Problem auftaucht, haben Sie einen hohen Endorphinspiegel. Beide

Phasen kommen nur im entspannten Geist vor. Der Körper darf sich ruhig bewegen. Der Geist muss entspannt sein.

Wie kann man Endorphine locken?

Läufer wissen das. Wenn Sie ein bisschen länger laufen. Und die Muskeln arbeiten. Dann überflutet jede Körperzelle so ein rauschhaftes Glücksgefühl. Sagt man »Runner's High« dazu. Eine Flut Endorphine, die schicken die beanspruchten Muskeln als Schmerzdämpfer. Ein Bach Endorphine entsteht schon früher, nach ein paar Minuten, wenn sich laufend Ihr Geist entspannt, die Alltagssorgen Schritt für Schritt abfallen. Und die Endorphine docken dann in den Gefühlszentren im Gehirn an. Entlocken dem Gehirn die emotionale, die unterbewusste Klugheit. Die Ideen.

Zahnärzte wissen das. Die guten. Die lassen ihren Patienten auf dem Stuhl nicht nur den Bohrer hören, sondern Musik. Wird sie

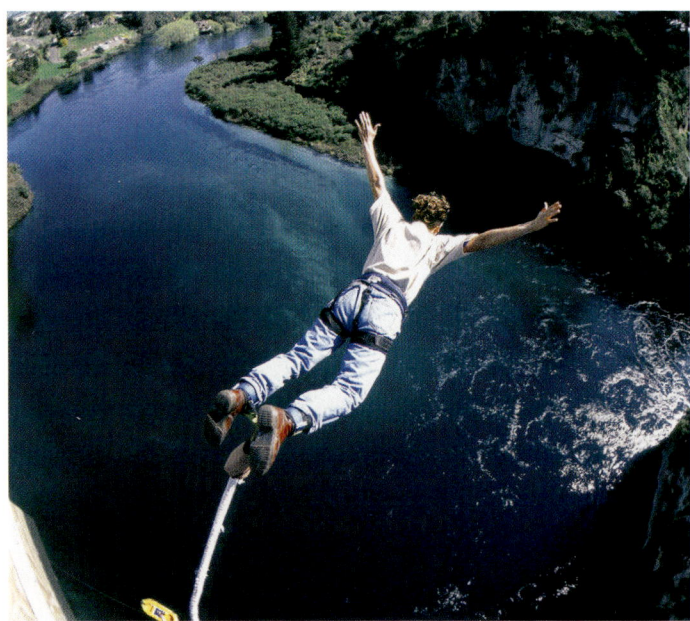

als angenehm empfunden, aktiviert der Körper sein Endorphinsystem, das die Schmerzen lindert.

Liebespaare wissen das. Frisch verliebt sein oder Sex lockt Endorphine. Erklärt die rauschähnlichen Zustände – und erklärt auch, warum der Sado-Maso-Sex erst danach schmerzt.

Schamanen wissen das. Rituale mit Trommeln oder Tänzen oder Handauflegen lassen Schmerzen verschwinden. Sie wecken den körpereigenen Doktor. Da sagen die Forscher heute »Plazeboeffekt« dazu.

Fakire wissen das. Wer sich hundertprozentig entspannen kann, egal, ob durch Meditation, Träumen oder autogenes Training, der erhöht auch seinen Endorphinspiegel so, dass er Schmerzen nicht mehr fühlt. Übrigens: Auch die Kunst, über brennende Kohlestücke zu laufen, ist nichts anderes, als sich mittels Trancetechniken Endorphine zu machen.

Bungee-Jumper wissen das. Bei manchen Menschen ist das körpereigene Botenstoffsystem schon ausgeleiert. Es reicht ihnen nicht mehr, 30 Minuten im Wald zu laufen, um Endorphine zu locken, die sie glücklich über den Tag bringen. Nein, sie brauchen einen extremen Reiz. Sie müssen 50 bis 150 Meter am Gummiseil befestigt in die Tiefe rauschen, um sich körpereigene Drogen zu machen. Na ja, das hält wenigstens ein paar Tage lang an.

Nachteulen wissen das. Eine durchgemachte Nacht schenkt ein wohlig-glückliches Gefühl. Weil der Körper Endorphine und auch Serotonin mobilisiert. Die Methode »Schlafentzug« nutzen verschiedene Religionen, um übersinnliche Erfahrungen zu machen. Und Schlafentzug wird auch in der Psychiatrie angewandt, um Depressionen zu lindern.

Diskohasen wissen das. Dröhnende Musik, ekstatisches Tanzen – und schon überfluten die körpereigenen Drogen den Geist. Gibt's schon lange bei den Afrikanern oder Indianern: Trommeln und Tanzen bringen in Trance.

Stress weg –
Denkleistung hoch

Mittlerweile kennen Sie das schnelle Hormon Adrenalin – bleibt in der Niere, wenn Sie auuuuusatmen. Aber es gibt noch ein langsames Stresshormon: Kortisol. Kortisol ist das Hormon, das Sie umbringt. Kortisol steigt unter Druck im Lauf von Tagen, Wochen, Monaten an.

Nehmen Sie das Abitur. Ein halbes Jahr vor dem Abitur fange ich bei meinen jungen Patienten das Messen an, alle vier Wochen. Ich sehe, wie das Kortisol nach oben steigt. Und wenn der Wert zu hoch ansteigt, werden die eine Woche vor dem Abitur krank und im Abitur können sie nicht mehr denken.

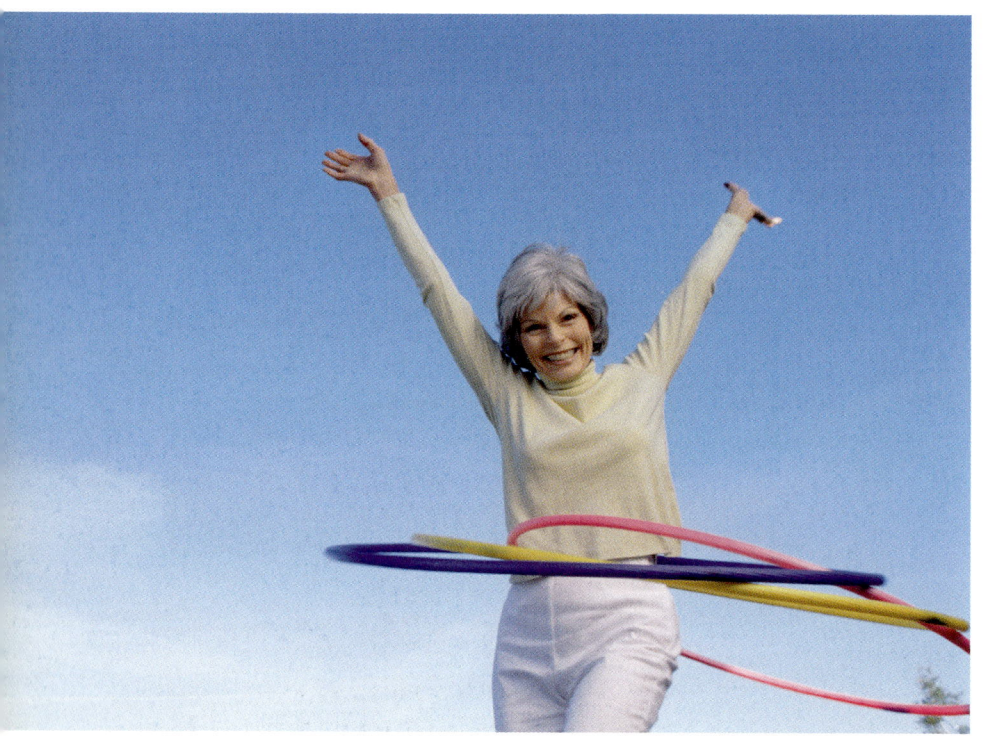

Stress weg

Kortisol macht katabol

Katabol. Können Sie damit etwas anfangen? Katabol ist das Gegenteil von anabol. Anabol heißt aufbauend. Katabol heißt abbauend. Das heißt, es baut Eiweiß ab. Darum kriegen Sie, wenn Sie viel Kortisontabletten schlucken, brüchige Knochen und schrumpfen. Und Sie zerstören Ihr Immunsystem. Deswegen schluckt man ja das Kortison, um beispielsweise die körpereigene Abwehrreaktion nach der Implantation eines Herzens zu unterdrücken. Und deswegen ist Kortison so gefährlich.

Nur – dieses Hormon produzieren Sie im eigenen Körper. Sie in Ihrem Beruf in der Regel in Überdosen. Ich messe das.

Etwa bei 200 liegen Sie alle – 200, 220 –, und 250 ist die Schallmauer: Sie werden katabol, das heißt, Sie bauen auch Ihr Immunsystem ab – und dann werden Sie krank. Wissen Sie doch: Stress macht krank.

Die Lachse sterben

Um Ihnen das noch ein bisschen einzuhämmern, was Sie jeden Tag für ein Spiel mit Ihrem Körper spielen: Genau so sterben die Lachse. Die Lachse wandern dorthin zurück, wo sie geboren wurden. Da müssen sie die Stromschnellen hoch, laichen und … in der nächsten Woche ist jeder einzelne Lachs tot. Jeder. Die sterben schlagartig am Höhepunkt ihres Lebens. Direkt nach dem Laichen schwillt bei jedem Lachs die Nebenniere an, produziert mehr Kortisol. Die Lachse zerstören ihr Immunsystem innerhalb von Stunden, Tagen und sind dann Freiwild für jedes Virus, jede Infektion. Jeder Lachs beendet sein Leben direkt nach der Laich dank Kortisol. Und mit diesem Hormon spielen Sie rum. Unbewusst – und ruinieren Ihre Gesundheit und blockieren Ihr Denken. Nennen Sie dann Blackout im Abitur, beim gespannt erwarteten Vorstellungsgespräch …

Kortisol ist der Grund, warum Sie nicht souverän wirken unter Stressbelastung. Sieht man Ihnen an. Hätten Sie ein tiefes Kortisol,

lauter intelligenzhäppchen 205

wären Sie der, der immer so gelassen, ausgeglichen wirkt, selbst bei hoher Arbeitsbelastung.

Auf Seite 173ff. haben Sie eine Methode kennengelernt, wie man das Kortisol aktiv absenken kann – die wirksamste, schnellste Methode. Die Murmelmethode – damit kriegen Sie Kortisol runter. Die bauen Sie jeden Tag in Ihr Leben ein und sind ein völlig anderer Mensch. Souverän.

Murmelnd kommt man unter 2:20

Es kam mal ein Hobbysportler zu mir. Der lief 2 Stunden 23 Minuten beim Marathon. Das ist sehr gut, besser als ich. Alles, was besser ist als ich, ist sehr gut. Dessen ganzer Lebenstraum war, unter 2:20 zu kommen. Er trainierte und trainierte und kam nicht unter 2:20.

Der letzte Ausweg war das mit dem Kortisol. Also Stressfreiheit, innere Gelassenheit. Er senkte den Kortisolspiegel von 180 (üblich) auf 40 (exzellent). 14 Tage später lief er 2:17. Diese sechs Minuten von 2:23 auf 2:17, das können Sie nicht trainieren. Sie können ein paar Sekunden trainieren, aber keine sechs Minuten. Das weiß der auch.

Die letzte Blockade

Meist ist ein tiefes Kortisol, also das gelebte Wissen um Souveränität, Angstfreiheit, die letzte Blockade, die fällt, und dann lebt man seinen Lebenstraum. In diesem Beispiel ein Marathon unter 2:20. Mehr wollte er nicht auf dieser Welt. Der ist jetzt glücklich. Und Sie? Auch Sie kennen Ihr Potenzial nicht. Haben es – noch – nie gelebt. Ging mir doch auch so. Ich habe doch nicht gewusst, dass ich

Stress weg

als Triathlonanfänger mit der deutschen Bestzeit meiner Altersklasse von Hawaii nach Hause komme. Nur, es steckte drin, schon immer. Sie kennen Ihr Potenzial nicht. Sie sind vielleicht Bundeskanzler, hätten die Fähigkeit, nur – Sie wissen es nicht. Sie lassen es nicht raus. Natürlich weiß ich nicht, wie viele Blockaden Sie haben. Fünf oder eine? Die letzte Blockade könnte das Kortisol sein. Es könnte die Hauptblockade in Ihrem Leben sein, und dann sind Sie der, der gehemmt ist, der sein Potenzial nicht ausspielen kann.

Die hormonellen Hauptblockaden in unserem Leben haben zwei Namen: Adrenalin und Kortisol. Befreien Sie sich von diesen Fesseln … Leben Sie!

know-how

Formel-1-Reflex plus Murmeln

Ich kenne Ihre Schwierigkeiten bei der Murmelübung – nutzen Sie den Formel-1-Reflex als Zusatzhilfe. Sie können nämlich beide Reflexe zusammenfassen. Adrenalin und Kortisol zusammenfassen. Wenn Sie lamon, lamon, lamon murmeln, müssen Sie ja mal ein- und ausschnaufen. Und immer, wenn Sie ausatmen, können Sie die Schultern fallen lassen. Sie könnten das »Ausatmen und Schultern fallen lassen« einbauen in das Murmeln. Wenn Sie das tun, machen Sie die merkwürdige Entdeckung, dass Sie, immer wenn Sie ausatmen, die Schultern noch tiefer kriegen und noch tiefer. Das hört nie auf. Sie können 200-mal hintereinander die Schultern fallen lassen, Sie kommen immer tiefer. Das ist zwar objektiv schlichter Schwachsinn, aber subjektiv ist das so. Also, jedes Mal, wenn Sie ausatmen, machen Sie »haaaa« und nehmen die Schultern runter. Und nun sagen Sie »lamon«, verschleifen das Wort, also »lamon, lamon, lamon-lamon-lamon«, wir sehen die Schiefertafel, wir lesen das Wort »lamon, lamon, lamon«, Schultern fallen lassen, »lamon, lamon, lamon …«. Was passiert da eigentlich, wenn Sie so vor sich hinmurmeln? Reine Physiologie. Sie fallen in den Alpha-Zustand.

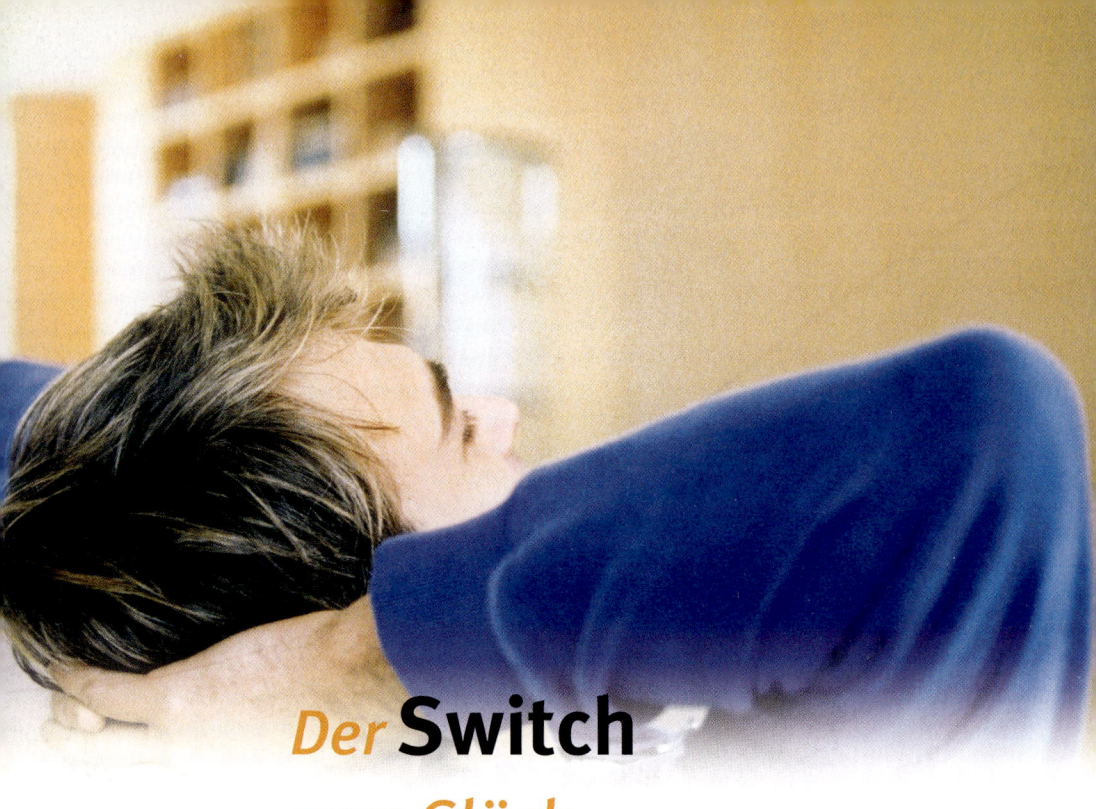

Der **Switch**
zum Glück

erinnern Sie sich an die herrlich kitschige US-Serie »Bezaubernde Jeannie«? Jeannie wackelte immer so süß kurz mit ihrem Kopf, und schon war die ganze Welt so, wie sie sie haben wollte. Jeannie war natürlich ein Dschinn, ein Flaschengeist – wenn auch in überaus reizender Form –, und konnte deshalb mit einem Kopfnicken alles herbeizaubern, was sie sich wünschte.

Klappt das bei Ihnen auch? Einmal kräftig nicken und schwupps, schon sind Ihre Träume wahr? Funktioniert nicht? Keine Sorge. Alles in Ordnung. Das beweist, dass Sie kein Dschinn sind, sondern ein Mensch aus Fleisch und Blut. Und wir Menschen können nicht zaubern. Aber wir können Zauberei lernen. Auch Sie. In ein paar Sekunden können Sie beispielsweise mit der zauberhaften Switch-Technik, wenn Sie diese beherrschen, wirklich Ihr Leben ändern.

Die Grundlagen der Switch-Technik verdanken wir zwei ehrwürdigen Professoren aus Kalifornien. Richard Bandler (geb. 1950) und John Grinder (geb. 1939). Beide – der eine Student der Mathematik, Informationswissenschaften und Psychologie, der andere ein junger Linguistikprofessor – wollten Anfang der 1970er Jahre das Geheimnis des Erfolgs ergründen: Was ist der entscheidende Unterschied zwischen jemandem, der nur kompetent ist, und jemandem, der überdurchschnittliche Ergebnisse erzielt? Bandler und Grinder untersuchten Sprache, nonverbales Verhalten, also die Körpersprache, und mentale Prozesse. Das, was Menschen so den ganzen Tag über denken und empfinden. Dabei entdeckten sie bei den Erfolgreichen und Selbstbewussten immer wieder die gleichen spezifischen Muster. Diese Muster sind so eindeutig, dass man sie sogar in Formeln fassen und anderen beibringen kann.

NLP oder sich selbst neu programmieren

Aus diesen Studien entwickelte sich ein neuer Zweig der modernen Psychologie. Das Neurolinguistische Programmieren, kurz NLP genannt. Alle Forschungen und Techniken im NLP basieren auf der Erkenntnis, dass unser Unterbewusstsein auf emotionale Bilder reagiert. Auf all die Gedanken und Gefühle, die wir den ganzen Tag über produzieren. Und weil die meist grau in grau sind, ist auch unser Leben grau in grau. Denn unsere inneren Bilder haben die Tendenz, Wirklichkeit zu werden.

Wir sprechen so, wie wir uns fühlen, wir bewegen uns so, wie wir uns fühlen. Wir ziehen so automatisch Menschen und Situationen an, die genau unseren eigenen Vorstellungen, unserer inneren Einstellung entsprechen. Wir sind so, wie wir glauben, dass wir sind.

Mit verschiedenen NLP-Techniken kann man lernen, seine negativen inneren Selbstbilder und Denkprozesse, blockierende Körperhaltungen und Gesten und unbewussten negativen Sprachmuster zu erkennen und durch neue, positivere zu ersetzen. Man kann lernen, zu dem Menschen zu werden, der man eigentlich sein möchte.

Wer mit Hilfe eines NLP-Trainers zu einem besseren Menschen werden möchte, findet qualifizierte Therapeuten im Internet unter www.dvnlp.de.

know-how

Mit einem Switch wird alles besser

Switchen ist eine der bekanntesten NLP-Techniken, die man einmal lernen muss und dann immer wieder anwenden kann. So funktioniert's:

Vorbereitung

1.» Stellen Sie sich die Situation, in der Sie gerade sind, die Situation, die Sie verändern wollen, ganz plastisch vor und speichern Sie dieses Bild in Ihrem Gedächtnis gut ab.

2.» Entwerfen Sie jetzt ein neues Bild in Ihrer Vorstellung, das zeigt, wie Sie sein möchten, wie Sie sich fühlen wollen, wenn Sie all das erreicht haben, was Sie sich erträumen. Stellen Sie sich lebhaft vor, Sie wären bereits der Mensch, der Sie werden wollen. Hören Sie, spüren Sie, riechen Sie, schmecken Sie, tasten Sie und sehen Sie, wie herrlich es ist, so zu sein, wie Sie immer sein wollten. Genießen Sie dieses Gefühl in vollen Zügen und mit allen Sinnen. Und speichern Sie dann auch dieses lebendige, freudvolle und bewegte Bild in Ihrem Gedächtnis mehrfach ab.

Die Switch-Übung

1.» Holen Sie die erste Vorstellung, die düstere Momentaufnahme Ihrer Situation, vor Ihr inneres Auge. Kurz ansehen und dann dieses Bild schnell kleiner und kleiner, einen winzigen Punkt am Horizont werden, ganz verschwinden lassen. Ist Ihnen aufgefallen, dass unerwünscht bei Ihnen fast immer heißt: grau – stumm – klein? Stimmt fast immer. Betonen Sie das ruhig.

2.» Gleichzeitig, wenn die aktuelle Vision verschwindet, lassen Sie im Bruchteil einer Sekunde aus dem Horizont das Bild,

Switch

in dem Sie so sind, wie Sie wirklich sein wollen, auftauchen und sich vergrößern, bis es Ihren gesamten Blickwinkel ausfüllt. Dieses Bild ist grandios, wundervoll, strahlend vor Energie. Es beglückt Sie, es mit allen Sinnen auszukosten. Sie haben gar keine Vorstellung von grandios? Lassen Sie sich helfen: Das gewünschte Bild ist GROSS – LAUT – BUNT ... Bei »laut« kann das Beifallrauschen sein.

3.» Beginnen Sie wieder mit Punkt 1.

Die Switch-Technik

1.» Wiederholen Sie diesen Austausch bei jeder Übung unbedingt siebenmal. Der Switch, der Wechsel zwischen negativem und positivem Bild, muss so schnell wie ein Fingerschnipsen geschehen.
2.» Die gesamte Diashow sollte vor Ihrem inneren Auge in wenigen Sekunden ablaufen und immer mit dem farbenfrohen, positiven Wunschbild enden.
3.» Machen Sie die Switch-Übung mindestens zweimal am Tag, am besten kurz nach dem Aufwachen und direkt vor dem Einschlafen.
4.» Switchen Sie auch immer dann, wenn Sie sich im Alltag dabei ertappen, dass das, was Sie gar nicht mehr wollen, nicht mehr sein möchten, Ihr Denken und Empfinden oder Handeln beeinflusst, wenn Ängste, Sorgen und Zweifel auftauchen.

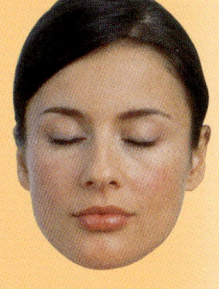

Switch-Kurs für Einsteiger

Hier ein paar Ideen, wie Switch-Diashows aussehen können. Lassen Sie sich davon inspirieren und stellen Sie Ihre eigenen Visionen zusammen.

Die drei goldenen Regeln

» Wichtig ist, dass Ihre Bilder sehr klar und emotional intensiv, trotzdem aber einfach und kurz sind. Die alten Vorstellungen sollten der Realität entsprechen, also möglichst aktuelle Erinnerungen an die missliche Lebenssituation sein.

» Die neuen Bilder, in denen Sie sich den gewünschten Zustand ausmalen, müssen so wirklichkeitsnah gestaltet sein, dass Ihr Unterbewusstsein sie auch annimmt. Also bei Ihnen zu Hause oder an Orten, die Sie gut kennen, stattfinden. Gut ist auch, wenn Sie darin Menschen, die Ihnen nahestehen, auftauchen lassen.

» Vor dem eigentlichen Üben, dem Switchen, müssen beide Kurzfilme absolut verlässlich in Ihrem Gedächtnis gespeichert sein, also auf Knopfdruck immer wieder sofort abrufbar sein und immer wieder gleich im Kopfkino ablaufen können.

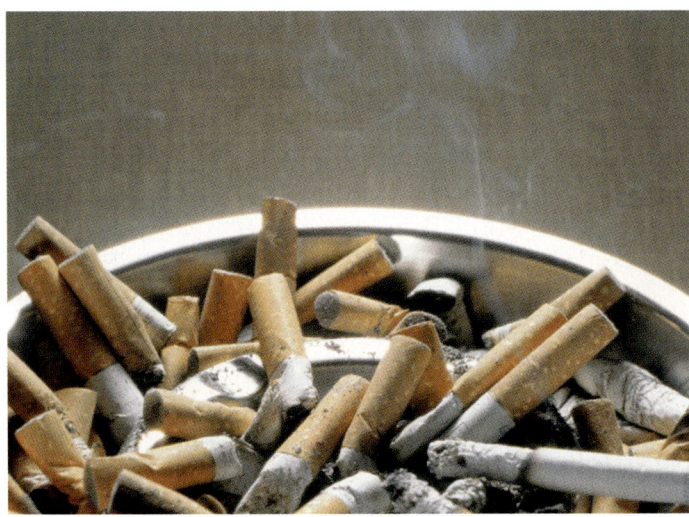

Den blauen Dunst wegswitchen

Das Alte Sehen Sie sich als Raucher, wie unwohl Sie sich fühlen, wenn Sie sich schon wieder eine anzünden müssen. Oder wie unappetitlich der volle Aschenbecher aussieht, wie hässlich die stinkenden Nikotinschwaden Ihre Gardinen und die Wände giftgelb verfärben. Oder spüren Sie Ihre Atemnot, den quälenden Raucherhusten. Angucken und schwupps im Horizont versenken.

Das Neue Spüren Sie intensiv, wie herrlich es ist, endlich frei zu sein, tief durchatmen zu können in sauberer, klarer Luft. Oder fühlen Sie, wie weit Ihre Lungenflügel geworden sind, wie grandios Sie alles wieder riechen und schmecken können. Oder schauen Sie in den Spiegel, erkennen Sie, wie klar Ihre Haut, wie strahlend Ihre Augen und wie weiß Ihre Zähne geworden sind. Sehen Sie und fühlen Sie Situationen, in denen Sie früher rauchen mussten – und wie wunderbar es ist, nun all diese Momente voll und ganz ohne Glimmstängel genießen zu können. Genießen Sie dieses neue Lebensgefühl, es ist so herrlich, sich absolut frei zu fühlen!

Überflüssige Pfunde wegswitchen

Das Alte Sehen Sie im Spiegel nackt an sich herunter. Ganz genau. Spüren Sie das unangenehme Gewabbel der Fettpolster. Oder es geht auf die Waage. Was zeigt der Zeiger? Und wie fühlen Sie sich dabei? Oder ziehen Sie sich an. Fett quillt über den Hosenbund, das XXXL-T-Shirt spannt. Stellen Sie sich eine Situation vor, in der Sie sich besonders unwohl fühlen mit Ihrer Leibesfülle. Angucken und schwupps im Horizont versenken.

Das Neue Sie stehen vor dem Spiegel, strahlen Ihr schlankes Spiegelbild an. Die Haut ist straff, der ganze Körper knackig. Oder Sie hüpfen auf die Waage. Klar, sie zeigt Ihr Idealgewicht an. Problemlos schlüpfen Sie in die hautenge Hose, die figurbetonte Bluse oder das Shirt, alles sitzt perfekt. Oder gehen Sie leichtfüßig in die Situationen, die Ihnen früher in Ihrem dicken Leben so unangenehm waren. Spüren Sie intensiv, wie herrlich es ist, sich jetzt schlank und rank zu präsentieren, fühlen Sie die bewundernden Blicke, hören Sie die Komplimente. Genießen Sie es, wunderschön, fit und beweglich zu sein.

Tagträume – *die Schleusen zur Intuition*

tagträumen – muss ich Ihnen erklären, wie das geht? Nein. Machen Sie sicher ab und zu ganz automatisch. Ich tu's ständig. Zwischen meinen Patienten. Beim Laufen. Beim In-der-Zeitschrift-Blättern. Meine Bilder sind schöner. Der heiße Asphalt nach 72 Kilometern auf Hawaii, das Mohnfeld auf Mallorca ... Tagträumen auch Sie, wenn Sie entspannt auf einer Parkbank oder auf einem Gartenstuhl sitzen und die Gedanken fliegen lassen? Sie freilassen. Rauslassen aus dem Kopfkäfig. Wie ein Kind vor sich hinträumen, stundenlang. Bis die Eltern kamen: »Hör auf zu träumen! Hast du schon deine Schulaufgaben gemacht?«

Träumen kann jeder. Fragt sich nur, wie oft Sie das tun. Viele Menschen halten Tagträumen für verschwendete Zeit. Man kann diese Menschen in der U-Bahn beobachten. Kaum haben sie Platz genommen, beginnen sie hektisch in einem Buch herumzublättern. Oder sie schlagen eine Zeitung auf. Genauso machen sie es im Zug, im Flugzeug, im Wartezimmer. Solche Menschen wissen viel. Aber wann nehmen sie sich Zeit für gute Einfälle?

Der Eilige lässt der Kreativität keine Chance

Kinder verfügen über unendlich viel Zeit. Erst Erwachsene fühlen, wie die Zeit verrinnt – und haben es deshalb eilig. Dabei sind die Minuten, die wir tagsüber verträumen, nützlich angelegt. Sie entspannen und öffnen die Schleusen zur Intuition. In Tagträume schleicht sich oft ein Gedankenblitz ein – die kreative Lösung eines Problems. Kein Wunder, im Gehirn sind tagträumenderweise die Botenstoffe der Kreativität aktiv: Dopamin, Acetylcholin,

Noradrenalin ... Und die holen sich die Menschen, die zwischendurch in Cafés rumsitzen. Die sich sonntags Zeit nehmen für einen langen Lauf. Die ein Bitte-nicht-stören-Schild an die Bürotür hängen.

Wer wann wie tagträumt

>> Der Tiefenpsychologe steigert per Tagtraumtechnik das Selbstbewusstsein seines Klienten. Zum Beispiel, indem man sich in erfolgreichen Situationen vorstellt.
>> Der Verhaltenstherapeut lehrt seinen Patienten mit einer Phobie eine Imaginationstechnik. Stellen Sie sich vor, Sie fliegen im Flugzeug – und es macht Ihnen gar nichts aus.
>> Der Spitzensportler tagträumt vom Sieg, bevor es losgeht.
>> Meine Frau macht mir einen Parkplatz in der Maximilianstraße in München, wenn wir auf der Nürnberger Autobahn sind.

Die Kraft der Bilder

Sie können die Tagtraumtechnik nutzen, um zu schlafen oder die Trägheit zu vertreiben. Mit einer entspannten Situation locken Sie beruhigende Botenstoffe wie körpereigenes Valium und Serotonin: Sie liegen im warmen Sand, hören das Meer rauschen. Oder: Sie stellen sich vor, wie eine Fee Ihnen den Kopf krault. Ich stelle mir immer vor, ich liege in der Hängematte in Hawaii und habe einen Triathlon hinter mir. Schlafe ich noch im Stehen ein. Genauso kann man Müdigkeit vertreiben. Nur mit anderen Bildern. Locken Sie die belebenden Botenstoffe Noradrenalin, Dopamin und Acetylcholin: Ich stelle mich zum Beispiel unter einen kalten Wasserfall. Oder ich stelle mir Simon Rattle vor, wie er die Berliner Symphoniker dirigiert. Hui, da tanzen die Botenstoffe. Oder ich versetze mich in Vitali Klitschko oder Felix Sturm. Muss mit schnellen Bewegungen dem Punch des Gegners ausweichen ... Ach, da gibt es viele Bilder, die so richtig schön munter und fröhlich machen. Die genaue Visualisationstechnik finden Sie übrigens ab Seite 222.

Wunderbare Heilkraft der Trance

Was ist Trance? Der eine meint den Zustand der Hypnose, der andere nennt es Meditieren. Der eine erfährt es im Lotussitz, der andere im Zahnarztsessel, der dritte auf der Laufstrecke.

Schauen Sie mal ins Leichtathletik.de-Forum, da schreibt Bassmaid: »Ich bin Langstreckerin. Und ich kenne eine Art von Trance, wenn der Marathon sehr, sehr gut läuft. Wenn man rundum zufrieden ist und die Beine langsam schwer werden. Dann können mich die Schrittgeräusche – dieses ewige Tapptapptapp vieler Füße – richtig in Trance versetzen. Dann vergesse ich alles, bis ich überglücklich im Ziel bin. Wenn der Marathon nicht gut läuft, funktioniert es gar nicht, weil ich dann nur auf meinen Körper und seine Probleme fixiert bin.« Oder Kösi erzählt: »Wenn ich einmal einen guten 800-Meter laufe, spüre ich auf einmal nichts mehr, keine Erschöpfung, kein gar nichts. Es ist irgendwie wie Fliegen.«

Oder Martin fragt: »Habt ihr schon einmal empfunden, dass euch irgendeine Art Kraft wie ein Gummiband hin zur Ziellinie zieht?«

Trance oder grüne Kraft

So beschreiben Menschen Trance. Als ein sensationelles fehlendes Körpergefühl, Schwerelosigkeit. Diese Menschen beschreiben auch, dass sie diesen wunderbaren Zustand genau dann nicht empfinden, wenn der Körper zwackt, sich mit seinen Zipperlein beschäftigt. Macht der Kopf nicht mit. Er braucht einen perfekten Körper. Haben Sportler und Mönche. Deswegen erleben sie die Trance ganz schnell, immer dann, wenn sie sie haben wollen. Die instinktive Intelligenz – die Kraft der Schamanen. Trance hat viele Gesichter – vom Drogenrausch bis zur Technoekstase. Trance ist für mich eine Reise ins Innere, ins Unterbewusste, weg von Gedanken, damit die körperliche Intelligenz ihren heilenden Einfluss übernehmen kann. An der Universität Jena arbeitet übrigens ein Professor, der heißt Wolfgang H. R. Miltner und der hat als Haustier am Lehrstuhl eine Kornnatter und eine Vogelspinne. Die beiden unterstützen die dort Forschenden bei den Therapien von

info

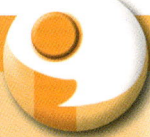

Was ist Trance?

Kennen Sie aus dem Alltag, wenn Sie Musik davonträgt. Wenn Sie verliebt, selbstvergessen vor sich hinstarren und lächeln. Wenn Sie ein Buch aufsaugt. Wenn Sie am See sitzen und der Blick in der Ferne haftet, das Gehirn völlig leer ist. Kennen Sie vom guten Zahnarzt, wo's nicht wehtut: Die Hypnose ist eine medizinisch-psychotherapeutisch anerkannte Heiltechnik, die mit Hilfe von Trance arbeitet. Es gibt verschiedene Formen der Trance, die des Yoga ist anders als die des Schamanen oder die der buddhistischen Meditation. Die Trancezustände des Schizophrenen sind anders, genauso wie die, die durch Drogen hervorgerufen werden. Die Trance ist eine Reise ins Innere. Ins Unbewusste. Für den Schamanen manchmal auch eine Reise zwischen den Welten, mit Besuchern aus anderen Welten.
Die Konzentration ist verstärkt, die Wahrnehmung des Körpers oder der Umwelt stark verringert. Schließt man ein EEG an, zeigt das Gehirn reine Sinusschwingungen mit drei bis sieben Hertz. Der Puls der Erde. Sie bewegt sich in diesem Rhythmus. Und in diese monotonen Schwingungen versetzt man das Gehirn durch äußere Reize – durch Trommeln, durch monotones Wiederholen eines Mantras. Man sagt: Das Gehirn wird getriggert, so friedlich entspannt zu schwingen. Ist das Gehirn natürlich nur bereit dazu, wenn Sie entspannt sind. Naturvölker überall auf der Welt schlagen ihre Trommel monoton drei- bis siebenmal pro Sekunde. Machen heute auch die Jugendlichen mit ihrer Techno- oder Trancemusik. Bewegen sich rhythmisch nach monotonen Klängen und geraten so in rauschhaft ekstatische Zustände.

Menschen mit Phobien. Neben der Angst beschäftigt die Forscher auch der Schmerz. Und bei beidem hilft Hypnose, hilft Trance.

Die Rituale der Schamanen

Das Wort Schamane bedeutet »der Weise« oder »der, der die Ekstase kennt«. Seit Jahrtausenden wirken Schamanen auf allen fünf Kontinenten als Weise und Heiler. Als Träger universeller von ihrem Gott verliehener Kräfte vermögen sie aus Notlagen zu befreien und Krankheiten zu vertreiben. Dafür bedienen sie sich gewisser bunter Rituale. Handauflegen, Talismane, Amulette, Tänze spielen eine Rolle beim Übertragen der Kraft. Sie trommeln und tanzen sich in Trance, rufen die verborgenen Kräfte der Natur, schicken dem Kranken die Götter in seinen Traum, damit er sie heile.

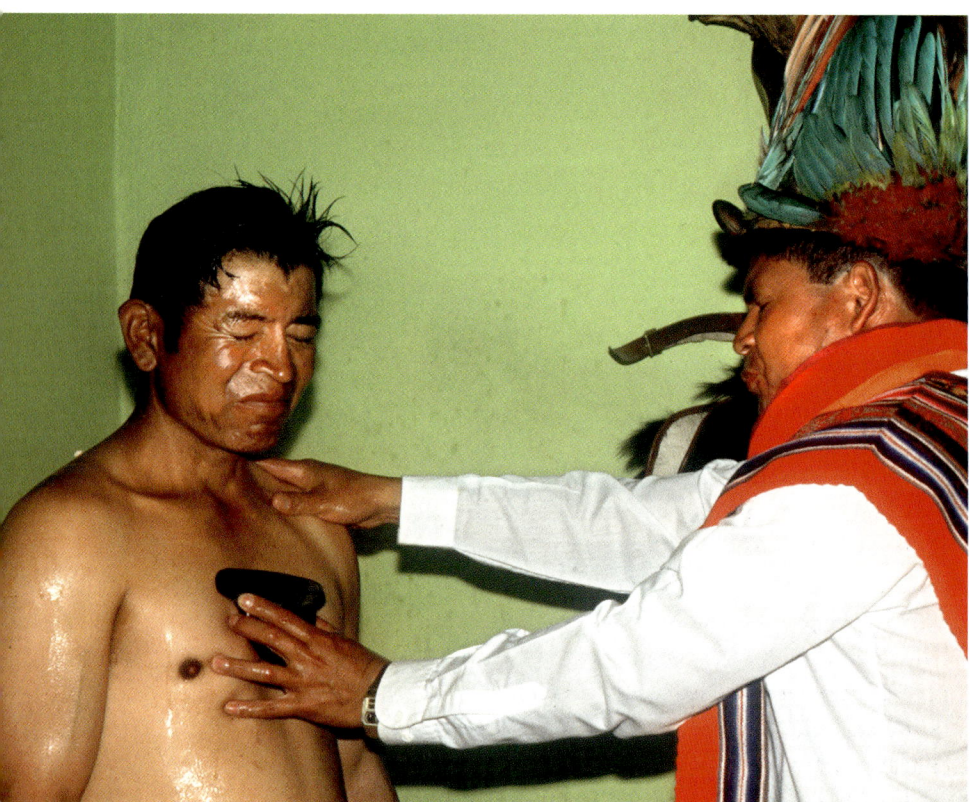

Trance

Wo heute Kirchen, Kapellen und Klöster stehen, waren früher meist die Kraftplätze der Schamanen. Manche Schamanen arbeiteten mit Drogen, um den Bewusstseinszustand namens Trance zu erreichen, aber vielen reichten Bewegung und Rhythmus, Tanzen und Trommeln.

Dr. spirituelle geistige Intelligenz

Krankheit war für sie eine fehlplatzierte Energie, die den Körper besetzt – bedingt durch Angst, durch seelische Belastung. Oder ein Verlust der Lebensenergie. Und Geisteskräfte sind es, die die Energie zurück, also Heilung bringen. Viele Schamanen sahen als den wahren Doktor eine spirituelle geistige Intelligenz des Körpers, der die Kraft hat, den physischen Körper zu kontrollieren, zu erhalten, zu erneuern – zu heilen. Diese spirituell-geistige Intelligenz reguliert Herzschlag und Körpertemperatur, Wasserhaushalt, Hormonproduktion, Entgiftung und Immunsystem. Sie heilt, während der Arzt und seine Pillen und Therapien und Operationen das Ganze nur unterstützen.

Die modernen Schamanen

Und auf diese Kraft der spirituellen geistigen Intelligenz setzen auch heute einige kluge Mediziner wieder. Nennt sich auf Neudeutsch: Body-Mind-Medizin. Die sinnvolle Verknüpfung von Psychologie und Schulmedizin – angereichert mit der Weisheit der Naturheilkunde. Unser Kopf ist es, der entscheidet, was wir leisten können, und der Körper hat ihm als »Knecht« zu folgen. Gesund sind wir, solange der Organismus mitläuft, dann fühlen wir uns gesund. Schleicht sich allerdings ein Fehler im Betriebssystem ein, sagen wir: Mein Knie tut mir weh. Das Knie mutiert zum Feind, der die Dienste versagt und einen quält. Dabei zeigt das Knie, der Körper doch nur, dass ihm der vom Kopf eingeschlagene Weg nicht gefällt. Die Diplompsychologin Hanne Seemann von der Universität

Heidelberg sagt dazu: »Der Körper sitzt im Krankheitsfall am längeren Hebel. Wir müssten uns die Frage stellen: Was können wir tun, um unserem Körper zu gehorchen? Was müsste passieren, damit es mir besser geht?« Und die Antwort, sagt sie, läge meistens in der Erinnerung daran, an welchen Orten zu welchen Zeiten und zu welchen Bedingungen wir uns bereits wirklich gut gefühlt haben. Und dorthin führt sie die Menschen mit Hilfe der Trance.

Also ich weiß, bei mir war das als Kind so. Da hatte ich einen perfekten Körper. Dann war das lange Zeit nicht so. Und dann war das wieder so, in meiner zweiten Kindheit als 46-jähriger Läufer. Wann war das denn bei Ihnen? Gleich mal nachdenken. Denn, so Frau Seemann: »So können wir den Körper als Kompass auf einem individuellen Weg des Gutgehens nutzen.«

Trance in der Medizin

Die Psychologin Hanne Seemann heilt Kopfschmerzen oder mangelndes Selbstwertgefühl wie die Schamanen: mit Ritualen und Trancezuständen. Sie schickt ihre Klienten in die Entspannung und dann auf eine Reise zu Orten, wo es ihnen besser ging, wo Wünsche erfüllt werden. In einer ihrer Studien befreite die Wissenschaftlerin mit einer hypnotherapeutischen Gruppentherapie Kinder zu 50 % von chronischen Kopfschmerzen. Diese versteht sie übrigens als Schutzreflex vor Reizüberflutung. Und es helfe nicht, mit Tabletten die Schmerzen zu bekämpfen, sondern die Kinder sollten lernen, auf ihren Körper zu hören, ihn vor Überlastung zu schützen. Mit der Hilfe der Trance erzeugt sie eine gute Stimmungslage und sorgt dafür, dass die Kinder in eigenen Bildern erschließen, was gut für sie ist. Ich bin mir sicher, den Kleinen kam nicht der Computer in den Kopf – sondern das Ballspiel draußen mit Freunden.

Frauen verhilft Hanne Seemann in Seminaren mit der Trancemethode zu mehr Selbstbewusstsein. Im Interview in *Psychologie Heute* sagt sie: »Rituale und Trance können Menschen in eine bestimmte innere Rhythmik und Stimmung versetzen. Der Hormonspiegel, der für unsere Stimmung verantwortlich ist, verändert sich. Das bewusste und kritische Denken schweigt meistens.« Sag ich doch immer: Erst mal muss man das negative Affengeschnatter im

Kopf abstellen. Und dann kann man sich mit Bildern im Kopf alles wünschen – was dann auch in Erfüllung geht. In Dr. Seemanns Worten: »Unsere eigenen Vorstellungsbilder sind es, welche die Wirklichkeit beeinflussen und sogar erzeugen. Das gilt auch für unsere körperlichen Zustände, auf die wir mit unseren Imaginationen großen Einfluss haben.«

Mehr über die Kraft der Bilder, wie Sie Ihr Leben positiv lenken können, lesen Sie ab Seite 222.

know-how

In fünf Minuten in Trance

Wolken verschieben Kennen Sie auch das Spiel »Wolken verschieben« aus Ihrer Kindheit? Wir haben das immer am See oder im Freibad gemacht. Wir legten uns auf die Wiese, guckten in den Himmel und versuchten zuerst, Figuren in den weißen federleichten Formationen zu erkennen. Und dann probierten wir, die Wattebällchen selbst zu formen. Ganz spielerisch. Wir ließen Drachen und Ritter am Himmel gegeneinander kämpfen, zauberten aus gefährlichen Ungeheuern geflügelte Pferde, ließen Hexen und Teufel sich einfach in Luft auflösen und schoben sogar herannahende dunkle Regenwolken einfach wieder an den Horizont zurück. Gelang nicht immer. Aber erstaunlich oft. Nichts bringt Menschen schneller in einen tiefen Trancezustand als der Blick in die endlose Weite des Himmels.

Ins Blaue hinein Legen Sie sich an einem schönen Tag einfach fünf Minuten auf eine Wiese, gucken Sie ins Blaue (natürlich nicht in die Sonne!). Folgen Sie dem Zug der Wolken, dem Flug der Vögel. Und in Null Komma nix haben Sie sich verloren in der Endlosigkeit des reinen Seins. Trance funktioniert auch prima in warmen Nächten unter klarem, geheimnisvollem Sternenhimmel. Eintauchen in die Tiefen des Alls … Und im Winter können Sie mal warm eingepackt im Schnee liegend versuchen zu ergründen, woher denn eigentlich all die Flocken fallen.

Visualisieren *erfüllt jeden Wunsch*

Und nun kommen wir zum Wichtigsten. Die folgenden Seiten sind die wichtigsten in diesem Buch. Sie werden Ihr Leben ändern. Ihre Träume erfüllen. Träume sind Schäume? Nö. Garantiert nicht. Die Filme, die in Ihrem Inneren ablaufen, alle Emotionen, Gedanken, Bilder, die Ihr Unterbewusstsein empfängt, die erleben Sie. Nichts anderes. Nur das, was Sie sich vorstellen können, nur das, was Sie glauben, nur das, was Sie sich ausgemalt haben. Das passiert. Passiert Ihnen. Und das halten Sie dann für Schicksal. Dabei sind und waren Sie immer der alleinige Regisseur Ihres eigenen Lebensfilms.

Sie glauben, ich spinne? Keineswegs.

Jeder Mensch denkt ständig nach, fühlt vor, glaubt mehr oder weniger an das, was er sich so ausmalt und erträumt für sein Leben. Buchstäblich.

know-how

Der Weg zum Erfolg

›› Sie brauchen einen perfekten Körper, so einen, wie Sie als Kind hatten. Kriegen Sie durch gesundes Essen und Bewegung.
›› Sie brauchen einen Knopf, mit dem Sie das Affengeschnatter im Kopf abstellen. Lernen Sie mit der Tiefschlaftechnik ab Seite 173.
›› Und dann bedarf es nur noch einer kleinen Technik, wie Sie Ihre Träume in Bilder verwandeln – und diese Wirklichkeit werden. Das kriegen Sie hier. Und an all dem arbeiten Sie in den nächsten 14 Tagen – ab Seite 236. In dieser Zeit kriegen Sie ein Gefühl dafür – und dann, irgendwann, es wird nicht lange dauern, dann fliegen Sie ...

Nach deinem Glauben wird dir geschehen

Das sagte ein junger Mann. Ein totaler Außenseiter. Ein Rebell. Schon vor über 2000 Jahren. Noch heute wird seine Biografie gelesen, im meistgekauften Buch der ganzen Welt.

Dieser Typ war so unverschämt gut, dass er nicht nur Wasser in Wein verwandelte und Hunderte von Menschen mit ein paar Fischen und etwas Brot satt kriegte. Sondern er konnte auch Krankheiten heilen, gab sogar Blinden ihr Augenlicht zurück. Aber wie?

Steht alles in seiner Biografie: »… und als er nach Hause kam, traten die Blinden zu ihm, und Jesus sagte zu ihnen: ›Glaubt ihr, dass ich das tun kann?‹ Sie antworteten ihm: ›Ja, Herr.‹ Da berührte er ihre Augen und sprach: ›Nach eurem Glauben soll euch geschehen.‹ Es öffneten sich ihre Augen.«

Na ja, sagen Sie, dieser Jesus konnte ja Wunder wirken. Ich nicht. Ich kenne auch keinen, der das kann.

Brauchen Sie auch nicht.

Wären die Blinden da hineingepilgert mit Skepsis in ihrem Herzen, weil sie nämlich vernünftige Leute sind, die genau wissen, dass sie unheilbar blind sind, weil sie schon in vier Unikliniken und bei den besten Fachärzten waren, dann hätten die ihre Zweifel diesem Jesus gegenüber gehabt. Und dann wäre ihnen prompt nach ihrem Zweifel geschehen. Die wären blind geblieben.

Verstehen Sie? Jesus sagte nichts anderes als: »Nach eurem Glauben soll euch geschehen.«

Überzeugung schafft Wirklichkeit

Das ist das ganze Geheimnis. Sie bestimmen Ihr Leben! Das, was Sie persönlich glauben, das, wovon Sie überzeugt sind, das wird für Sie Wirklichkeit. Nach Ihrem Glauben geschieht Ihnen jeder einzelne Tag.

Weil Sie die Technik der Visualisierung jeden Tag anwenden. Ob Sie das wissen oder nicht, ob Sie das glauben oder nicht, ist dieser Gesetzmäßigkeit egal. Jeder Mensch ist gezwungenermaßen, ob er nun will oder nicht, mindestens zweimal täglich im Alpha-Zustand. Nämlich kurz vor dem Einschlafen und kurz vor dem Aufwachen.

Und da steht das Türchen zum Unterbewusstsein sperrangelweit offen. Sie können sich nicht dagegen wehren. Das ist ein physiologisches Gesetz, das können Wissenschaftler in jedem Schlaflabor beweisen. In solchen Momenten, wenn die Gehirnströme langsamer und gleichmäßiger schwingen, flutscht alles, was Sie gerade denken, fühlen, sich ausmalen, ins Unterbewusstsein und wird dort so registriert: »Hättest du gerne? Kannst du haben. Jederzeit. Bin nur für dich da.«

Wer stets das Schlimmste befürchtet, ist schlimm dran

Fast alle Menschen beschäftigen sich tagsüber gedanklich und emotional zu 80 % mit Sachen, die sie nerven und ärgern. Und vor dem Einschlafen kommen die meisten so richtig schön in Fahrt: Über 95 % der Gedanken und Gefühle drehen sich jetzt um Dinge, die sie belasten, vor denen sie Angst haben, von denen sie sich wünschen, dass sie hoffentlich nicht eintreten.

Stellen Sie sich doch jetzt mal irgendetwas vor, von dem Sie wünschen, dass es nicht eintritt. Welches Bild entsteht gerade vor Augen? Ja, genau das, das Sie real nicht erleben wollen. Und was fühlen Sie dabei? Angst, Verzweiflung und Anspannung. Auch genau das, was Sie auf gar keinen Fall spüren möchten. Ihrem Unterbewusstsein ist das aber egal. Es versteht nicht, dass Sie sich etwas ausmalen, was Sie nicht haben wollen. Es empfängt einfach Ihre Bilder und Ihre Emotionen und sagt: »Hättest du gerne? Kannst du haben. Jederzeit. Bin nur für dich da.«

Verstehen Sie? Wer grübelt, wer sich ärgert, wer ängstlich oder verzweifelt ist, programmiert sein Unterbewusstsein immer wieder genau darauf. Programmiert sich selbst, sein Leben auf Misserfolg

Visualisieren

und Unglück. Denn alles, was Sie sich in Ihrem Kopfkino plastisch genug ausmalen, das passiert Ihnen im Leben. Sie ziehen es förmlich an. Wie ein Magnet. Und kaum haben sich Ihre schlimmsten Erwartungen erfüllt, sagen Sie triumphierend: »Ich hab's doch gewusst, dass das schiefgeht!«

Richtig. Sie wussten es nicht nur, Sie haben es sogar selbst erschaffen. Kraft der Macht Ihrer eigenen Vorstellungskraft und Fantasie. Sie haben Ihre missliche Situation vorher so gut und so oft visualisiert, dass sie sich eben realisiert hat. Glückwunsch!

Wir sind Meister in Negativbildern

Blöderweise sind wir alle viel besser im Ausmalen der gruseligsten Geschichten als im Erträumen von Glück und Erfolg. Warum? Das hat man uns so beigebracht. Von Kindheit an. Ständig kriegen wir zu hören, dass dies und jenes, was wir haben und sein wollen, nicht geht. Dass wir zu fordernd, verrückt, lieblos, undankbar, überheblich, ungeschickt, klein, hässlich, faul, dumm sind. Dass wir es so nie zu etwas bringen werden. Dass das Leben hart ist. Dass die Welt schlecht ist. Dass es keine Wunder gibt. Dass man ganz vorsichtig sein muss. Dass man sehr, sehr hart arbeiten muss, um Erfolg zu haben. Dass Arbeit kein Vergnügen ist. Dass vom Rumfantasieren noch keiner satt geworden ist. Dass man nicht träumen, sondern seine Pflicht erfüllen soll.

Irgendwann glauben wir das alles selbst und produzieren immer mehr innere Bilder voller Angst, den Ansprüchen unserer scheinbar bedrohlichen Umwelt, unserer Eltern, Lehrer, Freunde, Arbeitgeber, Partner nicht zu genügen. Die inneren Filme unserer Kindheit, in denen wir der Held sind, in denen wir mühelos siegen, in denen uns das Glück in den Schoß fällt, werden immer seltener, das echte Leben entsprechend farbloser und – unglücklicher. Aha, da haben wir die Bestätigung. Die hatten also recht. Das Leben ist wirklich schwer, verdammt schwer! Und ungerecht. Das liest und sieht man ja auch ständig in den Medien. Nichts als Arbeitslosigkeit, Unfälle, Krankheiten, Armut, Katastrophen, Terror, Gewalt und

Krieg, nichts als Lug und Trug in dieser Welt. Und Ihr Unterbewusstsein hört mit und sagt: »Hättest du gerne? Kannst du haben. Jederzeit. Bin nur für dich da.«

Wer führt Regie in Ihrem Lebensfilm?

Niemand anderer als Sie selbst. Wie gesagt, Ihrem Unterbewusstsein ist es völlig egal, ob Sie das, was Sie sich in Ihrer Fantasie so ausmalen, wollen oder nicht wollen. Ein »Hoffentlich passiert das nie, das wäre schrecklich« versteht es nicht. Es nimmt einfach alles, was Sie denken, fühlen und sich vorstellen, ungefiltert an und verhilft Ihnen dazu, Ihre inneren Bilder zu verwirklichen.

Abstellen können Sie dieses automatische Realisierungsprogramm nicht, aber Sie können sehr wohl entscheiden, was sich in Ihrem Kopf abspielt, welche Filme Sie Ihrem Unterbewusstsein schicken. Wollen Sie weiterhin arm, krank, unfähig, verletzt, hässlich sein, belogen und betrogen werden, dann malen Sie sich das ruhig weiterhin immer wieder in schillerndsten Farben aus.

Es klappt. Sie wissen ja.

Wenn Sie Ihr Leben ändern wollen ...

... sich eigentlich nach mehr Erfolg, Fitness, Schönheit, Anerkennung, Glück und Liebe sehnen, dann müssen Sie die Drehbücher für Ihre Kopffilme umschreiben. Sie müssen sich ab sofort vorstellen, dass Sie alles, was Sie sein, erreichen oder haben wollen, schon sind, bereits besitzen! Wer erfolgreich, schön, fit und glücklich sein will, muss sich selbst so vorstellen können. Daran glauben. Richtig mit allem Drum und Dran. Mit allen Sinnen. Ohne Angst, ohne Zweifel. So, als wäre man bereits da, wo man hinmöchte, und würde sich lebhaft erinnern an den heutigen erfüllten Tag.

Visualisieren

info

Visualisieren ist das Erfolgsgeheimnis Erfolgreicher

Alle erfolgreichen Menschen machen das. Wirklich. Die sind nicht nach oben gelangt, weil sie Glück oder die richtigen Beziehungen hatten. Die haben sich ihren Lebenstraum ganz plastisch ausgemalt und ihn immer wieder visualisiert. Bis ins letzte Detail sahen sie sich ständig so, wie sie sein wollten. An der Spitze. Als strahlende Sieger. Immer wieder. Immer wieder. Immer wieder. Und ihr Unterbewusstsein sagte: »Hättest du gerne? Kannst du haben. Jederzeit. Bin nur für dich da.«
Und es schustert den Träumern wie immer die genau ihren inneren Bildern entsprechenden Einfälle, die entsprechende Ausstrahlung, die entsprechende körperliche, seelische und geistige Verfassung, die entsprechenden äußeren Verhältnisse und die entsprechenden Beziehungen zu. Die wirklich Erfolgreichen rackern sich deshalb nicht weiß Gott wie ab. Die haben richtig Spaß an dem, was sie alles tun, um dorthin zu kommen, wo sie hinwollten. Und werden vom Tellerwäscher zum Millionär. Vom ewigen Sitzenbleiber zum großen Entertainer. Von der Kindergärtnerin zur Prinzessin. Vom Metzger zum TV-Star. Vom Sohn einer Putzfrau zum Bundeskanzler. Von der unheilbar Krebskranken zur kerngesunden Mutter.

Einfach so. Automatisch. Weil sie felsenfest daran geglaubt haben. Sie glauben mir jetzt nicht? Das klingt Ihnen zu einfach, zu esoterisch, zu g'spinnert, zu abgehoben?

Es stimmt aber. Jeder erschafft sich seine Realität. Mit seinen Gedanken, Gefühlen, in seinem Kopfkino. Denn jeder Mensch sendet seine selbst inszenierten Filme ständig an sein Unterbewusstsein. Und das sagt immer: »Hättest du gerne? Kannst du haben. Jederzeit. Bin nur für dich da.«

Warum das Glück immer auf den größten Haufen macht

Wer davon überzeugt ist, Glück zu haben, wird es kriegen. Egal wie. Und wenn man die ersten Anzeichen seiner permanenten Visualisierung des eigenen Erfolgs real erlebt, wird man bestärkt, sich noch mehr, noch Fantastischeres zu erträumen.

Und weil das natürlich auch Wirklichkeit wird, schmiedet man noch größere Pläne. Und die werden auch wahr. Können Sie sich vorstellen, wie man sich da fühlt? Herrlich. Omnipotent. Und das Unterbewusstsein kriegt auch das wieder mit: »Hättest du gerne? Kannst du haben. Jederzeit. Bin nur für dich da.«

Deshalb fällt Erfolgsmenschen immer mehr Erfolg zu. Deswegen gewinnen Glückspilze ständig. Weil sie davon überzeugt sind. Aber auch die ewigen Gewinner stehen mal mit dem falschen Fuß auf. Zweifeln, nörgeln, grübeln. Und schwupps, schon streikt das neue Auto, zwickt plötzlich ein Magengeschwür, fällt die Aktie in den Keller oder spinnt die Familie rum. Gewinnertypen lassen sich

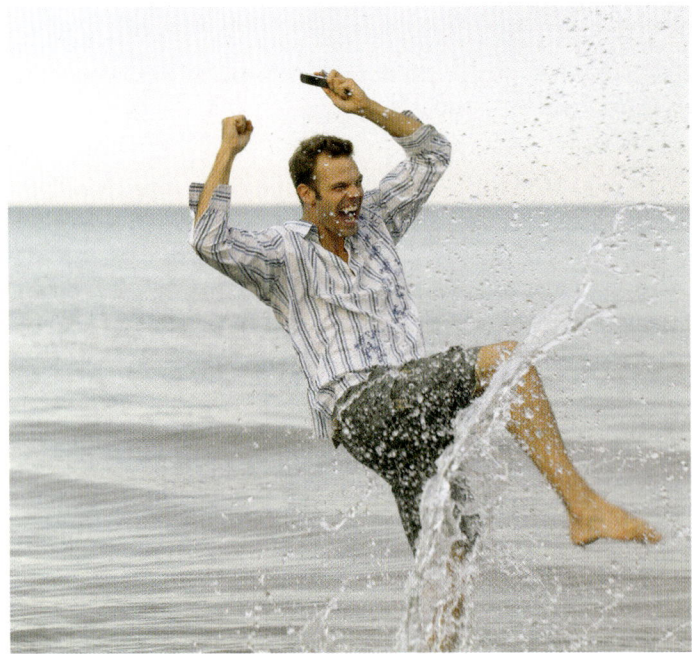

von solchen Rückschlägen nicht weiter beeindrucken. Sie fragen sich nicht, was sie falsch gemacht haben. Die gewinnen sogar einer Kündigung, einem Börsencrash, einem Unfall und selbst einem total verregneten Urlaub noch was Grandioses ab. Die übersehen einfach, was gerade mies ist, und suchen überall fieberhaft nach dem Schönen, dem Positiven. Und finden es auch. Und schwupps – schon fühlen sie sich wieder auf der Sonnenseite des Lebens. Und ihr Unterbewusstsein registriert es.

So optimistisch durchs Leben zu gehen, kann man lernen. Vorbilder, von denen man sich das abgucken kann, gibt's genug.

Wie sich Erfolgsmenschen programmieren

Gerhard Schröder wollte schon als Junge nur eines: raus aus der Armut, dem sozialen Abseits, rein ins Leben, und zwar ganz nach oben. Er hat es geschafft. Auch Bill Clinton hat schon auf der Highschool laut gesagt: »Ich werde mal amerikanischer Präsident.« Er hat es geschafft. Und ein Schulfreund von Helmut Kohl hat der Presse erzählt, dass auch Helmut bereits mit 16 felsenfest davon überzeugt war, Bundeskanzler zu werden. Er hat es geschafft. Und Angela Merkel? Diesen ersten Platz im Westen konnte sie sich nicht früh erträumen. Aber geträumt hat sie sicher … Heute träumt sie übrigens davon, »einmal mit der Transsibirischen Eisenbahn von Moskau nach Wladiwostok zu reisen«. Wetten, dass …

Wenn Sie felsenfest davon überzeugt sind, was Sie einmal sein werden, dann ist Ihr Unterbewusstsein abgesättigt mit der Überzeugung: »Ich bin Bundeskanzler/in«. Sie stehen früh auf mit »Bundeskanzler/in«, gehen abends ins Bett mit »Bundeskanzler/in«. Es zentriert sich alles auf »Bundeskanzler/in«. Wissen Sie, was jetzt passiert?

Das führt zu sogenannten Zufällen. Zu Handlungen im täglichen Leben, die Sie unbedingt dahin führen. Da kann sich etwas oder jemand in den Weg stellen, egal. Sie finden irgendwelche Ausweichmethoden – kommen immer wieder auf den direktesten Weg zum/r »Bundeskanzler/in« zurück.

Das Geheimnis der Spitzensportler

Auch Spitzensportler visualisieren ihren Erfolg vor dem Wettkampf. Boris Becker beispielsweise. Herr Becker hat seine 100 Millionen genau deshalb. Und nur deshalb. Becker hat in seiner großen Zeit neun von zehn Tiebreaks gewonnen. Wenn Sie auch nur ein bisschen Tennis spielen, dann wissen Sie, das geht nicht. Man kann nicht regelmäßig neun- von zehnmal gewinnen.

Doch, man kann. Wenn man es sich vorher ausmalt. Jede Sekunde des Spiels vorher visualisiert. Genau spürt, wie man schlägt, wie man trifft, wie man gewinnt. Becker hat das mal verraten im Fernsehen, als ihn ein Reporter danach fragte: »Ach, das habe ich doch gestern Abend schon gespielt.«

Verstehen Sie? Er hat das ganze Match am Abend vorher geistig intensiv durchgespielt. Sich dabei deutlich als Sieger gesehen. Und sein Unterbewusstsein sagte: »Hättest du gerne? Kannst du haben. Jederzeit. Bin nur für dich da.«

Diese Technik wenden alle erfolgreichen Sportler an – ein Tennisass wie Roger Federer genauso wie eine Biathletin wie Kati Wilhelm oder Oliver Kahn. Sie werden sogar darin gecoacht, sich Wettkämpfe vorher geistig auszumalen, sich dabei überlegen zu fühlen und zu siegen.

Wie visualisiert man Erfolg?

Die beste Gebrauchsanweisung für ein rundherum erfülltes Leben steht auch im größten Bestseller aller Zeiten: »Bei allem, um was ihr bittet und fleht, glaubet, dass ihr es (bereits) empfangen habt, und es wird euch zuteil werden«, sagt Jesus.

Er sagt, ihr kriegt alles, was ihr wollt.

Er sagt nicht, ihr kriegt vielleicht, was ihr wollt, und er sagt auch nicht, ihr kriegt fast alles, was ihr wollt. Er sagt eindeutig: Ihr kriegt alles, was ihr wollt.

Sie müssen es nur glauben. Hundertprozentig glauben. Sie müssen Ihr Unterbewusstsein absättigen mit der festen Überzeugung, dass Sie das, was Sie wollen, schon h-a-b-e-n. Das ist der Punkt.

Der Hauptfehler, der immer wieder gemacht wird: Die meisten

Visualisieren

Menschen hoffen nur. Sie wollen im Lotto gewinnen. Sie wären gerne schöner und schlanker. Sie hätten gerne einen Ferrari. Sie würden gerne ein tolles Haus am See haben. Sie würden so gerne den affigen Kollegen mal so richtig Paroli bieten. Sie wären gerne schmerzfrei. Sie hoffen, irgendwann den Traumpartner zu finden, mit dem sie eine wunderbare Beziehung führen können. Und so weiter.

Das funktioniert nicht. Denn dabei ist ja das Grundgefühl – genau das, was bei Ihrem Unterbewusstsein ankommt –, dass Sie es eben nicht haben, dass Ihnen das Ersehnte schrecklich fehlt. Und prompt kriegen Sie das, was Sie sich visualisiert haben, nämlich, dass es Ihnen an allen Ecken und Enden zum Glück fehlt.

Haben Sie Mut! Sehen Sie sich einfach mal so richtig wunderschön, dynamisch, erfolgreich, beliebt und glücklich. Sie brauchen sich nicht zu fragen, wie Sie dahin kommen, wo Sie hinwollen. Sie müssen nicht überlegen, was Sie alles tun werden müssen, um Ihr Ziel zu erreichen. Sie müssen nur bereits das sein in Ihrer Vorstellung, was Sie werden wollen! Das Gesetz der Manifestation kümmert sich ganz automatisch darum, dass es Wirklichkeit wird. Deswegen brauchen Sie nicht zu grübeln, wie Sie das schaffen sollen. Alles wird Ihnen buchstäblich zufallen.

Sie müssen lediglich immer wieder Ihr Unterbewusstsein mit den richtigen Filmen füttern. Es immer wieder überfluten mit Bildern, in denen Sie sich so richtig sauwohl fühlen.

Drei kleine Übungsfilme fürs Kopfkino

Wenn Sie Manager werden wollen, müssen Sie sich selbst am großen Chefschreibtisch sitzen sehen. Sie müssen die tolle Bilanz aufschlagen, Sie müssen die positiven Zahlen darin wirklich lesen. Gucken Sie auf die Uhr, schauen Sie auf den Kalender. Es ist genau der Tag, an dem Sie wollen, dass Sie so weit sind. Sie riechen das Leder Ihres imposanten Sessels, spüren das Papier unter Ihren Händen und das glatte Holz Ihres Schreibtischs, hören im Vorzimmer Ihre Sekretärin telefonieren und von draußen das Vogelgezwitscher. Sie müssen sich voll und ganz als der Boss fühlen, der Sie sein wollen. Mit allen Sinnen.

Sie wollen ein Haus? Dann leben Sie darin! Erleben Sie sich, wie Sie darin herumlaufen, berühren Sie Ihre tollen Möbel, die Vorhangstoffe, die Teppiche, gehen Sie in Ihrem Traumbad duschen, holen Sie sich was zu trinken aus Ihrer Hightech-Küche, genießen Sie, mit wem Sie dort leben wollen, die herrliche Aussicht von der Terrasse.

Sie brauchen mehr Geld? Dann brauchen Sie sich nur sofort genauso reich zu fühlen, wie Sie in einem Jahr sein möchten. Sehen Sie sich Ihre Konto- und Depotauszüge genau an, freuen Sie sich über Ihr hundert- oder tausendstelliges Plus. Lesen Sie das Datum, das auf

know-how

Was wünschen Sie sich? Drehen Sie in Gedanken einen Film – und den schicken Sie ins Unterbewusstsein.

Die drei goldenen Visualisierungsregeln

1.» Malen Sie sich möglichst lebhaft aus, wie Sie sich fühlen, wenn Sie bereits das erreicht haben, was Sie sich wünschen. Seien Sie der Mensch, der Sie sein möchten. Leben Sie in genau der Situation, die Sie ersehnen. Verschwenden Sie keinen Gedanken daran zu überlegen, ob und wie das Wirklichkeit werden kann. Nichts ist unmöglich. Ihr Unterbewusstsein wird alles für Sie erledigen, alles wird Ihnen automatisch zufallen.

2.» Visualisieren Sie mit allen Sinnen. Fühlen, hören, sehen, riechen und schmecken Sie während Ihrer Fantasiereisen. Lassen Sie Ihren glücklichen Emotionen dabei freien Lauf. Ihre Gefühle verankern nämlich den Wunschfilm felsenfest im Unterbewusstsein.

3.» Passen Sie auf, was Sie sich und anderen wünschen, denn es wird Wirklichkeit. Aber nur für Sie. Wünschen Sie selbst Ihrem schlimmsten Feind deshalb lieber alles Gute, statt ihn zu verfluchen. Alle negativen Emotionen schaden. Und zwar Ihnen. In Ihrem Kopfkino laufen die Horrorszenarien ab. Sie fühlen sich wütend, hilflos, verletzt. Ihr Unterbewusstsein kriegt alles mit. Und Ihr Unterbewusstsein sagt wie immer: »Hättest du

Visualisieren

den Auszügen steht. Schauen Sie an sich herunter, wie Sie gekleidet sind, was für kostbaren Schmuck und welche teure Uhr Sie tragen. Sehen Sie sich um. Wo sind Sie, wie ist das Zimmer eingerichtet? Öffnen Sie Ihre lederne Brieftasche, ziehen Sie alle Ihre Hunderter und Fünfhunderter heraus, befühlen Sie die vielen Platinkreditkarten. Erinnern Sie sich, welche Herrlichkeiten Sie sich in den letzten Tagen mit Ihrem Vermögen geleistet haben. Und dann gehen Sie shoppen. Oder tun sonst was, das, was Sie wirklich wollen, genau das, warum Sie früher unbedingt ganz viel Geld haben wollten. Jetzt haben Sie es geschafft. Freuen Sie sich darüber, aber so richtig!

gerne? Kannst du haben. Jederzeit. Bin nur für dich da.«

Dreimal täglich ins Paradies

Sie sollten Ihren Wunschfilm mindestens dreimal täglich ablaufen lassen, damit er tief ins Unterbewusstsein einsickert. Einmal gleich nach dem Aufwachen, einmal direkt vor dem Einschlafen und einmal tagsüber.

Dazu brauchen Sie lediglich ein paar Minuten Ruhe, einen ungestörten Raum, etwas Entspannung und ein leichtes Lächeln im Gesicht. Atmen Sie tief durch und beginnen Sie mit Ihrer Fantasiereise zu Ihrem besseren Ich, in Ihr neues Leben.

Ganz wunderbar lässt sich übrigens auch beim Laufen träumen! Konzentrieren Sie sich anfangs nur auf ein oder maximal zwei Themen, die Sie ändern oder erreichen möchten. Erst wenn sich diese realisieren, gehen Sie das nächste Kapitel an. Sie werden sehen, oft verschwinden viele Missstände wie durch Zauberhand mit einem Schlag, obwohl Sie sich nur auf die Änderung einer einzigen Schieflage konzentriert haben.

Bleiben Sie gelassen, geduldig, Tag für Tag einfach träumen, glauben, vertrauen. Sie müssen nichts tun, nur immer wieder sich selbst so sehen, so fühlen, wie Sie sein wollen. Dann werden Sie's. Automatisch.

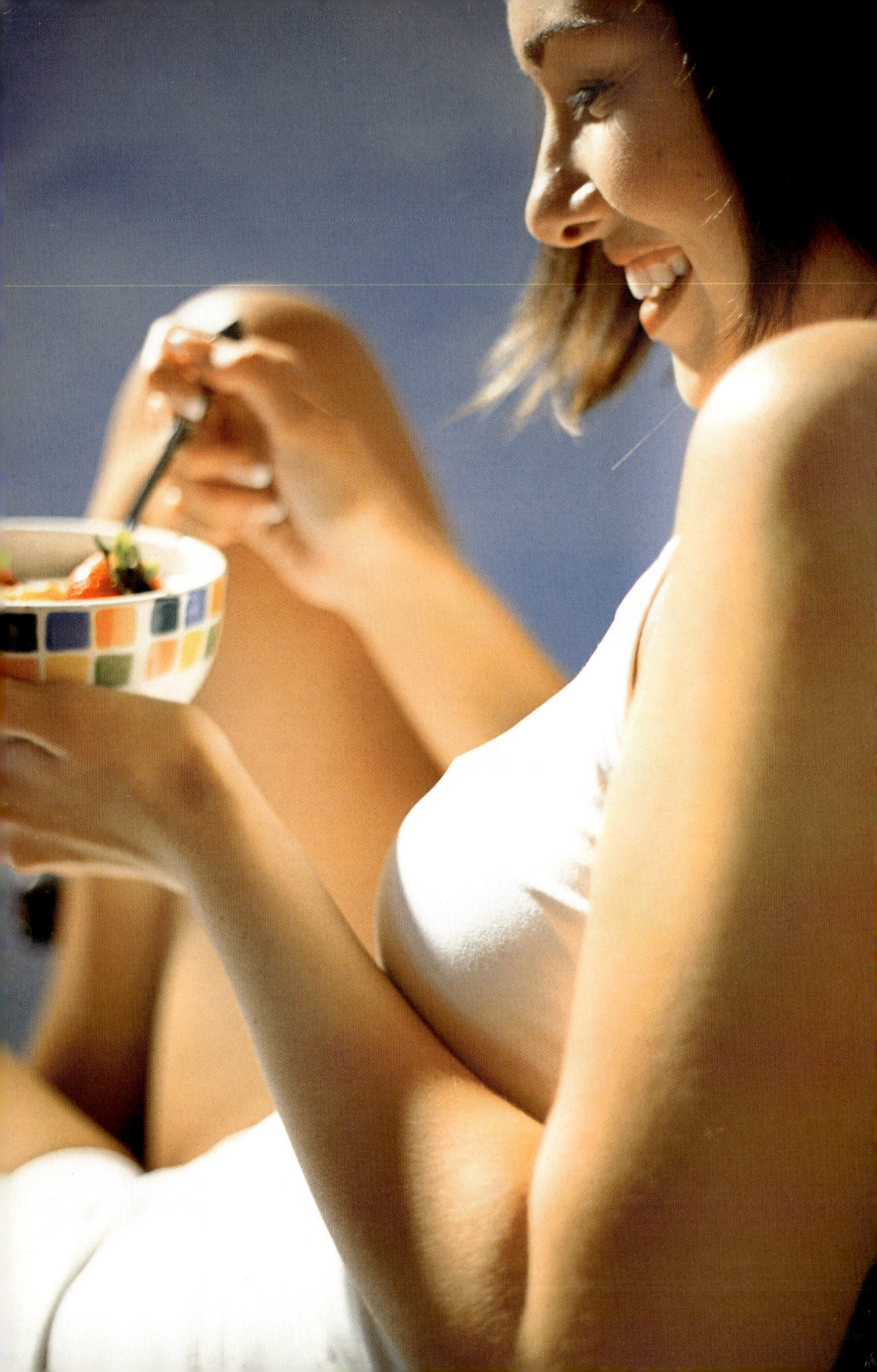

das 2-wochen-
mentalprogramm

Nun nehmen Sie sich zwei Wochen Zeit für Ihren Kopf.

›› *Sie essen all die wunderbaren kleinen Moleküle der Natur, die dem Geist zu Höhenflügen verhelfen, die Kreativität herauskitzeln und für gute Laune sorgen.*

›› *Sie tanken Gehirnmedizin namens Bewegung, die Ihr Neuronennetz verdichtet und es dort oben blitzen lässt.*

›› *Sie verbannen mit kleinen Techniken den Erzfeind des Gehirns namens Stress.*

›› *Sie machen sich vertraut mit einem wunderbaren Gehirnwellenzustand namens »Alpha« – in dem visualisierend sogar Wünsche in Erfüllung gehen.*

›› *Zudem bauen Sie Tag für Tag kleine Merk-, Konzentrations- und Kreativitätsübungen ein, die Ihre grauen Zellen auf Trab bringen.*

Viel Erfolg!

1. tag mentalprogramm

Herzlich willkommen im Club der Denker. Heute starten Sie mit Ihrem Zwei-Wochen-Mentalprogramm. So sieht der Tag aus:

» Sie trinken morgens auf nüchternen Magen ein Glas Wasser – darf aber ruhig auch ein Eiweißshake mit fettarmer Milch sein.
» Sie bringen 30 Minuten lang Sauerstoff ins Gehirn. Indem Sie kraftvoll spazieren gehen, walken (ideal mit Nordic-Walking-Stöcken) oder laufen. Das macht kreativ – und den Kopf fit für den ganzen Tag.
» Nun gehen Sie unter die Dusche. Warm-kalt-warm-kalt – das regt die Durchblutung an. Auch im Kopf.
» Auf zum Denkerfrühstück: Zum Beispiel ein Müsli mit Blaubeeren. Sie können sich auch einen der Denkershakes von Seite 240 genehmigen.
» Und vor der Arbeit finden Sie noch zehn Minuten Zeit für Gehirnjogging. Machen Sie die Merkübung auf Seite 164.
» Schon vormittags trinken Sie 1,5 Liter Wasser. Sie können auch einen Teebeutel (warum nicht grün?) hineintun.
» In Schreibtischnähe machen Sie ein Fitnesshäppchen von Seite 92ff. Trampolin, Springseil oder Tube.
» Kommt Hunger auf? Essen Sie einen Apfel oder Nüsse – oder einen der Snacks aus dem Kasten auf der nächsten Seite.
» Mittags genießen Sie zum Beispiel ein Carpaccio aus einem Kohlrabi, einer Birne, mit Gorgonzola, Kürbiskernen und einer Vinaigrette aus Zitronensaft, Apfelessig, Rapsöl, Salz und etwas Pfeffer.
» Danach tun Sie 1000 Schritte. Oder machen die Tiefschlafübung von Seite 184.
» Alle 90 Minuten verlangt der Geist nach einer Pause. Geben Sie sich ruhig mal Tagträumen hin – siehe Seite 214f.
» Abends essen Sie Lamm mit Mangold und Linsen.
» Machen Sie die Kontemplationsübung von Seite 136.
» Für heute haben Sie genug für Ihr Gehirn getan. Schalten Sie ab.
» Vor dem Einschlafen murmeln Sie noch einmal Iamon-Iamon-Iamon … (Anleitung auf Seite 184).

know-how

Brainfood für zwischendurch

Wer zwischendurch Hunger hat, versorgt sein Gehirn am besten mit 1 Glas Gemüsesaft, 30 Gramm Nüssen, Trockenfrüchten, Apfel-Nuss-Quark, Himbeerricotta, Schinkenpflaumen, Käseröllchen mit Gemüsefüllung, Tofu-Gurken-Spieß, Gemüsestreifen mit Joghurt-Kräuter-Dip, Früchten im hauchdünnen Bitterschokoladenmantel.

mentalprogramm

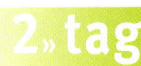

Auch heute und an den folgenden zwölf Tagen schenken Sie Ihrem Gehirn die Standardfitnesseinheiten: morgens vor dem Aufstehen ein Glas Wasser trinken und dann einen Eiweißshake mit Magermilch. Nun 30 Minuten Sauerstoff ins Gehirn pumpen, indem Sie die Beine einsetzen. Wechseldusche. Über den Tag begleitet Sie Brainfood: Vollkorn, Fisch, Eier, Tofu, Nüsse, Obst und Gemüse. Statt dem Frühstück können Sie auch einen Denkerdrink von Seite 240 wählen. Und wenn Sie Hunger haben, dann picken Sie sich einen Snack aus dem Kasten oben auf dieser Seite. Trinken Sie drei Liter über den Tag verteilt. Wasser und Tee. Am Schreibtisch machen Sie ein Fitnesshäppchen von Seite 92ff. Trampolin, Springseil oder Tube. Nach dem Mittagessen tun Sie 1000 Schritte. Oder machen die Tiefschlafübung von Seite 184. Und die üben Sie auch noch einmal vor dem Einschlafen. Gucken Sie immer mal wieder wie ein Kind.

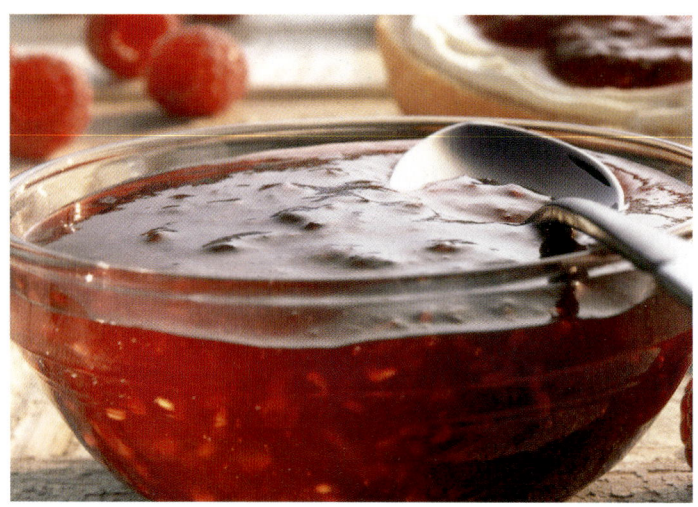

Ihr heutiges Zusatzprogramm fürs Gehirn

» Heute steht der Formel-1-Reflex auf dem Programm (Seite 101 ff.). Malen Sie sich Ihre Visitenkärtchen und bringen Sie diese an Ihren Stressoren an.
» Als Gehirnjoggingübung wählen Sie ein Neurobic von Seite 197 ff.
» Machen Sie eine Aktion, die mit Kultur und/oder sozialem Leben zu tun hat: Treffen Sie Freunde, spielen Sie, gehen Sie tanzen, ins Theater oder ins Kino.
» Brainfood-Vorschläge: Roggenvollkornbrötchen mit Quark und Himbeermus. Mittags marinierter Tofu mit Möhren, Zuckerschoten, Mungobohnensprossen. Abends: Wildreis-Kräuter-Suppe mit Lachs.

3. tag mentalprogramm

Und wieder schenken Sie Ihrem Gehirn die Standardfitnesseinheiten: das Glas Wasser morgens, wenn Sie wollen, den Eiweißshake. 30 Minuten Sauerstoff tanken. Wechseldusche. Am Schreibtisch machen Sie ein Fitnesshäppchen von Seite 92 ff. Spaziergang oder Tiefschlafübung nach dem Mittagessen. Letzteres noch einmal vor dem Einschlafen. Und trainieren Sie den Formel-1-Reflex immer dann, wenn Stress aufkommt. Gucken Sie wie ein Kind. Machen Sie noch eine Neurobicübung. Das tun Sie nun täglich. Machen Sie wie gestern eine Aktion, die mit Kultur und/oder sozialem Leben zu tun hat.

Ihr heutiges Zusatzprogramm fürs Gehirn

» Heute wird gelächelt (Seite 149ff.). Und zehn Minuten gehirnjoggend probieren Sie sich an den Zahlen, Seite 191f.
» Brainfood-Vorschläge: Mehrkornbrot mit Frischkäse und scharfem Senf, einer Kiwi und etwas Hähnchenbrustaufschnitt belegen. Nachmittags: gefüllte Thunfisch-Zucchini-Tomate. Abends: Vollkornpenne mit Gemüse der Saison.

mentalprogramm

4» tag

Geht Ihnen schon in Fleisch und Blut über: das Glas Wasser morgens, Eiweißshake. 30 Minuten Sauerstoff tanken. Wechseldusche. Drei Liter trinken. Fitnesshäppchen am Schreibtisch. Formel-1-Reflex. Tiefschlafübung mittags und abends … Wie ein Kind gucken, Neurobicübung, eine Telefonnummer merken, lächeln … Und eine soziale Aktion.

Ihr heutiges Zusatzprogramm fürs Gehirn

» Heute wird gelacht (Seite 152ff.).
» Und zehn Minuten gehirnjoggend probieren Sie sich an den Namen, Seite 189f. Merken Sie sich heute all die Namen, die Ihnen begegnen.
» Brainfood-Vorschläge: Haferflocken mit Kefir. Mittags: Ziegenkäse mit Wildschweinschinken und Melone. Abends: Thymianpfannkuchen mit Pfifferlingen.

Zwei Denkerdrinks

Beeren-Aprikosen-Shake

2 getrocknete Softaprikosen in sehr kleine Würfel schneiden. 50 g Beeren (zum Beispiel Himbeeren) verlesen. Beides in den Mixer geben, 100 ml frisch gepressten Orangensaft angießen und alles fein pürieren. 100 ml ungesüßten kalten Sojadrink (Reformhaus), 2 EL Eiweißpulver, 1 TL flüssigen Honig, 1 EL Weizenkeime, 1 EL Hefeflocken und 1 TL Leinöl hinzufügen und alles noch einmal kurz und kräftig durchmixen. Den Drink mit 1 bis 2 TL Zitronensaft abschmecken, in ein hohes Glas gießen und mit 1 Minzezweig garnieren. Mit einem dicken Trinkhalm servieren.

Tipp: Außerhalb der Beerensaison wird der Drink mit gefrorenen Beeren, zum Beispiel Himbeeren, Brombeeren oder Heidelbeeren, zubereitet und dadurch besonders sämig.

Latte macchiato Orange

75 ml heißen Espresso mit 1 TL Fruchtzucker süßen und etwas abkühlen lassen. $^{1}/_{2}$ Orange samt der weißen Haut sorgfältig schälen und in kleine Stücke schneiden, in den Mixer geben. Den Espresso angießen und alles fein pürieren. 2 EL Eiweißpulver hinzufügen, noch mal kurz und kräftig durchmixen. $^{1}/_{8}$ l fettarme Milch in einem Topf erhitzen, aber nicht kochen lassen. Mit dem Schneebesen oder Milchaufschäumer gründlich aufschäumen. Die heiße Milch in ein hohes Glas füllen. Den Orangenespresso über den Rücken eines Teelöffels langsam am Rand des Glases in die Milch einlaufen lassen. Mit etwas Kakaopulver bestäuben. 1 Orangenspalte einschneiden und an den Glasrand stecken. Den Drink mit einem dicken Trinkhalm servieren.

Varianten: Die Milch zusätzlich mit 1 TL Mandelmus (Reformhaus) oder mit etwas abgeriebener Schale von 1 unbehandelten Orange aromatisieren.

5» tag

mentalprogramm

Alles klar: das Glas Wasser morgens, Eiweißshake. 30 Minuten Sauerstoff tanken. Wechseldusche. Brainfood-Rezepte. Snacks. Drei Liter trinken. Fitnesshäppchen am Schreibtisch. Neurobicübung. Formel-1-Reflex. Tiefschlafübung mittags und abends. Lächeln. Lachen. Wie ein Kind gucken. Und eine Telefonnummer und einen Namen merken. Vergessen Sie Ihre Kultur- oder Soziales-Leben-Aktion nicht.

Ihr heutiges Zusatzprogramm fürs Gehirn

» Gehirnjogging: Machen Sie sich eine Liste – wie's geht, steht auf Seite 162ff.
» Und küren Sie diesen Tag zum Nasentag. Schnuppern Sie überall rein – erst mal auf Seite 193.
» Brainfood-Vorschläge: Melone mit Mandelquark, Kräuter-Gurken-Bulgur-Salat mit Garnelen. Abends: Kaninchenkeule mit Paprikagemüse.

6» tag

mentalprogramm

Zu diesem Tag gehören: das Glas Wasser. Eiweißshake. Bewegungsrunde. Wechseldusche. Drei Liter trinken. Fitnesshäppchen. Neurobicübung. Wie ein Kind gucken. Formel-1-Reflex. Tiefschlaf-

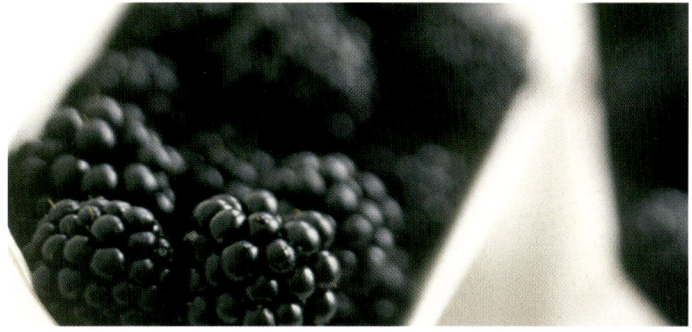

übung. Lächeln. Lachen. Zahl und Namen merken. Liste machen. Bewusst auch mal die Nase einsetzen. Vergessen Sie Ihre Kultur- oder Soziales-Leben-Aktion nicht.

Ihr heutiges Zusatzprogramm fürs Gehirn

» Gehirnjogging: Abschreiben. Lesen Sie Seite 74f. – und schreiben Sie 20 Zeilen ab aus einem Roman, einem Zeitschriftenartikel – irgendetwas, das Sie behalten wollen.
» Heute sind die Ohren dran: Hören Sie intensiv Musik (Seite 185ff.).
» Brainfood-Vorschläge: Avocado und Tomaten mit Räucherlachs. Handkäse auf Lauch, Kichererbsenpfanne mit Joghurt.

7» tag mentalprogramm

Zu diesem Tag gehören: das Glas Wasser. Eiweißshake. Bewegungsrunde. Wechseldusche. Drei Liter trinken. Fitnesshäppchen. Neurobicübung. Formel-1-Reflex. Tiefschlafübung. Lächeln. Lachen. Gucken Sie immer mal wieder wie ein Kind. Zahl und Namen merken. Liste machen. Bewusst auch mal die Nase einsetzen und Fröhlichkeit mit Musik tanken. Auch heute stehen Kultur oder soziales Leben auf dem Programm.

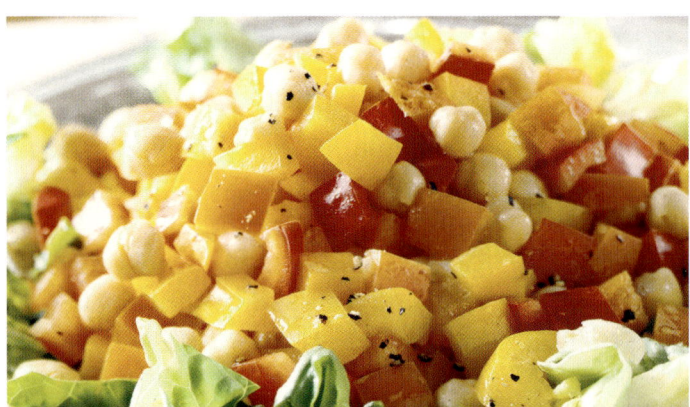

Ihr heutiges Zusatzprogramm fürs Gehirn

» Gehirnjogging: Lernen Sie ein Gedicht auswendig (Seite 79ff.) oder: Starten Sie mit einer Fremdsprache. Mit fünf Vokabeln.
» Brainfood-Vorschläge: Rührei mit Sprossen. Linsen-Spinat-Salat mit Hähnchenbrust. Gedämpfte Forelle mit Naturreis.

mentalprogramm

8» tag

Das Programm für heute: das Glas Wasser. Eiweißshake. Bewegungsrunde. Wechseldusche. Drei Liter trinken. Fitnesshäppchen. Neurobicübung. Formel-1-Reflex. Tiefschlafübung. Lächeln. Lachen. Wie ein Kind gucken. Zahl und Namen merken. Liste machen. Bewusst auch mal die Nase einsetzen und Fröhlichkeit mit Musik tanken. Und warum nicht ab heute täglich fünf neue Vokabeln lernen?

Ihr heutiges Zusatzprogramm fürs Gehirn

» Machen Sie den kleinen Jonglierkurs ab Seite 131.
» Brainfood-Vorschläge: Frischkornmüsli mit Trauben. Spargelsalat mit graved Lachs. Paprikasuppe mit Räuchertofu.

mentalprogramm

9» tag

Heute: das Glas Wasser. Eiweißshake. Bewegungsrunde. Wechseldusche. Brainfood-Rezepte. Snacks. Drei Liter trinken. Fitnesshäppchen. Neurobicübung. Formel-1-Reflex bei Stress. Tiefschlafübung. Lächeln. Lachen. Wie ein Kind gucken. Zahl und Namen merken. Liste machen. Etwas erschnuppern, etwas erhören – und auch mal ertasten. Fünf Vokabeln wiederholen. Fünf neue lernen. Hat Ihnen das Jonglieren Spaß gemacht? Dann üben Sie täglich

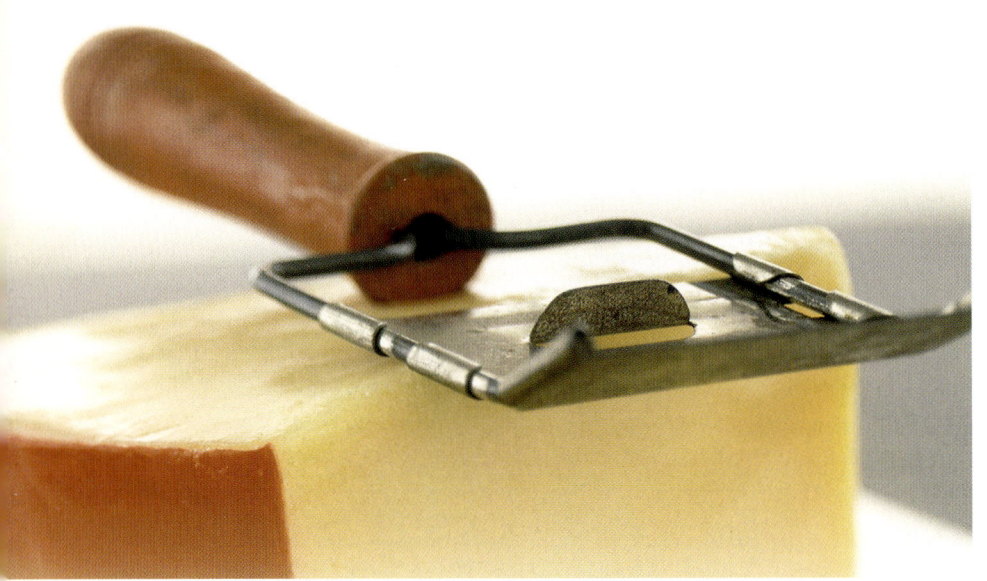

fünf bis zehn Minuten. Lesen, Tanzen, ins Kino gehen – oder Freunde treffen.

Ihr heutiges Zusatzprogramm fürs Gehirn

» Probieren Sie sich mal in der Technik des Switchens, Seite 208ff.
» Brainfood-Vorschläge: Käse-Radieschen-Knäcke. Gemüse-Vollkorncrêpe mit Tofu. Kalbsleber mit Apfel, Salbei und Naturreis.

10» tag   mentalprogramm

Auf ein Neues: das Glas Wasser. Eiweißshake. Bewegungsrunde. Wechseldusche. Brainfood-Rezepte. Snacks. Drei Liter trinken. Fitnesshäppchen. Neurobicübung. Formel-1-Reflex bei Stress. Tiefschlafübung. Lächeln. Lachen. Wie ein Kind gucken. Zahl und

Namen merken. Liste machen. Etwas erschnuppern, etwas erhören – und auch mal ertasten. Können Sie das Gedicht noch? Zehn Vokabeln wiederholen. Fünf neue lernen. Wenn Sie Lust haben, jonglieren Sie. Und probieren Sie sich zwischendurch mal in der Switch-Technik. Auch heute stehen Kultur oder soziales Leben auf dem Programm. Still Musik hören oder ein Buch lesen, mit anderen ein Spiel spielen, Tanzen gehen? Worauf haben Sie Lust?

Ihr heutiges Zusatzprogramm fürs Gehirn

» Auf Seite 221 finden Sie Tranceübungen. Die sollten Sie heute mal machen. Und ab und zu ins weitere Leben einbauen.
» Brainfood-Vorschläge: Obstsalat mit in Honig gerösteten Pinienkernen, Sesamsamen und Amaranth. Mango-Reis-Salat mit Hähnchenspieß. Rotbarschfilet in Erdnusspanade mit Stangensellerie.

mentalprogramm

11» tag

Weiter geht's: das Glas Wasser. Eiweißshake. Bewegungsrunde. Wechseldusche. Brainfood-Rezepte. Snacks. Drei Liter trinken. Fitnesshäppchen. Neurobicübung. Formel-1-Reflex bei Stress. Tiefschlafübung. Lächeln. Lachen. Zahl und Namen merken. Wie ein Kind gucken. Liste machen. Etwas erschnuppern, etwas erhören – und auch mal ertasten. 15 Vokabeln wiederholen. Fünf neue lernen. Jonglieren. Switchen. Kultur oder soziales Leben nicht vernachlässigen.

Ihr heutiges Zusatzprogramm fürs Gehirn

» Beschäftigen Sie sich mit Ihrer Intuition, Seite 124ff.
» Brainfood-Vorschläge: Gurkenomelett mit Krabben. Gouda-Feigen-Teller. Gedämpfter Blumenkohl mit Soja-Curry-Creme.

12» tag   mentalprogramm

Die Liste wächst: das Glas Wasser. Eiweißshake. Bewegungsrunde. Wechseldusche. Brainfood-Rezepte. Snacks. Drei Liter trinken. Fitnesshäppchen. Neurobicübung. Formel-1-Reflex bei Stress. Tiefschlafübung. Lächeln. Lachen. Wie ein Kind gucken. Zahl und Namen merken. Liste machen. Etwas erschnuppern, etwas erhören – und auch mal ertasten. Die letzten 15 Vokabeln wiederholen. Fünf neue lernen. Jonglieren. Auf Intuition achten.

Ihr heutiges Zusatzprogramm fürs Gehirn

» Machen Sie die Formel-1-Übung von Seite 108f.
» Brainfood-Vorschläge: Apfel-Hirse-Brei mit Dickmilch. Matjes mit Radieschen-Joghurt-Sauce. Tomaten-Champignon-Gratin mit Putenbrust.

13» tag   mentalprogramm

Immer weiter: das Glas Wasser. Eiweißshake. Bewegungsrunde. Wechseldusche. Brainfood-Rezepte. Snacks. Drei Liter trinken. Fitnesshäppchen. Neurobicübung. Formel-1-Reflex bei Stress. Tiefschlafübung. Lächeln. Lachen. Wie ein Kind gucken. Zahl und Namen merken. Liste machen. Können Sie eigentlich das Gedicht noch? Etwas erschnuppern, etwas erhören – und auch mal ertasten. Die letzten 15 Vokabeln wiederholen. Fünf neue lernen. Jonglieren. Immer mal wieder darauf achten, was der Bauch sagt.

Ihr heutiges Zusatzprogramm fürs Gehirn

» Heute laufen Sie – und versuchen dabei zu meditieren. Einfach indem Sie sich laufend auf Ihren Atem konzentrieren – Tipps dazu auf Seite 86ff. Ausprobieren …!

›› Brainfood-Vorschläge: Tomatenbrot mit körnigem Frischkäse. Lammcarpaccio mit Avocadovinaigrette. Tai-Curry mit Meeresfrüchten.

mentalprogramm

14» tag

Nun haben Sie etwas verstanden: Es sind nur wenige Minuten, die Sie brauchen, um Ihr Leben, Ihr Denken, Ihr Fühlen grundsätzlich umzustellen. Winzig kleine Rezepte, die da lauten: Wasser. Eiweißshake. Bewegungsrunde. Wechseldusche. Brainfood. Fitnesshäppchen. Neurobicübung. Formel-1-Reflex. Tiefschlafübung oder Meditation. Lächeln. Lachen. Die Welt wie ein Kind sehen. Alle Sinne einsetzen. Und das Gehirn täglich mit »merken« trainieren – und mit Fingerfertigkeit und Balance, wie zum Beispiel durch Jonglieren. Und ganz nebenbei können Sie eine neue Sprache lernen.

Ihr heutiges Zusatzprogramm fürs Gehirn

›› Das Beste habe ich mir für den Schluss aufgehoben: Heute machen Sie die Visualisationsübung von Seite 232f. Wünschen Sie sich etwas Wunderbares, schicken Sie es in Ihr Unterbewusstsein – das wird an der Erfüllung arbeiten.
›› Brainfood-Vorschläge: Orangen-Bananen-Müsli. Gemüse-Käse-Salat. Hirschmedaillons mit Chicorée-Gemüse.

Zu guter Letzt

Ich hoffe, Sie haben in den vergangenen 14 Tagen so viel gelernt und so viel gespürt, dass Sie sich künftig weiter ausgiebig um Ihr wunderbarstes Organ kümmern. Um Ihr Gehirn. Das sollten Sie nie vergessen!

Register

A
Abschreiben 74ff.
Acetylcholin 39, 47, 214, 215
ACTH (Adrenocoticotrophes Hormon) 87f.
Adenosin 53
Adrenalin 37, 38, 101, 109, 204, 207
Affengeschnatter *siehe Dialog, innerer*
Alarmismus 22
Alpha-Zustand 20, 76ff., 207, 224
Alzheimer 31, 50, 187
Aminosäuren 47f., 51
Angst, instinktive 57f.
Antidepressiva 35f.
Antioxidanzien 48, 53
Arginin 48
Atmung 104f.
Aufmerksamkeitsdefizit-Syndrom 137f.
Ausdauer, mentale *siehe Mentale Ausdauer*
Auswendig lernen 79ff.
Autogenes Training 175f.
Awfulizing *siehe Dialog, innerer*

B
Ballaststoffe 53
Bauchgefühl 69ff.
Beeren 49
Begeisterung 14f.
Beta-Rhythmus 76
Bewegung 23, 33, 39, 44f., 91ff., 141
Body-Mind-Medizin 219
Botenstoffe 27, 32ff.
Brainfood 47ff., 237
Brainstorming 146f.
B-Vitamine 47, 48f., 52

C
Cholin 47
Cobalamin *siehe Vitamin B12*
Cortisol *siehe Kortisol*

D
Demenz 30, 31, 48, 50, 52, 196
Denken in Bildern 84f.
Denkerdrinks 240
Depression 29, 36
DHA (Docohexaensäure) 51
Dialog, innerer 18f., 77f.
Dopamin 39, 130, 214, 215

E
Eisenmangel 60
Eiweiß 48, 53, 60
Eiweißshake 52, 240
Emotionale Intelligenz 61f.
Endorphine 39, 88, 201ff.
Endovalium 38
Entspannung 39, 71, 101ff., 126, 173ff., 187

Erfolg 229ff.
Erinnern *siehe Gedächtnis*
Ernährung 45f.
  – falsche 60

Fett 52
Fettsäuren 51
Fisch 51
Fitnessübungen 92ff.
Fleisch 51
Flow 96ff., 119
Folsäure 49, 54f.
Formel-1-Reflex 101ff., 207
Freie Radikale 48

Gamma-Wellen 171
Gedächtnis 34, 39, 89f.
Gedächtnishilfen 113
Gefühle, negative, umprogrammieren 194f.
Gehirn 24ff.
  – Alterung 40ff.
  – Entwicklung 25ff.
  – Hemisphären 27, 68, 129f., 146
  – Regionen 27f.
Gehirntraining 129
Gehirnzellen 44
Glaube 114ff., 223
Glück 117ff., 228
Glücksrausch *siehe Flow*
Glukose 50, 54f.

Homocystein 48f.
Hormone 33, 35, 48
Hyperventilationstetanie 103
Hypometabolischer Zustand 21

Inkubation 71, 125, 148
Inspiration 39, 201
Intelligenz 56ff., 187
Intelligenz, emotionale
  siehe Emotionale Intelligenz
Intuition 69ff., 77, 88, 124ff., 146, 214
Isoleucin 48
IQ (Intelligenzquotient) 51, 58ff.
IQ-Test 57f.

Jod 51
Jonglieren 39, 128ff.

Kaffee 52f.
Kalziumspiegel 102f., 104
Kernspintomografie 27
Klischeedenken 22
Kohlenhydrate 60
Kolb, Klaus (Interview) 110ff.
Konfliktgespräche 62ff.
Kontemplation 134ff.
Konzentration 137ff.
Konzentration, entspannte 142f.
Konzentrationsübungen 139f.
Kortisol 36, 38, 118, 204ff.
Kreativität 38ff., 58, 66ff., 144ff., 187, 214
Kurzschlaf 184

L

Lächeln 149ff.
Lachen 23, 152ff.
Lach-Yoga 152ff.
Laufen 23, 38, 45, 59, 86ff., 168f., 202, 216
Lebensfreude 16ff.
Lebensklugheit 58
Lecithin 54f.
Lernen 23, 79ff., 155ff.
– im Schlaf 182f.
Lerntricks 81ff., 156ff.
Lesen 159ff.
Leucin 48
Limbisches System 38
Loci-Technik 162ff.
Lügen 165ff.

M

Magnetresonanztomografie 31
Marathon 168f.
Maximalpuls 86, 87, 88
Meditation 39, 170ff.
Mentale Ausdauer 48
Mentalprogramm 47ff., 234ff.
Merkstrategien 188ff.
– Namen 189f.
– Zahlen 190ff.
Methionin 48
Milchsäure 106f.
Mind-Mapping 147
Mindness 22ff.
Motivation 58
Mozart-Effekt 185f.
Multitasking 137f.
Münchhausen-Spiel 167
Murmeltechnik 21, 143, 173ff., 206f.
Musik 39, 185

N

Nahrungsmittelneurologie 46
Nervenzellen 26f., 31, 33ff., 45, 80
Neurobics 196ff.
Neurodegenerative Erkrankungen 29ff.
Neurolinguistisches Programmieren (NLP) 209ff.
Neuronen 26f., 41, 145, 187, 195
Neurotransmitter 33, 46, 48, 49
Noradrenalin 36, 38, 215

O

Opium 35, 200f.
Omega-3-Fettsäuren 46, 48, 51, 52, 54f.
Omega-6-Fettsäuren 52

P

Pantothensäure 47
Parkinson 31
Peitschenkur
Phenylalanin 48
Phosphor 51
Positives Denken 22
Positronen-Emissionstomografie 25, 31
Pulssenkung 20f.
Pyridoxin *siehe Vitamin B6*

R

Rezeptor 33f., 35, 36, 201
Riechen 193
Runner's High 88, 202

S

Schamanismus 218f.
Schmerz 42
Schwermetalle 53
Sekundäre Pflanzenstoffe 48
Selen 48
Serotonin 36, 39, 46, 86, 215
Sexualhormone 38
Speicherkapazität, Erhöhung der 25
Stress 21, 38, 48, 98ff., 155f., 204ff.
Stressor 105
Switch-Technik 208ff.
Synapsen 26, 27, 33, 35
Synaptischer Spalt 33, 36, 49

T

Tagträume 214f.
Theta-Zustand 20
Thiamin *siehe Vitamin B1*
Tiefschlaf (kontrollierter) 78, 178ff.
To-do-Liste 162f.
Trainingspuls, optimaler 87

Trance 216ff.
Tryptophan 48

U

Übergewicht 50
Unterbewusstsein 81, 82, 136, 148, 224ff.

V

Valium 35, 215
Visualisieren 222ff.
Vitamin B1 54f.
Vitamin B6 49, 54f.
Vitamin B12 49, 54f.
Vitamin C 48, 53
Vitamin E 48, 53

W

Wasser 47

Z

Zucker *siehe Glukose*
Zusatzstoffe (in Lebensmitteln) 53

Impressum

Originalausgabe 04/2008
© 2008 by Wilhelm Heyne Verlag, München,
in der Verlagsgruppe Random House GmbH
www.heyne.de

Die Verwendung der Texte und Bilder, auch auszugsweise, ist ohne Zustimmung des Verlages urheberrechtswidrig und strafbar. Das gilt auch für Vervielfältigungen, Übersetzungen, Mikroverfilmungen und die Verbreitung in elektronischen Systemen.

Redaktion: Nicola von Otto, München
Layout: Katharina Schweissguth, München
Coverdesign: Martina Eisele, Grafik-Design, München
Satz und Lithos: Buch-Werkstatt GmbH, Bad Aibling
Druck und Verarbeitung: OAN, Zwenkau

Printed in Germany

Gedruckt auf säurearmem Papier

ISBN 978-3-453-60067-6

Bildnachweis

Boxler, Frank: 93, 94, 95 (2); **Buch-Werkstatt GmbH:** 14, 74, 84, 111, 156, 162, 168; **Corbis, Düsseldorf:** 124; **IFA-Bilderteam, Taufkirchen:** 18 (Alexandre), 37 (IDS), 43, 63 (Int. Stock), 68 (Alvaro), 96, 176 (Photex), 142 (IT/tlp), 200 (KCM), 202 (AP&f); **jump, Hamburg:** 88, 91, 92 (2), 126, 128, 133, 174, 211; **Mauritius, Mittenwald:** 10, 56, 80; **Medical Pictures, Köln:** 34; **Photo Bauer, Roth:** 8; **picture-alliance, Frankfurt:** 218; **Stockfood, München:** 237, 238, 241, 242, 244, 247; **Zefa, Düsseldorf:** 12, 150, 152 (L. Williams), 20 (Stockdisc), 24, 28, 30, 40, 131, 139, 163, 170, 190, 194, 195, 197, 204, 334 (Masterfile), 32 (Grace), 41 (A. Christo), 58 (K. Hackenberg), 60 (W. Flamisch), 65 (A. Schein), 66, 182 (Ausloeser), 72 (Creasource), 76 (I. Hatz), 89 (L. Gordon), 107, 148 (Heuvel), 108 (J. Westrich), 114, 208 (Emely), 132, 198 (H. Pyle), 134 (G. Palmer), 140 (More), 144 (A. Peisl), 146 (G. Edwerds), 149, 228 (LWA), 153 (Pinto), 159, 160 (A.B.), 166 (R. Morsch), 171 (Elliott), 180 (B. Sporrer), 186 (G. Schuster), 188 (G. Baden), 192 (Star), 212 (E. Breed) 120, 206

Danksagung

Mein herzlicher Dank gilt in erster Linie Marion Grillparzer für Ihre ausdauernde und unermüdliche Hilfe sowie Martina Kittler für die wunderbaren Rezepte. Bedanken möchte ich mich auch bei allen Experten, die mit ihrem Wissen zum Gelingen dieses Buches beigetragen haben. Ebenfalls bedanken möchte ich mich für die tatkräftige Unterstützung bei Holle Bartosch, Nina Basovic, Carola Engler, Frank Naumann und Dr. Stephan Sepp.

Der Autor

Dr. med. Ulrich Strunz, Jahrgang 1943, praktizierender Internist, Gastroenterologe und Bestsellerautor, entwickelte das Forever-young-Erfolgsprogramm für körperliche und geistige Höchstleistungen. Er begeistert in Seminaren, Vorträgen und TV-Auftritten Jahr für Jahr Zehntausende von Menschen und führt sie in ein neues, gesundes und schlankes Leben. In seiner Altersklasse gehört er zur Weltspitze der Ultra-Triathleten.
www.strunz.com

Wichtiger Hinweis

Die Ratschläge in diesem Buch sind vom Autor und vom Verlag sorgfältig erwogen und geprüft. Sie bieten jedoch keinen Ersatz für kompetenten medizinischen Rat. Jede Leserin und jeder Leser ist für das eigene Handeln selbst verantwortlich. Alle Angaben in diesem Buch erfolgen daher ohne jegliche Gewährleistung oder Garantie seitens des Autors und des Verlages. Eine Haftung des Autors bzw. des Verlages und seiner Beauftragten für Personen-. Sach- und Vermögensschaden ist ausgeschlossen.

bestseller von dr. ulrich

126 lieblingsrezepte – essen mit fitnessgarantie

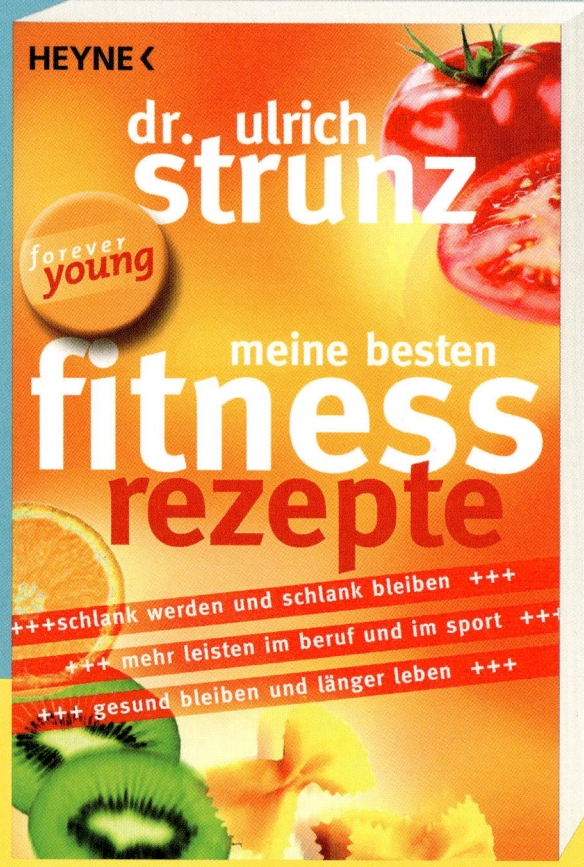

www.heyne.de

strunz
bei heyne

»die beste diät der welt« *(Bild)* –
für immer schlank mit hormonen

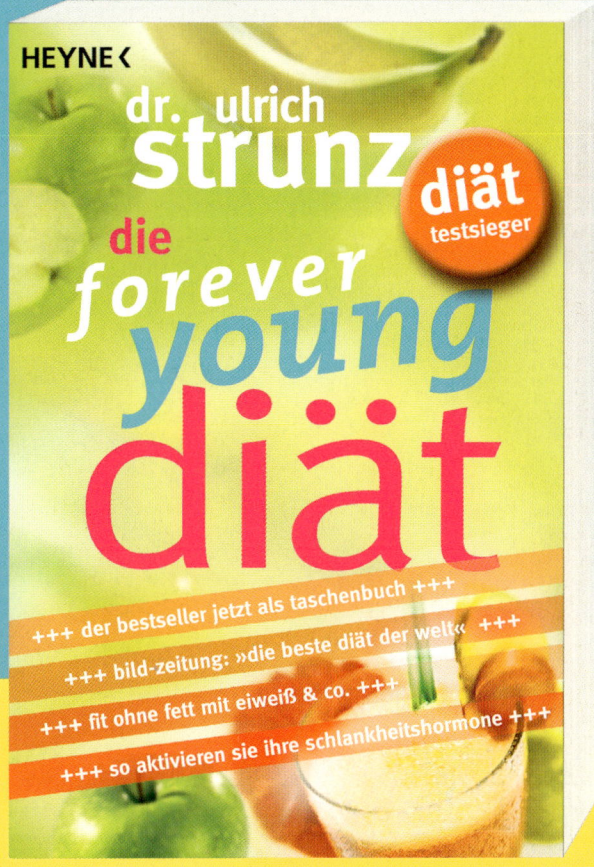

ISBN 978-3-453-66021-2

HEYNE

für immer schlank und fit –
lassen sie die enzyme für sich arbeiten

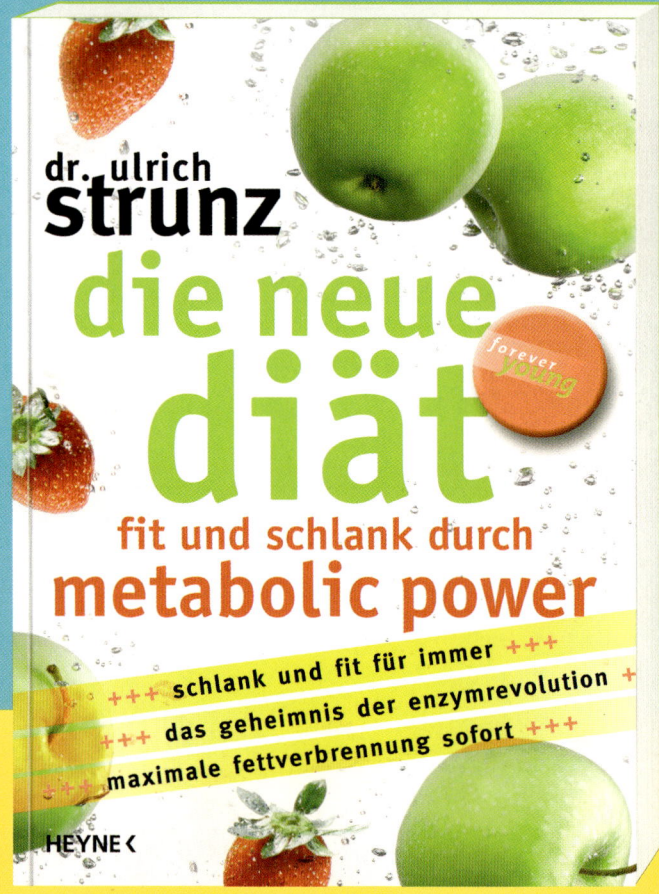

www.heyne.de

HEYNE